Erasmus Zöckler

Sagen Sie mir die Wahrheit!

Mehr Menschlichkeit am Krankenbett – ein Arzt erzählt

Luther-Verlag

Bibliographische Information der Deutschen Nationalbibliothek
Die Deutsche Nationalbibliothek verzeichnet diese Publikation
in der Deutschen Nationalbibliographie;
detaillierte bibliographische Daten sind im Internet
über http://dnb.d-nb.de abrufbar.
ISBN: 978-3-7858-0633-3

Umwelthinweis:
Dieses Buch wurde auf chlorfrei gebleichtem Papier gedruckt.

Umschlaggestaltung: Luther-Verlag GmbH, Bielefeld
Druck und Bindung: Rosch-Buch Druckerei GmbH, Scheßlitz
Printed in Germany

Inhalt

Vorwort

Über den Fortschritt in der Medizin

Iris wurde im alten Ägypten als Göttin des Heilens verehrt. In späterer Zeit übernahmen es Priester, die Kranken durch Magie und zweifelhafte Methoden zu heilen. Sie taten es inspiriert und unter Aufsicht des Gottes Asklepios. Heute übernimmt das Gesundheitsministerium die Überwachung der Ärzte. Begeistert werden sie vom Fortschritt der medizinischen Wissenschaft.

Die Götter waren es, die Pflanzen für die Heilung von Krankheiten zur Verfügung stellten. Das sollte die heutige Pharmaindustrie nicht vergessen. Sie hat allerdings den Vorteil, dass sie die genaue Dosierung der Arzneimittel angeben kann, was damals vor 3000 Jahren offenbar nicht der Fall war, denn der Wirkstoff der Nieswurz beispielsweise, das Glycosid, das neben einer sedativen Wirkung auch zu Erbrechen und Durchfällen führte, konnte bei Überdosierung schwere Vergiftungen verursachen.

Alle Versuche, im Altertum Krankheiten zu heilen, wären vergeblich, wenn wir heutige Maßstäbe anlegen. Während der Zeit von Aristoteles und Plato, in der Wissenschaft und Philosophie noch miteinander verbunden waren, brachten, wie Chargaff[1] feststellte, »die Ärzte ihre Patienten noch wissenschaftlich um. Später nach der Trennung von Naturwissenschaft und der Philosophie zur Zeit der Stoiker, Epikureer und Skeptiker übernahmen die Priester des Asklepios diese Aufgabe.«

1 E. Chargaff: Unbegreifliches Geheimnis. Stuttgart 1980.

Auch wenn wir dieser Aussage des bekannten Biochemikers nicht ganz zustimmen, die Ärzte des Altertums verbargen ihre Hilflosigkeit hinter mythologischen Ritualien. Als in Rom die Pest ausgebrochen war, bat man die Asklepiospriester in Epidauros um Hilfe. Die epidaurische Schlange bestieg das aus Rom kommende Schiff, ging auf einer Insel im Tiber an Land und besiegte die Pest. Als Dank wurde dem Asklepios ein Tempel gebaut. Wie dankbar wäre Robert Koch gewesen, wenn er das Geheimnis dieser Schlangentherapie gekannt hätte.

Ein Kranker, der von einem Nierenstein sehr geplagt wurde, suchte Hilfe in dem berühmten Tempel des Asklepios in Epidauros: Der große Tempelkomplex befand sich auf der Insel Ägina an der Ostküste des Peloponnes. Man schrieb das Jahr 660 vor Christus.

Der Kranke wurde mit vielen anderen im Hauptgebäude des Tempels, dem Abaton, untergebracht. Bei seiner Ankunft wurden ihm Abstinenz und Fasten verordnet. Bevor der geheimnisvolle Vorgang der Heilung eingeleitet werden konnte, musste der Nierenkranke ein rituelles Bad nehmen und wurde anschließend mit einer sauberen Robe bekleidet. Schließlich wurde er mit Hilfe besonderer Kräuter in Schlaf versetzt und erwartete so die Visite Gottes. Die Nieswurz war es, die eine hypnotische Wirkung verursachte. Ein als Asklepios verkleideter Priester suchte ihn während der Nacht heim, begleitet von einem Assistenten, der diverse medizinische Geräte trug. Im Halbdunkel gab der Priester dem in Trance versetzten Kranken Ratschläge und Hilfe, die vermutlich durch hypnotische Beeinflussung erfolgte.

Im Januar des Jahres 2009 wurde ein Mann in einer Spezialklinik aufgenommen. Er litt an einer Herzinsuffizienz, deren Ursache die Verengung einer Herzklappe war, wodurch sein Leistungsvermögen erheblich eingeschränkt wurde. Auch ihm wurde, wie dem Nierenkranken in Epidauros, vor der bevorstehenden Operation eine Diät verordnet. Er musste ebenfalls ein Bad nehmen – kein rituelles, versteht sich. In der Nacht vor der großen Operation bekam er keine Nießwurz, sondern eine Schlaftablette, um seine Nerven zu beruhigen. Die »Robe«, mit der er am Morgen der Operation bekleidet wurde, war ein sogenanntes Flügelhemd, das rückwärts geöffnet war. Im Operationssaal, dem modernen Abaton, wurde er in tiefen Schlaf versetzt und dann im Gegensatz zu unserem Nierenkranken in Epidauros nicht von einem Asklepiospriester, sondern von einem Professor der Herzchirurgie »heimgesucht«.

Was die Vorbereitungen zu dem großen Heilungsakt betrifft, gleichen sich also Ritualien im Epidaurostempel und der Herzklinik des Jahres 2009. Was allerdings danach erfolgte, ist nicht mehr vergleichbar. Die angebliche Heilung in Epidauros erfolgte offenbar auf hypnotischem Wege, wobei allerdings der Nierenstein nicht auf natürlichem Wege abging.

Die Hoffnungen, die der Kranke in die Heilkraft des Gottes gesetzt hatte, wurden nicht erfüllt. Dagegen erfolgte die Heilung in der Herzklinik im Jahre 2009 durch die Implantation einer Schweine-Herzklappe. Die Hoffnung auf eine göttliche Einflussnahme erübrigte sich für den Herzkranken. Er verließ sich auf die überragende Technik und die Statistik, welche ihm ein 98-prozentiges Überleben in Aussicht stellte. Während der Kranke in Epidauros mit seinem Nierenstein in sein heimatliches Dorf zurückging, wurde der Herzkranke 8 Tage nach der Operation in die Rehaklinik überwiesen.

Wirkliche Heilerfolge erzielten im vierten Jahrhundert vor Christus Hippokrates und seine Schüler. Der berühmte hippokratische Eid, der bis heute die Ärzte zu ethischem Handeln verpflichtet, weist darauf hin, wie bereits damals der Beruf des Arztes eine gesellschaftliche Bedeutung hatte.

Zwischen jener Zeit bis hin zu der Organtransplantation im 21. Jahrhundert vollzog sich die Geschichte der Medizin, insbesondere in den vergangenen beiden Jahrhunderten, in atemberaubender Geschwindigkeit.

Dieser nicht aufzuhaltende medizinische Fortschritt sieht sich seit Jahren einer heftigen Kritik von Philosophen, Theologen, Journalisten und Politikern ausgesetzt. Von der inhumanen Medizin ist die Rede, von der Macht des technisch Machbaren und über die Abkehr von humanistischen Werten.

Es soll in diesem Buch darüber berichtet werden, wie es wirklich ist. Der Versuch wird unternommen, darauf hinzuweisen, wie wissenschaftlich unredlich diese nicht enden wollenden Angriffe teilweise sind. Es sollte die Frage erlaubt sein, wie kompetent die Kritiker eigentlich sind, und wer von ihnen wirklich Einblick in den Krankenhausalltag hat. Wer von denen, die über ärztliche Ethik sprechen, kennt die täglichen ärztlichen Entscheidungsprobleme, welche die anthropologische Ausrichtung inmitten einer technisierten fortschreitenden Entwicklung maßgeblich beeinflussen?

Der medizinische Fortschritt hat nicht wie die physikalische Forschung zur Entwicklung einer weltvernichtenden Waffe geführt. Er hat uns vielmehr ermöglicht, im Gegensatz dazu unsere Lebenserwartung seit dem Mittelalter um 40 Jahre zu erhöhen. Er hat uns bis zum heutigen Tage in die Lage versetzt, neue wirksame Schmerzmittel zu finden und Seuchen beherrschbar zu machen. Bis in die Gegenwart hilft er uns, lebenserhaltende Operationsverfahren zu entwickeln und durch tiefe Einblicke in Lebensvorgänge neue Möglichkeiten der Therapie und Diagnostik ins Leben zu rufen.

Die wissenschaftlichen Erkenntnisse von Kepler, Galilei, Newton und Leibniz führten zum revolutionären Einbruch der Technik in alle Bereiche des Lebens. Einst als Werkzeug und Mittel zum Zweck hat sich die Technik schließlich verselbstständigt.

Die Befürchtung, dass der Fortschritt unbegrenzt ist, verhilft dem einen zum begeisterten Glauben an denselben, dem anderen aber zu der erschreckenden Erkenntnis, dass er in die Unfreiheit des Geistes und in eine Katastrophe führen kann. Religion und Philosophie können dafür keine Verantwortung mehr übernehmen.

Damit sind wir bei der entscheidenden Aussage:

Wir können den Fortschritt nicht aufhalten, möchten aber gleichzeitig auch inmitten dieser technisierten Medizin den Geist der Humanität lebendig erhalten oder sogar neu erleben.

Ins Fadenkreuz der Kritik gerät dabei die Verlängerung des Lebens im Endstadium einer Krankheit. Ärzte stehen in diesen Extremsituationen zwischen medizinisch-technisch Machbarem und menschlich-ethisch Sinnvollem auf dem Prüfstand.

Die Feststellung, dass wir gegenüber dem unbegrenzten Fortschritt in der Medizin machtlos sind, nehmen wir resignierend zur Kenntnis. Es könnte höchstens geschehen, dass die Kostenexplosion in Teilbereichen zu mancherlei Einschränkungen führen wird, so bei der apparativen Ausstattung der Krankenhäuser.

Wir wehren uns allerdings gegen eine uneingeschränkte Kritik, die vor dem aktuellen gesellschaftspolitischen Hintergrund aggressiv ein Feindbild von der viel zitierten »inhumanen Medizin und vom Monopol der Ärzte« aufbauen, welche angeblich eine unkontrollierbare Macht in Händen halten sollen[2]. Ivan Illich[3] ist nicht der einzige Vertreter dieser Richtung. Daraus ergibt sich der Ruf nach einer neuen Pseudomedizin unter Laien, deren Wirkung wissenschaftlich nicht überprüfbar ist. Der Fortschrittsglaube wird abgelöst von irrationalen Glaubensvorstellungen, die nicht minder gefährlich sind.

Im Übrigen haben in allen Zeiten Kritiker seit dem Mittelalter viele bahnbrechende Erfindungen zunächst in Frage gestellt, um sie später als Meilensteine zu würdigen. Zu den Kritikern gehörten oft auch die Ärzte selbst.

Paracelsus, der Vater der Pharmakologie, konnte sich mit seinen neuen Erkenntnissen nicht durchsetzen und wurde von den Univer-

2 H. Schäfer: Plädoyer für eine neue Medizin. München ^{2}1973. Ders.: Medizinische Ethik, Heidelberg ^{2}1986.

3 I. Illich: Die Nemesis der Medizin, München ^{5}2007.

sitätskoryphäen seiner Zeit verfolgt. Als Ignaz Semmelweis in Wien im Kampf gegen das Kindbettfieber neue Wege ging, zwang ihn die Ärzteschaft, Wien zu verlassen. Als die Chirurgen in Anerkennung der Erfahrungen von Semmelweis die Antisepsis anwandten und die Bakteriologie durch Robert Koch ins Leben gerufen wurde, verstummten die Kritiker. Als Rehn 1896 wegen eines Messerstiches die erste Naht am schlagenden Herzen durchgeführt hatte, wurde er auf dem deutschen Chirurgenkongress heftig angegriffen, weil er eine Grenze überschritten hatte, aber als 1958 Zenker in Deutschland die erste Operation am Herzen mit Hilfe der Herz-Lungenmaschine erfolgreich durchführte, war auch Rehn rehabilitiert. Auf dem Höhepunkt dieser so rasant fortschreitenden Entwicklung begann nach den ersten Lebertransplantationen wiederum eine heftige, nicht enden wollende öffentliche Diskussion über ein ethisches Tabu der Organtransplantation. Auch das ist heute, nach Tausenden von Herztransplantationen, Geschichte.

Meine Erfahrung ist: Das heutige Krankenhaus ist Abbild unserer Gesellschaft. Schwestern, Pfleger und Ärzte werden durch den täglichen Umgang mit kranken Menschen und durch die Konfrontation mit Leid und Sterben geprägt, aber wir können deshalb von ihnen nicht mehr Opferbereitschaft und Einsatz erwarten, als die Menschen außerhalb unserer Krankenhäuser ebenfalls dazu bereit sind.

Dem jungen Arzt und der Krankenschwester werden bei Eintritt ins Krankenhaus eine weiße Kleidung und ein Tarifvertrag überreicht, einschließlich Nachtdienstvergütung, geregelter Arbeitszeit und Urlaubstagen. Opferbereitschaft im Sinne von Caritas und Diakonie sind im Tarifvertrag nicht erwähnt. Sind der Arzt und die Pflegenden darum grundsätzlich schlechter als diejenigen einer früheren Generation? Warum sollten sie weniger Liebe haben als jene, und warum sollten sie nicht genauso helfen und trösten können? Sie tun es doch auch. Aber sie sind hilfloser. Mit den Verträgen haben sich ganz offensichtlich auch ethische Normen verändert – ebenso wie in der Gesellschaft als Ganzes.

Die Vertrauenskrise des Krankenhauses von heute ist – ich wiederhole mich bewusst – ein gesellschaftliches Problem. Seine Bewältigung steht und fällt mit der Verwirklichung von Menschlichkeit und erfordert somit die Besinnung auf Wertvorstellungen, die heute in Gefahr sind, und die in Grenzsituationen menschlichen Lebens unsere ärztlichen Entscheidungen bestimmen sollten.

Viele junge Menschen wählen auch heute einen medizinisch-pflegenden Beruf, weil sie ihre Ideale verwirklichen wollen. Er bietet ihnen vieles, was sie außerhalb des Krankenhauses nicht erleben können: gemeinsame Bewältigung von Ausnahmesituationen und akuten bedrohlichen Ereignissen und das Miterleben oft sensationeller Heilungen.

Ungeachtet aber von Leitbildern und Idealvorstellungen müssen wir sachlich feststellen, dass es natürlich auch Menschen gibt, die im Krankenhaus nur ihren Job suchen und Geld verdienen wollen.

Ein weiterer Faktor tritt hinzu:

Die Möglichkeit, die organisatorischen Abläufe im Krankenhaus entscheidend mitzubestimmen und sie den Erfordernissen der ärztlichen Versorgung anzupassen, sind den leitenden Ärzten vielfach durch Eingriffe der Betriebsräte und der Verwaltung genommen. Das hat das Bild des Krankenhauses wesentlich verändert. Ärztliche Entscheidungsmöglichkeiten sind begrenzt. Das heutige Krankenhaus ist nicht mehr das von vor fünfzig Jahren.

Und dennoch: Die Grenzen des Lebens werden nicht nur dem Patienten bewusst, sondern auch dem, der ihn pflegt. Krankheit bedeutet immer Abhängigkeit von denen, die dem Kranken helfen. In dieser Abhängigkeit kann Vertrauen entstehen, und schließlich kann gerade auch hier Liebe spürbar werden, so unmittelbar, dass sich das Handeln eines Menschen völlig verändern kann. All das vollzieht sich selbstverständlich tagtäglich in der vom Fortschritt diktierten technischen Medizin.

Und dabei orientieren sich viele von uns Ärzten an den großen Vorbildern unseres Berufes. Welcher Chirurg bewundert nicht auch heute noch Professor Billroth, den Vater der Magenchirurgie, der nicht nur ein begnadeter Chirurg, sondern ein großes menschliches Vorbild war. Wer bewundert nicht Max von Pettenkofer, der die Auffassung von Robert Koch über die Entstehung der Cholera nicht teilte und im Selbstversuch am 12. November 1892 eine Reinkultur von Cholerabazillen schluckte, um seine Theorie zu beweisen? Forßmann war es, der am eigenen Körper den ersten Herzkatheter einführte und so den Grundstein der modernen Herzdiagnostik einleitete. Die Biographien dieser großen Vorbilder füllen Bände.

Der Nierenkranke in Epidauros wurde trotz aller Versprechungen des Asklepios und seiner Priester nicht geheilt. Er war verbittert und starb eines qualvollen Todes. Vermutlich wagte er es nicht, den Gott zu verklagen, weil er die Strafe des Apollon, des Hauptgottes der Krankheitsverhütung, fürchtete. Der, von dem er Hilfe erhofft hatte, existierte nicht. Es gab keinen tröstenden gnädigen Gott, der den Kranken und den Arzt in der Krankheit begleiten konnte.

Auch Martin Luther litt an Nierensteinen und konnte nicht geheilt werden. Am 26. Januar 1546 brach er mit seinen Söhnen und Freunden nach Eisleben, seiner Heimatstadt auf, wo er am 18. Februar starb. Er starb nicht wie der Nierenkranke in Griechenland verbittert, er erlebte Sterben in der Nähe von Gott. Seine letzten Worte waren: »In deine Hände befehle ich meinen Geist …«

Wie seinerzeit Prometheus haben uns die Neugier und der Fortschrittsglaube aus der Nähe Gottes vertrieben. Diese Vertreibung aus dem Paradies wird uns heute bewusst. Wenn wir die Religion wieder als geistige Orientierung anerkennen würden, dann könnte uns auch die Weisheit geschenkt werden, die brennenden Probleme unserer Gegenwart zu bewältigen.

Der Herzkranke, der durch die Implantation einer Herzklappe geheilt wurde, hatte sein Vertrauen ausschließlich auf die technische Perfektion und den statistisch gesicherten Erfolg gesetzt. Es war ihm nicht gegeben, die Grenzen dieser rationalen Betrachtung zu überschreiten. Er erhob an das Krankenhaus den Anspruch auf eine menschliche freundliche Behandlung und glaubte, dass die Humanitas allein Ausdruck menschlichen Bemühens ist. Er verkannte dabei, dass Menschlichkeit nicht aus sich heraus entsteht. Sie wird aus einer Quelle jenseits aller Rationalität gespeist und ist für Christen Teil ihres Glaubensverständnisses.

Es wäre denkbar, dass der Kranke in der Herzklinik in der Nacht vor der Operation am scheinbar so sicheren Ausgang der Operation doch noch zu zweifeln begann. Trotz der Schlaftablette, die ihm die Nachtschwester gegeben hatte, lag er schlaflos wach. Er hatte Angst. Es könnte sein, dass der junge Arzt, der Nachtdienst hatte, die Tür vorsichtig öffnete. Das schwache Licht, das vom Fenster aus einfiel, ließ erkennen, dass der Patient nicht schlief. Der Arzt setzte sich an den Bettrand. Sie sprachen lange miteinander. Sie sprachen auch über die Angst und ihre Bewältigung. Humanitas.

Das wiederkehrende Bild

Als die junge Frau in seine Sprechstunde kam, konnte sie ihre Angst kaum verbergen. Sie hatte in der Brust einen Knoten bemerkt, und als der Chirurg sie abtastete, stand für ihn die Diagnose bereits fest. Es handelte sich mit großer Wahrscheinlichkeit um ein Karzinom. Sie war dreißig Jahre alt und selbstständige Architektin.

Nach der Operation brachte man sie aus dem Operationssaal zurück in das Krankenzimmer. Der Chirurg konnte noch nicht mit ihr sprechen, weil die Narkose anhaltend nachwirkte. Jetzt aber war sie auf einmal hellwach. Sie legte ihre Hand auf den Mullverband, und im selben Augenblick wusste sie, dass die linke Brust amputiert worden war. Obwohl die große, quer über den Brustkorb verlaufende Wunde von einem Verband bedeckt war, konnte sie sich genau vorstellen, wie verstümmelt sie ohne ihre Brust aussehen würde.

Sie war allein im Zimmer, lag auf dem Rücken und drehte langsam den Kopf zum Fenster. Da sah sie weiße Wolken und einen blassblauen, sehr hellen Mittagshimmel. Sie wusste, dass es draußen sommerlich warm war, aber in dem weiß gestrichenen Krankenzimmer fröstelte sie. Sie fühlte sich ausgeschlossen von allem, was sie wahrnahm.

Zwei Stunden nach der Operation besuchte sie der Chirurg. Sie wirkte ganz wach.

»Es war ein Krebs.« Das sagte sie so, als brauche sie von ihm keine Antwort. Sie fragte nicht, sie stellte es fest.

»Ja«, bestätigte er.

Sie wiederholte nur: »Ja«. Es fiel ihr nichts anderes ein als nur dieses Ja. Dann sah sie ihn kurz an, nickte und unterdrückte das Weinen.

Er verließ den Raum, aber bevor er die Tür hinter sich schloss, sah er noch einmal zurück. Sie hatte sich die Decke über den Kopf gezogen.

Sie wollte vielleicht laut schreien, aber sie hielt nur die Luft an und später weinte sie unter der Decke.

Drei Tage nach der Operation machte der Operateur den ersten Verbandswechsel. Er stand mit einer jungen Schwester auf dem Gang vor dem Krankenzimmer.

»Ich werde die Frau jetzt verbinden, und sie wird zum ersten Mal ihren verstümmelten Körper sehen.«

Die Schwester nickte und wollte die Tür öffnen, um den Verbandswagen hineinzufahren, aber er hielt sie zurück.

»Es ist das erste Mal, und wir sollten ihr diesen Blick auf die Amputationsstelle, wenn es irgend möglich ist, ersparen.«

»Aber irgendwann einmal wird sie es ja doch zum ersten Mal sehen«, wandte sie ein.

»Natürlich wird sie es sehen, und irgendwie muss sie damit leben. Aber heute, nach drei Tagen, ist alles noch zu frisch. Es ist für eine Frau eine der schlimmsten Operationen.«

Er zeigte, wie sie es machen musste.

»Stellen sie sich neben die Patientin, so dass sie nur ihren Rücken sieht, und wenn wir den Verband wechseln, geben sie mir mit der linken Hand vom Verbandswagen die Mullplatten herüber.«

Er wollte ihr noch sagen, dass diese junge Frau eine schöne Brust hatte, aber sagte es dann doch nicht.

Tage später, als der Wundschmerz nachließ und nur noch eine dünne Mullplatte die Wunde bedeckte, konnte die Patientin das darunterliegende Gewebe und die Rippen tasten, und wenn sie dann ihre Finger mit leichtem Druck vom Schlüsselbein aus nach unten führte, fühlten sich die Rippen und ihre Zwischenräume wie ein Waschbrett an.

Am fünften Tag nach der Operation kam sie in das Zimmer des Chirurgen. Er berichtete ihr, dass er den mikroskopischen Befund aus der Pathologie erhalten habe. Sie hatte in den Visiten mehrfach nach diesem Befund gefragt und wusste, welche Bedeutung er besaß.

Es seien alle Lymphknoten in der Achselhöhle entfernt worden, sagte er. Radikaler könne man nicht operieren.

Sie sah ihn dabei an und dachte vermutlich: Wenn er mich jetzt auch ansieht, dann werde ich ganz bestimmt merken, ob er die Wahrheit sagt.

Er las ihr den Bericht vor:

»... in dem eingesandten Material sind keine Lymphknotenmetastasen nachweisbar.«

Sie vertraute ihm. Sie hatte ihm vom ersten Tag an, als sie in seine Sprechstunde gekommen war, vertraut.

Was er ihr vermittelte, war die Wahrheit. Was er ihr ganz bewusst verschwieg, war der Befund zweier Lymphknoten, die er während der Operation mikroskopisch untersuchen ließ. Diesen ersten Befundbericht las er ihr nicht vor. Dabei fand man in einem Lymphknoten in unmittelbarer Nähe der Brustdrüse Metastasen. Noch bedenklicher war der Karzinombefund eines hoch in der Spitze der Achselhöhle gelegenen Knotens, weil dadurch die Voraussage wesentlich verschlechtert wurde. Von hier aus konnte der Prozess sich weiter in die höheren Regionen oberhalb des Schlüsselbeines fortsetzen, und da es sehr fraglich war, dass der Chirurg alles radikal entfernt hatte, so bestand doch die Gefahr, dass bereits weiter entfernte Metastasen vorhanden waren.

Als sie das Zimmer verlassen hatte, blieb er einige Minuten still an seinem Schreibtisch sitzen und versuchte, ihre Gefühle nachträglich zu ergründen. Er wollte die Bilder erkennen, die diese schöne junge Frau jetzt und in der Zukunft vermutlich heimsuchten. Je tiefer er sich in ihre Situation hineindachte, umso eher konnte er ihr helfen, mit dem, was kommen würde, fertig zu werden.

Wie streichelt ein Mann eine Frau, die nur eine Brust hat, streichelt er auch die große Narbe? Wäre das nicht ein Ausdruck von

Mitleid? Aber wenn man nur die eine Brust zärtlich berührt, so wäre es auch nichts anderes als ein Täuschungsversuch. Oder könnte die wirkliche Liebe zu einer Frau das alles belanglos werden lassen? Er hätte sie fragen können, ob sie mit einem Mann befreundet sei, aber er hielt es nicht für angebracht. Vielleicht später einmal.

Je länger er alle seine Sinne auf diese Bilder konzentrierte, umso näher kam er der Wirklichkeit. Glaubte er wenigstens.

Sie kam in halbjährlichen Abständen zur Kontrolluntersuchung. Die der gesunden Brust angepasste Schaumgummiprothese ließ äußerlich nicht den geringsten Verdacht auf eine Brustamputation zu.

Wäre diese junge Frau nicht so schön gewesen, er hätte zweifellos nur Mitleid mit ihr empfunden, aber die Schönheit war es, die ihm die Verunstaltung durch den Verlust der Brust noch eindringlicher bewusst machte.

Obwohl sich keine Hinweise auf eine Metastasierung im Bereich der Lungen oder anderer Organe ergaben, glaubte der Chirurg, dass seiner Patientin nur wenige Monate oder Jahre als befristete Zeit geschenkt waren.

Bei einer dieser Nachuntersuchungen beschrieb sie in wenigen Zügen ihre kleine Wohnung im obersten Stock eines Hauses, das in dem angenehmsten Bezirk der Stadt gelegen war. Von einem breiten Balkon aus habe man einen weiten Blick über die Stadt.

Immer dann, wenn er in den folgenden Monaten und Jahren mit der Patientin in Berührung kam, erschien das Bild dieser kleinen Wohnung. Es war merkwürdig, dass er sich von dieser Wohnung, die er nie gesehen hatte, eine feste Vorstellung machte und sogar Einzelheiten in seiner Phantasie erschienen, zum Beispiel ein weit geöffnetes Fenster mit Blick auf die Türme der Stadt und auf die dahinter gelegene Hügellandschaft.

Auch als sie nach Wochen wiederkam, sprach er nicht über ihre Beziehung zu Männern. Wenn sie von jemand geliebt wurde, so musste sich durch die Entfernung der Brust etwas in dem Verhältnis geändert haben. Vielleicht liebte er sie nun zeitweise mit größerer Leidenschaft, aber wenn es vorüber war, wenn sie leise Worte wechselten, dann waren das andere Worte, als sie früher gesprochen wurden. Vielleicht war es nun eine Leidenschaft, in die sich der Mann hineinsteigerte, um ihr zu beweisen, dass die Verstümmelung ihn nicht berührte.

Wiederum tauchten in ihm Bilder auf, wie immer, wenn er seiner Patientin begegnete. Auch ein Mann erschien in einem der Bilder. Er sah ihn das Zimmer betreten und sie im Halbdunkel am geöffneten Fenster stehen.

Er kannte ihren Körper. Er hatte ihn ja bereits vor der Amputation gesehen. Er hatte als Operateur die Hülle durchtrennt, die Amputation vorgenommen, war mit seinen Händen bis tief in die Achselhöhle vorgedrungen, er hatte dort jenen verdächtigen Knoten getastet, hatte mit großer Sorgfalt das gesamte Fettgewebe mitsamt den Lymphknoten entfernt, bis die großen Blutgefäße und das Nervengeflecht frei lagen. Er hatte Teile der Muskulatur um diese Gefäße und Nerven wie ein weiches Polster umgeschlagen, um eine Schwellung des Armes zu verhindern, und in der Tat waren bisher keine Schwellungen aufgetreten.

Drei Jahre nach der Amputation kam sie in großer Sorge zu ihm. Im Bereich der Narbe hatte sie ein erbsengroßes, sehr derbes Knötchen festgestellt.

Sie lag vor ihm auf dem Untersuchungsbett, den nackten Oberkörper leicht zur gesunden rechten Seite geneigt. Auch ihr Gesicht war zur Seite gewandt. Beide Hände legte sie über ihre gesunde Brust; wie eine Schutzgebärde schien ihm das. Er tastete das Gewebe um die Narbe ab, seine Finger glitten über das derbe Knötchen und weiter bis in die Achselhöhle, ohne dort etwas Auffälliges festzustellen. Er blickte dabei auf ihre sehr gepflegten Hände, er sah den dezent aufgetragenen Nagellack, und er roch den Duft ihrer Haare. Sie hatte große Angst. Er erkannte diese Angst in ihrem Gesicht.

Eigentlich hätte man sich die Exzision des harten Knötchens und die mikroskopische Untersuchung ersparen können. Der Tastbefund dieses nicht auf der Unterlage verschieblichen Knötchens ließ keinen Zweifel daran, dass es sich um eine Metastase handelte. Ob auch sie wusste, dass ihr Schicksal nunmehr besiegelt war? Sie ließ sich jedenfalls von ihm beruhigen, dass es manchmal kleinste versprengte Tumorteile gäbe, die in einiger Entfernung vom Hauptgeschehen bei der großen Radikaloperation nicht mit erfasst würden. Das war eine Täuschung, aber er war sich bewusst, dass sie unter Umständen Jahre mit einem Todesurteil hätte leben müssen. Es hatte den Anschein, dass dieser Tumor sehr, sehr langsam wuchs.

Er musste ihr eine Chemotherapie empfehlen und machte sie darauf aufmerksam, dass sie vorübergehend einen großen Teil ihrer schönen Haare verlieren würde. Sie willigte ein, und da die Chemotherapie stationär erfolgte, hatte er Zeit, sich ganz auf sie einzustellen.

Es schien ihm jetzt endlich der Zeitpunkt zu kommen, sie zu fragen, ob sie mit einem Mann verbunden sei.

»Ja, es gibt einen Mann«, bestätigte sie. Er hatte jetzt das Gefühl, dass sie schon lange auf diese Frage gewartet hatte.

»Leben sie mit ihm zusammen?«

»Nein. Er wollte mich nach meiner Operation heiraten.«

»Und sie wollten nicht.«

»Nein. Er liebt mich, aber er liebt mich anders als damals, als ich noch eine wohlgestaltete Frau gewesen bin. Er hat Mitleid mit mir, und darum liebt er mich anders.«

Alle seine Vermutungen und Vorstellungen schienen bestätigt. Nach einer langen Pause antwortete er schließlich:

»Ich glaube, es ist gut so, dass sie warten«, sagte er.

Es war in der Tat so, wie er es an den Tagen nach dem Eingriff vermutet hatte. Es handelte sich um einen Tumor, der erst nach Jahren zu einer Metastasierung und zum Zusammenbruch führen konnte.

Seit ihrer Operation wurde sie von Erinnerungen heimgesucht, von Bildern, die aus der Vergangenheit auftauchten. Alles sprach dafür, dass sie ahnte, dass ihr Leben sehr begrenzt war.

Das Bild, das sie jetzt beschrieb, hatte eine merkwürdige Ähnlichkeit mit seinen eigenen Vorstellungen.

»Es ist immer dasselbe Bild. Mein nächtliches Zimmer. Ich stehe am geöffneten Fenster. Das von draußen einfallende Licht erreicht nur den vorderen Teil des Zimmers. Kaum erkennbar steht ein Mann im Dunkel. Er geht fort. Immer, wenn ich das Bild sehe, geht er fort, und wenn er die Tür öffnet, weht ein Windstoß die Gardine ins Zimmer und berührt meinen Körper. Es ist ein Bild, das sich immer wieder aufdrängt. Der Mann, der da weggeht, ist mein Freund.«

Nach der Exzision des Knötchens kam sie erst nach Verlauf eines Jahres in die Sprechstunde.

Wiederum sprach nichts in ihrem Äußeren für das Fortschreiten des Tumorleidens. Selbst die Fülle ihrer Haare hatte sich wieder eingestellt. Dennoch spürte er im Augenblick, als sie das Zimmer betrat, dass sich etwas Entscheidendes ereignet haben musste.

Wie damals, als sie den Knoten in der Narbe festgestellt hatte, war sie auch jetzt in großer Angst, aber sie schien nicht hilflos wie in den Jahren zuvor. Sie hatte offenbar Entschlüsse gefasst, die ihrer Situation angemessen waren. So jedenfalls schien es ihm.

Über dem Schlüsselbein war ein kirschgroßer, derber Tumor tastbar. Das Endstadium hatte begonnen. Sie konnte bei dem langsamen Wachstum durchaus noch zwei Jahre leben, aber dann würde sie vermutlich unter Qualen sterben müssen.

Der Chirurg sah diesen Verlauf vor sich: Lungenmetastasen würden auftreten und zur Atemnot führen. Es war zu erwarten, dass der Tumor sich oberhalb des Schlüsselbeins in die Halsregion und in den Oberarm ausbreiten würde. Schließlich würde der Tumor auch in die untere Gesichtshälfte einwachsen.

Sie saß aufrecht auf dem Untersuchungsbett und knöpfte sich die Bluse wieder zu.

»Jetzt werde ich sterben müssen«, eröffnete sie das Gespräch.

Er dachte in diesem Augenblick, dass er nicht sofort antworten müsse. Es gab noch einen kleinen Aufschub, bevor er die Wahrheit sagen musste. Darum erwiderte er:

»Wir müssen das mikroskopische Ergebnis abwarten.«

»Es ist wieder dasselbe wie bei der letzten Untersuchung«, entgegnete sie. »Ich weiß, dass es dasselbe sein wird – eine Metastase –, und sie haben wieder Mitleid mit mir und wollen es mir nicht sagen.«

Es gab eine lange, quälende Pause.

»Sie haben mir nicht die volle Wahrheit gesagt, und ich hatte immer so viel Vertrauen zu ihnen.«

»Ich habe ihnen die Wahrheit gesagt«, verteidigte er sich.

»Sie haben mir verheimlicht, dass da hoch oben in der Achselhöhle ein Lymphknoten war, von Krebs durchsetzt.«

»Woher wissen sie das?«

»Ich habe durch Zufall ihren Brief in die Hände bekommen, den sie damals nach der ersten großen Operation meinem Hausarzt geschrieben haben. Bei meinem letzten Besuch dort lag der Brief offen auf seinem Schreibtisch. Als er für Minuten den Raum verließ, habe ich ihn gelesen.«

»Was haben sie gelesen?«

»Sie haben geschrieben, dass dieser Lymphknoten, dieser apikale Knoten, der ganz oben in der Achselhöhle saß, die Prognose ganz wesentlich verschlechtere, und sie haben noch etwas geschrieben.«

»Was noch?«

»Wissen sie es nicht mehr?«

»Ich kann es mir denken, aber es ist drei Jahre her.«

»Sie haben geschrieben, dass sie mich schonen wollten. Es sei ja keineswegs hoffnungslos, dennoch bedrohlicher, als sie es mir gegenüber dargestellt hätten.«

Da saßen sie nun nebeneinander in der kleinen Sofaecke, und es wäre wohl besser gewesen, sie hätten sich am Schreibtisch gegenübergesessen. Der Abstand wäre größer gewesen.

»Sie sagen nichts«, bohrte sie weiter.

»Ich glaube ihnen nicht, dass sie kein Vertrauen mehr zu mir haben. Das alles habe ich doch geschrieben, weil ich mehr von ihnen wusste, als ich sagen konnte und ich weiß, dass man nicht jahrelang im Bewusstsein des nahen Todes leben kann.«

»Ich hatte immer Angst, bei jedem kleinen Infekt; bei jeder kleinen Unpässlichkeit habe ich Angst gehabt«, bemerkte sie.

»Aber wenn es vorüber war, dann hatten sie immer wieder Hoffnung.«

»Ja«, bestätigte sie.

Er dachte im Stillen: Immer, wenn die Karzinompatienten Angst haben, dann ahnen sie, dass sie sterben werden. Es ist immer dasselbe. Auch das Bild, das sie da fortwährend sieht, ist eine Vorahnung, dieses dunkle Zimmer mit den Gardinen und dem Mann, der auf sie zukommt und dann fortgeht.

Es war gegen acht Uhr abends. Der Chirurg saß in seinem Zimmer und wusste, dass er sein Versprechen einlösen musste. Er hatte versprochen, sie anzurufen, sobald das Ergebnis der mikroskopischen Untersuchung vorlag, aber er befand sich in einem Zwiespalt, denn Informationen wie diese sollte man nicht telefonisch übermitteln; niemals sollte man das tun. Er wusste es aus Erfahrung.

In diesem Augenblick klingelte das Telefon.

Ihre Stimme klang sehr klar und deutlich, nicht etwa belegt. Er hörte keine Angst in dieser Stimme.

»Haben sie das Ergebnis schon erhalten?«, fragte sie.

Er zögerte kurz.

»Also ja«, stellte sie fest.

»Ja, ich habe es erhalten.«

»Und es ist eine Metastase.« Sie fragte nicht, sie stellte fest.

»Sie müssen es mir sagen. Jetzt müssen sie es tun. Ich bitte sie darum.«

Also blieb ihm keine andere Möglichkeit.

»Ja, es ist eine Metastase, aber wir sollten es nicht am Telefon besprechen.«

Diesmal war sie es, die nichts sagte. Er hörte sie am Telefon atmen.

»Ich danke ihnen, ich danke ihnen für alles.«

Sie legte den Hörer auf.

Fünf Minuten später war der Chirurg in der Intensivabteilung, hatte einen Notfallkoffer von der Schwester erbeten, gab ihr einen Zettel mit der Straße und Hausnummer der Patientin, bat darum, dass sich der diensthabende Anästhesist bereithalten solle, und erkundete auf dem Stadtplan den Weg zur Wohnung der Patientin.

Der Pförtner berichtete später, dass der Chirurg wie ein Verrückter zu seinem Auto gerannt sei.

Er raste über zwei Kreuzungen bei Rot. Lief die Treppen ihres Hauses bis in den vierten Stock hoch, klingelte, schlug mit den Fäusten gegen die Tür. Keine Reaktion.

Nun erinnerte er sich, dass sie ihm einmal von einem breiten Balkon berichtet hatte, der vom obersten Stock aus zugänglich sei und unter dem Dach um die ganze Hausfront verlaufe und von dem aus man den schönen Blick über die ganze Stadt habe.

Er fand den Zugang zu dem terrassenartigen Vorbau und gelangte bis vor ein halb geöffnetes Fenster. Er schlug den Vorhang zurück, der ihm den Blick in das Zimmer verwehrte.

Sie lag angezogen auf dem Bett, über den Rand hing schlaff der linke Arm.

Er kletterte durch das Fenster. Auf dem Nachttisch lag eine leere Tablettenhülle und auf einem Zettel eine Telefonnummer, der er keine Beachtung schenken konnte. Sie atmete sehr langsam und schwach.

Er hetzte in die Küche und füllte ein Gefäß mit Wasser, hielt ihren Kopf in seinem rechten Arm, führte mit der freien Hand den Magenschlauch ein und spülte über einen Trichter. Die Prozedur dauerte nur wenige Minuten. Jetzt wurden die Pausen zwischen den Atemzügen immer länger. Unter halb geschlossenen Lidern starrten fremde Augen. Sie zeigten den nahen Tod an. Der Kopf fiel schlaff zur Seite, als er ihn losließ. Er riss das Intubationsbesteck aus dem Koffer, hielt in der linken Hand bereits den Leuchtspatel, die Finger der rechten Hand drangen zwischen ihre Lippen und den Zahnreihen in den Mund. In drei Sekunden hatte er die Stimmritze dargestellt. Jetzt hätte er mühelos die Luftröhre intubieren und mit der künstlichen Beatmung beginnen können. Er hätte sie jetzt zurückholen können, bevor das Herz stillstand.

Aber er tat es nicht.

Er war im Begriff, ihr Gewalt anzutun. Sie wollte nicht mehr leben. Sie wusste von dem langsamen, qualvollen Sterben, das ihr bevorstand.

Ihr Brustkorb hob und senkte sich noch. Sie existierte noch in diesem Raum, aber sie entfernte sich bereits.

Er holte sie nicht zurück.

Stattdessen legte er den Leuchtspatel aus der Hand, zog Zeigefinger und Mittelfinger zurück, langsam, als ob er noch unschlüssig wäre, spürte die Zunge und die Zähne, die keinen Druck ausübten, weil die Muskeln des Kiefers schon erschlafft waren.

Er spürte die Lippen an seinen Fingern, und dann blieb der Mund halb geöffnet.

So kniete er vor dem Bett und verharrte in dieser Stellung, bis der letzte ganz tiefe Atemzug, das letzte stöhnende Ausatmen vollbracht war.

Dann ließ er den Eimer mit dem Mageninhalt neben dem Bett stehen und alle Teile des Intubationsbesteckes auf dem Sofa liegen. Jeder konnte erkennen, dass er alles versucht hatte. Er rief die Klinik an und bat den diensthabenden Oberarzt zu kommen. Er wollte einen Zeugen haben.

Anschließend wählte er die Telefonnummer, die er auf dem Nachttisch gefunden hatte. Es meldete sich eine Männerstimme. Es war der Mann, von dem sie ihm erzählt hatte. Er wollte sofort kommen.

Der Chirurg wartete auf ihn, stand am geöffneten Fenster. Das Zimmer, das er immer schon zu sehen glaubte, wurde vom Fenster her von einem sehr hellen Nachthimmel schwach beleuchtet.

Als der Mann die Tür öffnete, bewegte sich die Gardine und berührte das Gesicht des Chirurgen.

Aus meinem Tagebuch

Dreißig Aktenordner Tagebuchnotizen aus fünfunddreißig Jahren chirurgischer Arbeit. Ich suche Worte. Ich möchte beschreiben, wie es wirklich ist, das Leben in einem Krankenhaus. Es wäre der Versuch, von dem Glück der Gemeinschaft, von Erfolgen zu schreiben, von Begegnungen, von der Angst und von eigenem Unvermögen, von guten Mächten und von Geborgensein.

Man müsste eigentlich alles beschreiben, auch den Verlauf einer Operation.

Ich schlage in der Nacht die Augen auf, bin auf einmal hellwach. Alle Phasen der heutigen Operation, bei der es so stark geblutet hat, werden nochmals durchgespielt.

War der Eingriff eine Fehlentscheidung? Hätte es anders geplant werden müssen? Schließlich war es doch nicht vorauszusehen, dass es so bluten würde.

Ich müsste beschreiben, wie der Schweiß mir über den Rücken läuft oder wie es brennt, wenn er in die Augenwinkel eindringt und ich nichts dagegen tun kann – Mundtuch und Sterilität verbieten es. Das Beschlagen der Brillengläser – aber ich habe beide Hände an der Ader der Patientin. Diese stille Wut, wenn der Faden reißt und das Loch in der Arterie größer wird. Es blutet, spritzend, fast zischend. Angst blitzt auf: Und wenn du es nicht schaffst, das Loch zu schließen? Mitten in einer gefährlichen Phase der Operation denke ich einen Augenblick, nur einen winzigen Augenblick an unseren Tag am Meer, an die Bougainvillea, an unser Haus auf dem Felsen.

▸ 15. Juni

Am Morgen die offene Schlafzimmertür, die in den Garten führt. Die Sonne steht noch hinter dem Dachfirst, aber ihr Licht hat bereits zwischen den blauen Schatten der Tannen den Rasen überflutet. Der Tau glitzert in ihrem Licht. Wie soll man das beschreiben, diese funkelnde Reflexion von Licht auf allen Halmen? Vogelstimmen, wie das Einspielen vieler Instrumente vor dem Konzert, und darüber Amselmelodien.

»Du freust dich nicht auf jeden neuen Tag. Nein. Warum nicht? Die Tage sind so oft angefüllt mit Unheil. Nicht alle. Nein, aber das Unheil ist unberechenbar wie jede Krankheit.«

Im Blassblau des Himmels wandert eine vielgliedrige Federwolke und dort, wo sie sich im weißen Licht auflöst, zeichnet ein Flugzeug seinen Kondensstreifen. Es fliegt südwärts bis Sorrent, bis Sizilien.

»Wenigstens jetzt in diesem Augenblick freust du dich doch, aber dieser Tag wird schwer werden. Dennoch, indem du es so und nicht anders wahrnimmst, die Federwolke, die Lichter auf der Wiese, freust du dich doch bereits. Wenigstens diesen einen Augenblick.«

Die Tür zum Wohnzimmer ist jetzt geöffnet. Kaffeeduft bis auf die Terrasse, eine Schultasche und der kleine Hund, der die Amsel anbellt. Inszenierungen zur Freude.

Der Gang zur Garage. Jetzt hat die Sonne bereits die Platten auf dem Weg erreicht. Sie wärmt dich. Sie gibt nicht auf.

▸ 7.15 Uhr

Umziehen in meinem Zimmer im Krankenhaus, eine kurze Galgenfrist. Ich denke oft daran, dass man sie nutzen müsste, diese drei Minuten der Stille.

Das wird heute eine vielstündige Operation bei dem Patienten Pichler. Er weiß, dass er einen Tumor in der Speiseröhre hat. Der Hausarzt hat es ihm gesagt, und als er mir vor drei Tagen zum ersten Mal gegenübersaß und er mir so in die Augen sah, dass ich seinem

Blick nicht ausweichen konnte, wusste ich, dass ich ihm die Wahrheit über die lebensbedrohliche Situation und die Risiken der Operation nicht vorenthalten durfte. Ich musste es ihm in Einzelheiten schildern. Ich erkannte seine Angst, und diese Angst breitete sich zwischen uns aus, bedrohlich in seinen Fragen und meinen Antworten.

Die Resektion, also die Entfernung eines Karzinoms im mittleren Drittel der Speiseröhre, ist ein großes Wagnis. Bisher hatten die deutschen Chirurgen den Eingriff sehr kritisch beurteilt oder gar abgelehnt. Wir schrieben das Jahr 1978. Die Geschwülste in diesem Teil des Ösophagus schienen wegen der schlechten Prognose inoperabel, aber die Situation hatte sich geändert, seit die ersten Ergebnisse einer Radikaloperation Erfolg versprachen. Im geöffneten Brustkorb wird die Speiseröhre mit dem Tumor radikal herausgeschnitten und durch einen zu einem langen Schlauch umgebildeten Magen ersetzt. Dieser Schlauch wird mit dem Rest der Speiseröhre am Hals verbunden, ein achtstündiger Eingriff.

Pichler war ein kräftiger Mann von fünfzig Jahren, ein selbstständiger Architekt, gewohnt, sein Leben zu planen, selbst alle Konsequenzen eingeschlossen, die sich für seine Familie im Falle seines Todes ergeben könnten.

»Ich habe eine Frau und zwei Kinder, die ich zurücklassen würde«, sagte er.

Ich sah, wie es um seinen Mund zuckte. Kein Zweifel: Er kämpfte gegen die Tränen.

Die Operation beginnt: Ich eröffne den Bauch und schicke verdächtige Lymphknoten in das pathologische Institut. Die Operation wird unterbrochen, so lange, bis das Ergebnis der mikroskopischen Untersuchung vorliegt. Die Spannung wächst.

Zweifel kommen auf. Warum gehst du das Wagnis ein, warum? Wenn sich herausstellen sollte, dass der Krebs bereits die Lymphknoten befallen hat, könnte ich den Eingriff abbrechen. Ich wäre befreit gewesen von der Last der Entscheidung.

Die telefonische Durchsage ergibt, dass die Lymphknoten nicht befallen sind. Also muss ich operieren.

Über dem oberen Rand des Milchglases sehen wir vom Operationstisch aus blauen Himmel. Nach fünf Stunden ist die vom Krebs befallene Speiseröhre entfernt. August, der alte Krankenpfleger, mit dem ich seit vielen Jahren zusammenarbeite, hat aus seiner grünen Hose ein Eukalyptusbonbon geholt. Ich muss mich zu ihm zurückbeugen, er zieht mein Mundtuch herunter, und dann steckt er es mir in den Mund.

»Damit sie nicht verhungern, Chef«, hat er gesagt.

Noch ein Wort zu August. Pichler hat mir berichtet, dass der alte Mann am Tag vor der großen Operation spät am Abend zu ihm ins Zimmer gekommen sei. Er habe das Fenster, in dem die Nacht mit vielen Sternen stand, weit geöffnet.

Sie brauchen keine Angst zu haben, habe August gesagt, und dann habe er auf den Sternenhimmel gezeigt und erklärt:

»Sehen sie da hinaus, dann haben sie keine Angst mehr.«

Nach acht Stunden ist es geschafft. Im Vorraum des Operationssaales ziehe ich mir meinen Operationskittel aus, und dann lasse ich im Waschbecken das Wasser in die hohlen Hände rinnen und wasche das Gesicht. Als ich mich umdrehe, steht August hinter mir. Er sieht mich so merkwürdig an, und dann legt er seine Hand auf meine Schulter. Das hat er noch nie getan.

»Chef, das ist nicht gut, was sie machen. Jeder Mensch muss einmal Pause machen. Sie arbeiten zu viel.«

Ich habe mein Gesicht abgetrocknet und sehe ihn an.

»Was soll ich denn machen«, erwidere ich, »die Betten sind voll belegt. Die Patienten warten alle, und die ganz großen Eingriffe muss ich doch selber machen.«

Da hat August energisch den Kopf geschüttelt.

»Nein, Chef, so ist es nicht. Man muss es einschränken. Denken sie denn nicht an ihre Frau?«

Ich wollte doch in Ruhe an meinem Schreibtisch sitzen und die Post erledigen. Doch daraus wird nichts.

Es ist vier Uhr. Zwei weitere Patienten müssen noch operiert werden: »ein blutender Magen« und »ein akuter Gefäßverschluss«. Vor Jahren hätte mein Freund bei solchen Gelegenheiten gesagt: »erfülltes Chirurgenleben«.

Hat er das damals wirklich ernst gemeint?

Ich bin müde. Ich tue meine Arbeit konzentriert, aber manchmal spüre ich eine Leere in meinem Kopf. Sie ist quälend. Ich frage mich, ob diese Situation der Anfang von einer fortschreitenden Entwicklung ist.

Ich muss heute Abend außerdem noch zu einer Sitzung mit der Betriebsführung.

Bevor ich nach Hause gehe, mache ich einen Gang durch die Intensivstation. Pichler ist ganz wach.

»Haben sie alles entfernen können?«, fragt er. Und dann sagt er: »Ich danke ihnen.«

Ich suche doch nach Tröstlichem in meinem Krankenhausalltag. Gib es doch zu, du erfährst es doch: Pichler hat soeben »danke« gesagt. Er tut es dreimal – dreimal dieselben Worte. Und dann August mit seinem Eukalyptusbonbon.

Ist es das, das Tröstliche?

Endlich Abend. Gegen neun Uhr komme ich nach Hause. Meine Frau wärmt das Essen auf, setzt sich zu mir, und ich erzähle von dem großen Eingriff, den ich zum ersten Mal durchgeführt habe. Sie freut sich mit mir, aber dann dämpft sie etwas mein Selbstgefühl und sagt: »Was ist er doch für ein großer Chirurg«. Wir lachen beide.

▸ 18. Juni

Pichler geht es gut. Wenn im Verlauf der ersten sieben Tage keine Komplikationen auftreten, hätten wir es geschafft.

Ich komme gegen fünf Uhr aus dem Operationssaal. Nur eine Viertelstunde Ruhe, die Tür zu meinem Zimmer schließen und still sein. Auf dem Gang vor meinem Zimmer warten zwei Menschen auf mich, ein Mann, dem die Angst ins Gesicht geschrieben steht, und seine Frau.

Es ist von Anfang an peinlich und bedrückend. Der Mann heißt Hillmann. Er wird wegen eines Magenkarzinoms eingewiesen. Die Diagnose entnehme ich dem Brief des einweisenden Arztes.

Sie sitzen mir gegenüber in meinem Arbeitszimmer, der schmächtige Mann und die Frau mit den strähnigen grauen Haaren und den gelben Nikotinfingern. Er hält seine Hände gefaltet im Schoß. Wenn er sich mir zuwendet, sieht er mir nicht in die Augen. Er blickt an mir vorbei und erscheint wie abwesend.

»Sie haben eine Krankheit des Magens …«, so fange ich an.

»Mein Mann kennt seine Diagnose«, unterbricht mich die Frau.

Nein, er kennt sie nicht, denke ich. Der einweisende Arzt hat nur von einem Geschwür geredet. Weiß sie die wahre Diagnose? Will sie ihm verheimlichen, dass es ein Karzinom ist?

Jetzt sieht er mich an, er hebt nur leicht die Schultern. Das soll wohl heißen: »Sehen sie, meine Frau weiß alles.«

»Wir haben alles besprochen«, bestätigt sie. Also gibt es offenbar nichts mehr zu sagen? Als ich versuche, das Gespräch auf den Eingriff und die Problematik zu lenken, unterbricht sie mich wieder.

»Wann werden sie ihn operieren?«

»Wir müssen noch einige Voruntersuchungen machen«, entgegne ich und bemühe mich, mit dem Patienten selbst ins Gespräch zu kommen, vergeblich.

Sie ist hässlich, hat ein faltiges Gesicht und kalte Augen. Vertrocknete Weiblichkeit. Hat er diese Frau jemals begehrt, konnte er sie leidenschaftlich küssen? Nach Tagen weiß ich, warum sie so hässlich ist: weil sie lieblos ist, beherrschend und dominierend. Sie lässt ihren Mann nicht zu Wort kommen.

»Seit wann haben sie die Beschwerden«, frage ich ihn direkt.

»Seit vier Wochen«, antwortet sie an seiner Stelle.

Als ich mich den vor mir liegenden Krankenberichten zuwende und sie sich unbeobachtet fühlen, beugt sie sich zu ihrem Mann, knöpft den oberen Knopf seines Hemdes zu und flüstert ihm ins Ohr, worauf er erschreckt seine schütteren grauen Haare mit einem Kamm ordnet.

So geht es weiter und ich fürchte, die Geduld zu verlieren.

► 21. Juni

Seit zwei Tagen stehen Margeriten auf meinem Schreibtisch. Ich hatte sie nicht beachtet. Friederike hat sie dort hingestellt. Verzeih.

Pichler geht es gut. Der Darm ist in Gang gekommen, der Bauch fühlt sich weich an, alle Blutwerte liegen im Normbereich. Es könnte ein großer Erfolg werden.

Ich habe Herrn Hillmann operiert. Seine Frau wartet auf mich im Wartezimmer. Sie raucht eine Zigarette und als sie mich kommen sieht, nimmt sie den Aschenbecher in die rechte Hand und kommt mir entgegen. So steht sie vor mir, in der rechten Hand der Aschenbecher, in der linken die Zigarette. Ich brauche ihr also nicht die Hand geben.

»Hat es geklappt?«, fragt sie und nimmt einen tiefen Lungenzug.

»Es war zu weit fortgeschritten«, sage ich. »Der Tumor hat sich bereits in der Umgebung des Magens ausgebreitet. Die Lymphknoten waren befallen, ebenso die Leber.«

Sie zieht wieder an ihrer Zigarette und klopft die Asche in den Aschenbecher. »Also doch«, bemerkt sie, und sie betont es so, als spräche sie von einer Autoreparatur. Oder tue ich ihr Unrecht?

»Wir dürfen es ihm auf keinen Fall sagen«, bestimmt sie. Das klingt wie eine Anordnung.

»Das können sie nicht entscheiden«, wende ich ein, »wenn er mich fragen sollte, dann muss ich ihm die Wahrheit sagen.«

»Er wird sie nicht fragen.«

Eigentlich will ich ihr sagen, dass das Rauchen hier verboten ist.

Visite im Zimmer 27 bei Pichler. Ich hätte anklopfen müssen. Es ist eine Unsitte, so ohne anzuklopfen in ein Krankenzimmer zu gehen. Pichler liegt seit gestern in seinem Zimmer auf der Station.

Als ich eintrete, ist seine Frau über ihn gebeugt. Sie haben sich geküsst, und ich habe sie überrascht. Etwas verlegen dreht sie sich nach mir um, lächelt und gibt mir die Hand.

Ich sei mit dem Zustand zufrieden, ermutige ich sie, als sie immer noch besorgt nach dem bisherigen Verlauf fragt.

Ich erinnere mich an den Augenblick, als sie vor einer Woche ins Krankenhaus kamen. Da standen sie beide vor dem Stationszimmer und warteten darauf, dass man ihn in sein Krankenzimmer führte. Neben ihnen ruhte der kleine Koffer, in dem alles enthalten war, was er nun noch benötigte, und die junge Schwester Petra hatte bemerkt, wie sie sich beide an der Hand gehalten hatten.

Ob der Patient seine Diagnose kenne, wollte Petra damals wissen, und als ich das bestätigte, legte sie ihre Hand vor den Mund, sah mich groß an und sagte:

»Wie schrecklich, und er weiß, dass er vielleicht daran sterben wird!?«

Wir haben am Abend Gäste. Wir trinken Wein, und ich denke nun nicht mehr an eine alte Frau, die vermutlich heute Nacht im Krankenhaus sterben wird.

Mit unseren Gästen diskutieren wir über die politischen Tagesereignisse, und ich vergesse, was alles an diesem Tage in der Klinik geschehen ist. Dann kommt der Anruf des diensthabenden Arztes.

»Die alte Frau auf Zimmer 10 ist soeben gestorben. Herzinfarkt«, informiert er mich.

»Also war alles wieder einmal umsonst«, bemerke ich ernüchtert. Wir hatten sie vor zwei Wochen operiert.

»Sie haben alles getan, was möglich war«, meint der Assistent.

Ich sage meinen Gästen nicht, dass es sich um einen Todesfall in der Klinik handelt. Sie hatte sich sehr gequält, bis sie schließlich sterben konnte. Ich denke über Sterbehilfe nach.

Es gibt Spargel mit geräuchertem Schinken, Kartoffeln und ausgelassene Butter. Gegen elf Uhr verabschieden wir unsere Gäste.

► 22. Juni

Wenn nicht ein Krankenpfleger es verhütet hätte, wäre vermutlich ein Brand ausgebrochen. Der kleine verhaltensgestörte Peter aus den Anstalten der behinderten Kinder wurde am Blinddarm operiert. Heute Morgen ist er verschwunden und wird überall im Hause gesucht, bis man ihn schließlich in der Kapelle findet. Er steht dort vor dem Altar, die Kerzen brennen, und die Zipfel des weißen Tuches haben Feuer gefangen. Daneben liegen Streichhölzer verstreut. Die Kabel der Lautsprecheranlage sind aus der Wand gerissen. Als die Frau Oberin und der Krankenpfleger ihn dort in der Kapelle finden, verkündet er lapidar:

»Jetzt werde ich verhauen.«

Die Antwort der Oberin ist klar: »Bei uns wird niemand verhauen. Komm, wir wollen das alles wieder in Ordnung bringen, was du kaputt gemacht hast.«

Was hätte alles geschehen können! Ja, er scheint es begriffen zu haben, denn er nickt immerzu mit dem Kopf. Sie räumen beide auf, die Oberin und er. Auf dem Altar neben den Kerzen und dem Kruzifix sitzt sein Teddybär. Am selben Tag wird er in die Anstalt zurückgebracht. Wir müssen ihn dorthin zurückschicken. Wir haben keine Menschen, die auf ihn aufpassen können.

Hat jemand in den vergangenen Wochen hier im Haus die Kapelle besucht? Nur der kleine Peter und sein Teddybär.

Visite auf der Krankenstation. Herr Hillmann liegt allein im Zimmer, endlich eine gute Gelegenheit, mit ihm über die Krankheit zu sprechen. Was ich denn nun eigentlich operiert hätte und warum nur eine Verbindung zwischen Magen und Dünndarm hergestellt wurde, will er wissen. Ich spüre seine Erregung.

»Und war es denn wirklich nur ein Geschwür? ...«

In diesem Augenblick kommt seine Frau zu Besuch. Er sieht mich an und hebt wieder seine beiden Schultern, Zeichen seiner Hilflosigkeit, so als wolle er sagen: Siehst du, nun kann ich nicht mehr fragen, weil meine Frau gekommen ist.

Am Abend. Ich gehe in den dunklen Garten. Ein Tannenzapfen fällt neben mir zur Erde. Ein Geschoss, fast hätte es mich getroffen. Ich suche wieder Worte, was an diesem Tag geschehen ist.

Später sitze ich am Bett meines kleinen Sohnes, der betet: »Lieber Gott, mach mich fromm, dass ich in den Himmel komm – und auch wieder runter.«

▶ 23. Juni

Heute muss ich eine schwierige Operation an den Gefäßen des Bauchraumes und des Oberschenkels durchführen. Der Mann hat eine schwere Durchblutungsstörung. Wenn es nicht gelingt, müssen wir amputieren. Es steht wie eine Wand vor mir.

Wir lesen wie an jedem Morgen die Herrnhuter Losungen. Ritual und Orientierungshilfe.

Als ich zur Visite komme, sitzt Frau Hillmann an dem kleinen Tisch am Fenster. Sie ist vertieft in die Lektüre eines Buches, dessen Titel ich lesen kann, als sie es zuschlägt: »Heile deinen Körper«, offenbar ein Buch aus der Esoterik-Ecke.

Sie habe bereits alles mit ihm besprochen, betont sie, um weitere Gespräche über den Ernst der Situation sogleich im Keim zu ersticken.

Ich glaube, ich hasse diese Frau, und versuche, mich in den Mann und seine Gedanken hineinzuversetzen – eine Selbsttäuschung, denn wie könnte man in den anderen in dieser Weise eindringen? Indem meine Fantasie ein Bild von ihm entwirft, bleibt sein eigenes Wesen verborgen.

Gegen zehn Uhr beginne ich mit der großen Gefäßoperation. Um drei Uhr ist es geschafft. Der große Augenblick kommt, wenn wir am Ende des Eingriffes die Abdecktücher entfernen. Das Bein sieht nicht mehr bläulich und kalt aus. Es ist rosig, warm und gut durchblutet. Die Fußpulse sind tastbar.

▶ 25. Juni

Um sieben Uhr abends sitze ich an meinem Schreibtisch vor einem Berg unerledigter Post. Das Fenster ist geöffnet, und ich höre draußen im Garten das Gurren einer Taube.

Ich stelle mir immer wieder die Frage: Warum kann ich nicht aufhören? Das kann doch nicht dein Leben sein. Es ist aufregend, sich vorzustellen, dass es noch ganz andere Möglichkeiten gäbe. Immer wieder stelle ich in diesen Tagen diese Frage.

Und bei Jörg Zink lese ich: »Du wirst nicht selig durch deine Arbeit. Selig, das heißt ein Mensch nach dem Herzen Gottes, wirst du dadurch, dass sein Geist dich verwandelt.«

Gegen zehn Uhr abends schrillt zu Hause das Telefon. Mein indischer Assistent meldet sich am Apparat.

»Chef, ich meine, sie sollten zu Pichler kommen.«

»Ist etwas nicht in Ordnung?«, frage ich sofort nach.

»Ich fürchte ja«, antwortet er.

Im Zimmer 27 brennt nur die kleine Notbeleuchtung. Als ich eintrete, kommt mir ein feiner süßlicher Geruch entgegen. Ich kenne diesen Geruch. Er ist typisch für ein Sekret aus dem oberen Magen-Darmkanal. Wir schalten das Licht an, und ich glaube, dass weder die junge Schwester Judith noch der Assistent mein Erschrecken bemerken.

Mit wenigen Blicken erkenne ich die Situation. Aus der rechten Bauchdrainage läuft ein bräunlich gefärbtes Sekret in den Auffangbeutel aus Plastik, der unten am Bettgestell hängt. Es gibt keinen Zweifel mehr: Eine Naht am Darm oder am Magen ist undicht geworden, oder, was noch viel schlimmer wäre: Die verbliebene kleine Schlagader, die den Rest des zu einem Schlauch geformten Magens allein mit Blut versorgt, ist verschlossen und das gesamte Organ geht zugrunde.

Ich sehe in die sehr tief liegenden Augen von Pichler, und registriere, wie der Kranke seine Hände für einen Augenblick auf sein Gesicht legt, bevor er mich wieder anblickt.

Die Angst vor einer Katastrophe steigert sich. Es ist wie immer in solchen Augenblicken: Ich spüre dann manchmal einen dumpfen Druck über dem Herzen. Es ist so, als ob sich ein Reifen um den Brustkorb spannt, und das alles hat nicht nur etwas mit Furcht zu tun, sondern auch mit Schuld, wenngleich auch in diesem Falle bei kritischster Betrachtung kein Behandlungsfehler erkennbar ist. Dennoch gibt es dieses unbestimmte Gefühl von Schuld. Der Ring wird enger und enger.

»Den Verbandswagen bitte!«, gebe ich Anweisung.

Schwester Judith und der Assistent gehen beide hinaus, obwohl die Schwester den Wagen allein hätte holen können. Keiner von ihnen will offenbar jetzt allein mit mir im Zimmer bleiben, und ich stelle mir vor, was sie jetzt draußen miteinander reden.

Das wird nichts mehr, wird vermutlich der Assistent sagen, jetzt hat er eine Bauchfellentzündung, und die ganze Sauce läuft ihm in den Bauch. Einen zweiten Eingriff übersteht der Patient nicht. So oder ähnlich diskutieren sie jetzt miteinander. Ich habe mich auf den Bettrand von Pichler gesetzt.

»Es ist etwas geschehen?!«, fragt Pichler oder stellt es fest.

Seine Stimme ist so, als könne sie augenblicklich unkontrolliert umschlagen, aber noch hat er sich in der Gewalt. Es klingt heiser.

Ich muss jetzt reden. Er wartet darauf.

»Irgendwo ist ein Loch entstanden«, gebe ich zu, »vielleicht, weil ein Bezirk nach der notwendigen Unterbindung so vieler Blutgefäße nun schlecht durchblutet ist.«

Pichler versucht offenbar krampfhaft zu begreifen, und ich warte angstvoll auf die nächste Frage. Man weiß nie vorher, ob und wie man sie beantworten soll. Die Pause ist sehr lang und darum bedrückend.

Dann kommen sie mit dem Verbandswagen. Ich sehe die Angst in Pichlers Gesicht, und weiß, dass es Todesangst ist.

Ja, es ist Todesangst.

Ich entferne den Verband. Pichler versucht, mit leicht erhobenem Kopf die jetzt frei liegende große Wunde zu betrachten, aber er kann das nicht lange durchhalten. Der Kopf fällt zurück auf das Kissen. Die Wunde, ein langer Schnitt vom Brustbein bis über den Nabel, ist unauffällig. Sie hat sich nicht entzündet.

»Ist es sehr schlimm?«, fragt Pichler.

»Ich kann das alles noch nicht beurteilen, aber wir werden es schaffen.«

»Sie müssen mich noch einmal operieren?«, vergewissert sich Pichler.

»Ja, wahrscheinlich.«

Er schließt die Augen, wendet den Kopf ab. Es ist furchtbar, was ich ihm da gesagt habe. Alles würde von vorne beginnen, die Narkose, die Schmerzen danach, alles, und er könnte sterben.

Der Druck über dem Brustkorb wird wieder stärker. Meine Frau hat einmal zu mir gesagt:

»Wenn du immer daran denken musst, an diese Kranken, die du operiert hast, wenn du nie richtig glücklich wirst, kannst du dann nicht aufhören, kannst du nicht irgendetwas anderes als Chirurg sein?«

In diesem einen Augenblick bin ich in Gedanken in der Stadt am Meer. Ich gehe von unserer kleinen Felsenwohnung die Stufen hinunter zum Strand, wir essen abends in der kleinen Trattoria, trinken Rotwein und sehen zu den Fischerboten in der Meeresbucht hinüber. Dorthin werden wir wieder gehen, und ich werde weit weg sein – keine Krankheit, kein Krankenhaus, keine Angst vor den verlorenen Schlachten.

Ist es denn überhaupt sinnvoll, Krebsgeschwülste zu operieren mit einer so geringen Fünf-Jahres-Überlebenschance? Woher wusste ich denn damals, als Pichler zu mir kam, dass es bei ihm wirklich ein Anfangsstadium war? Und wenn längst Fernmetastasen in anderen Bereichen des Körpers gewachsen waren, die wir bisher nur noch nicht erkannt hatten? – Zweifel. Die Fragen im Kopf geben keine Ruhe. Das Herz aber setzt sich durch. Es geht um Pichler, nicht um einen defekten Kotflügel.

Pichler versucht wieder, sich aufzurichten und fällt zurück. Er hat bemerkt, dass ich auf meine Uhr gesehen habe. Ich habe dabei das Handgelenk leicht gedreht und verstohlen nach unten gesehen. Er hat es dennoch bemerkt. Und ist enttäuscht. Es geht doch um sein Leben, und der Chirurg sieht auf die Uhr.

Unvergessen diese Nacht am Bett von Pichler. Ich schreibe diese Zeilen sechs Wochen später, als alles bereits vorbei ist, aber ich erinnere mich an jedes Wort, das wir gesprochen haben. Darum will ich es in meinem Tagebuch festhalten.

»Aber wenn es etwas anderes ist, etwas, das mit dem Krebs zusammenhängt«, bohrt er nach.

Wir sehen uns an, wie damals, als er ins Krankenhaus kam und er gefragt hatte, ob es eine bösartige Geschwulst sei. Jetzt, in dieser Minute erinnern wir uns beide. Auch damals hatte ich nicht ausweichen können, und auch jetzt dauert es nur wenige Atemzüge, bis ich antworte. Ich habe keine Zeit, darüber nachzudenken, was ich sagen soll. Natürlich sind es meine eigenen Worte, die ich jetzt spreche, aber ich weiß nicht, woher sie eigentlich kommen.

»Nein, mit der Grundkrankheit hat es nichts zu tun. Ich werde alles versuchen, damit fertig zu werden. Und dasselbe, was ich am Abend vor der großen Operation gesagt habe, das sage ich jetzt wieder: Es stehen alle technischen Möglichkeiten zur Verfügung, aber der Chirurg hat nicht das letzte Wort.«

Ich bin ganz sicher, dass er verstanden hat, was ich ausdrücken will, aber warum sagt er jetzt nichts, und warum spricht man eigentlich nur in Andeutungen, wenn es um Gott geht? Warum nennt man ihn nicht beim Namen?

Dann nickt Pichler. Er kämpft wieder mit den Tränen, wie damals. Ich bemerke es zuerst nicht, weil ich zum Fenster hinblicke, aber dann sehe ich, wie es um seinen Mundwinkel zuckt.

Es ist gegen vier Uhr, und ich betrachte im Fenster den ersten rötlichen Schein am Himmel. Was ich dann sage, habe ich bisher noch nie geäußert:

»Soll ich bei ihnen bleiben?«

»Nein, nicht bleiben. Sie müssen schlafen gehen«, entgegnet er. Er richtet sich wieder auf, und ich bemerke, dass in dieser aufrechten Stellung des Körpers ein Schwall brauner Flüssigkeit in den Beutel fließt. Es ist augenblicklich bei der Veränderung der Körperlage ein neues Druckgefälle im Abfluss der Flüssigkeit entstanden. Pichler packt mit beiden Händen meinen Unterarm, und dann fällt er auf das Bett zurück.

»Ich danke ihnen. Sie sagen nichts, Herr Doktor. Ich denke daran, wie wir zum ersten Mal miteinander gesprochen haben, damals haben sie mich nicht angesehen.«

»Habe ich das nicht? Aber jetzt sehe ich sie doch an«, wende ich ein. »Jetzt sehe ich sie an. Ich weiß, dass sie Angst haben.«

»Ist es sicher, dass sie mich wieder operieren müssen, ist es so? Sie sagen wieder nichts.«

»Wir können mit der Entscheidung warten bis morgen. Es besteht keinerlei akute Gefahr.«

»Keine Gefahr?« Das kann er einfach nicht glauben.

»Nein, keine akute Gefahr«, wiederhole ich. »Wir können abwarten bis zum Morgen.«

»Werden sie meine Frau anrufen, Herr Doktor?«, bittet Pichler. »Werde ich sie noch sehen, bevor sie mich operieren?«

Als ich mich an der Tür noch einmal umdrehe, versucht Pichler zu lächeln.

Ich habe noch drei Stunden geschlafen.

▶ 26. Juni

»Ich kann nicht frühstücken«, gestehe ich.

»Warum kannst du nicht«, fragt Friederike.

»Weil ich ihn in zwei Stunden wieder aufmachen muss.«

»Wen, den Mann mit der Speiseröhre?«

»Ja. Es ist ein Loch im Magen entstanden, und wenn die Operation nicht gelingt, dann schafft er es nicht.«

Zuerst sagt sie nichts; dann gießt sie den Tee ein.

»Du musst essen, wenn es doch wieder Stunden dauert.«

»Es wird nicht Stunden dauern.«

Die Röntgenuntersuchung von Pichler hat ergeben, dass die Blutversorgung des Magens sehr wahrscheinlich unbeschädigt ist. Das kleine Loch an der Innenseite des Magenschlauches kommt zur Darstellung. Ich muss operieren, solange der Zustand des Patienten einen solchen Eingriff noch rechtfertigt.

Das Loch liegt nicht im Bereich der Naht, sondern Zentimeter entfernt davon. Also ist es eine lokale Durchblutungsstörung an der

Vorderwand des Magenschlauches und keine Insuffizienz, kein Ausreißen im Bereich der Naht. Gott sei Dank, es hat nichts mit unserer Nahttechnik zu tun. Pichler hat eine reelle Chance zu überleben.

Als es nach einer dreistündigen Operation gelungen ist, nach schwieriger Präparation das Loch zu verschließen, ist August ganz nahe an den Tisch herangetreten. Er stellt sich auf einen der kleinen Schemel, um besser über meine Schulter in den Bauch sehen zu können, und dann sorgt er dafür, dass die Spannung nachlässt:

»Vielleicht sollten sie bald mal Urlaub nehmen, Chef.«

Wir haben gelacht.

▸ 27. Juni

Der Stadtdirektor hat Geburtstag. Das Direktorium und die Chefärzte gratulieren. Es gibt Sekt, Bier und Apfelsaft nach Belieben. Alle Honoratioren der Stadt sind anwesend. Mir gegenüber sitzt ein älterer Kollege mit einem Spitzbart. Am Aufschlag seines Anzuges leuchtet die Ordensspange des eisernen Kreuzes – zur Schau getragenes Zeichen von Tapferkeit. Er will mit mir über Fronterlebnisse in Russland sprechen. Nein, danke. Der tägliche Kampf gegen Geschwüre ist mir wichtiger!

Hillmann verliert langsam das Bewusstsein, und es besteht der dringende Verdacht, dass Hirnmetastasen die Ursache sind.

Seine Frau hat ihn seit drei Tagen nicht mehr besucht. Sie sei unpässlich, teilt sie mir am Telefon mit, als ich sie auf den Zustand ihres Mannes hinweise.

Ich bin allein in das Zimmer gegangen und habe versucht, Kontakt mit ihm aufzunehmen. Es gelingt minutenlang nicht. Die Atmung setzt in längeren Intervallen aus, aber ganz unvermittelt blickt er mich an, und ich glaube, dass er mich erkannt hat, obwohl der Blick von sehr weit herkommt, weil er sich von allem bereits entfernt. So ist es häufig am Ende. Dann sagt er undeutlich zunächst, dann aber in der Wiederholung klar und verständlich, so dass ich erschrecke:

»Die Hütte … das war die Hütte.« Diese Worte sind seine letzten.

An sein Totenbett, eine Stunde nachdem er gestorben ist, kommt seine Frau. Die Unordnung im Zimmer, die während des Todesablaufes entstanden ist, hat man beseitigt. Es sieht aufgeräumt aus. Im Bett der mit einem weißen Laken bedeckte Körper.

Frau Hillmann beugt sich über ihn, als ich eintrete, erhebt sich dann aber, wendet sich mir zu und erklärt, warum sie in den vergangenen beiden Tagen verhindert gewesen sei. Sie habe sich nicht wohl gefühlt. Ich bin sicher, dieses Versäumnis empfindet sie nicht als Schuld.

Dann schwelgt sie plötzlich in Erinnerungen. Ein Mal im Jahr seien sie in der Schweiz gewesen, berichtet sie. In den letzten Jahren zweimal in Baden-Baden.

Ich unterbreche sie und frage:

»Er hat ganz zum Schluss von einer Hütte gesprochen. Ganz deutlich hat er das ausgesprochen.«

»Ach, Gott ja, die Hütte,« sagt sie. »Diese verrückte Idee von ihm. Noch ein Jahr lang, als wir bereits verheiratet waren, ist er immer in seine Hütte in den Bergen gegangen. Verrückt, er wollte immer allein dorthin. Na ja, das habe ich ihm dann ausgeredet. Wir haben diese idiotische Hütte dann verkauft.«

Dann sieht sie noch einmal auf den Leichnam und berührt ihn sehr vorsichtig, geht zum Waschbecken und wäscht sich die Hände.

► 28. Juni

Wir haben einen langen Spaziergang gemacht. In einer Waldlichtung baue ich mit den beiden Jungen ein kleines Haus aus Zweigen. Die Stöcke werden in die Erde gesteckt und mit dünnen Zweigen verbunden. Sogar ein Fenster wird konstruiert. Ich verspreche ihnen, demnächst unseren Bau zu erweitern.

Wir lesen in der Kinderbibel. Die Person von Johannes dem Täufer interessiert sie sehr. Auf die Frage, was er denn dort in der Wüste anhatte, entgegne ich:

»Einen langen Mantel.«

»Und was hat er gegessen?«

»Ich glaube, Wanzen.«

Am Abend zu Hause. Wir sitzen, bis es dunkel wird, auf der Terrasse. In den Bäumen am Bach singen wieder die Nachtigallen. Sie singen bis in den Morgen hinein.

▶ 29. Juni

Visite im Zimmer 27. Als ich eintrete, schlägt Frau Pichler das Buch mit dem Schutzumschlag, in dem sie soeben gelesen hat, zu und legt es auf den Tisch. Als ich näher herankomme, erkenne ich, dass es die Bibel ist.

Pichler sitzt im Bademantel an dem kleinen Tisch. Vor ihm ein Teller mit Reis und Hühnerragout. Seit zwei Tagen hat er normale feste Kost zu sich genommen.

»Die neue Speiseröhre funktioniert«, stelle ich fest.

Er will etwas erwidern, aber seine Frau verhindert es:

»Mit vollem Mund spricht man nicht«, belehrt sie ihn freundlich. In diesem Augenblick bin ich versucht, sie zu fragen, ob sie an Wunder glaube, aber dann tue ich es doch nicht.

Am Abend machen wir mit den beiden Jungen wieder einen Spaziergang durch den Park.

Ob diese Bäume uns gehören, wollen sie wissen.

»Nein, die gehören uns nicht, aber wir können immer hierher gehen und sie ansehen.«

»Gehören die Bäume dem lieben Gott?«

»Ja, eigentlich gehören alle Bäume ihm.«

»Und die Füchse, gehören sie auch dem lieben Gott?«

»Ja, auch die Füchse.«

»Und wie hat er die Tiere gemacht?«

»Das weiß niemand. Die Menschen hat er auch gemacht, aber wie, das wissen wir auch nicht.«

»Und die Katzen auch?«

»Ja, die Katzen auch.«

Ich erzähle Friederike, dass der Mann, dem wir eine neue Speiseröhre eingebaut haben, wieder alles essen könne.

»Was ist er doch für ein großer Chirurg«, folgert sie trocken, und wir lachen.

Der Reißverschluss

Der Mann hieß Schröder. Er war fünfzig Jahre alt, Automechaniker, und er war früher einmal sehr kräftig gewesen. Auf den Oberarmen und Schenkeln lag die Haut wie ein faltiges Tuch über den geschrumpften Muskeln. Er lag in der letzten Box der Intensivstation am Fenster und sah von seinem Kopfkissen aus über dem Fensterbrett die Kronen der zwei großen Lindenbäume. Er sah fast immer dorthin.

Wenn er den Kopf vom Fenster abwandte, dann erblickte er gegenüber und seitlich die Glasverkleidung des kleinen abgeteilten Raumes und durch die Scheiben leicht verschwommen, wie die Schwestern von einer Box zur anderen gingen. Er überblickte die Monitore auf den Eisenträgern und auf den Bildschirmen die flimmernden Kurven, die die Pulsschläge und Herzaktionen aufzeichneten. Auch die Sauerstoffschläuche und Metallgalgen, an denen Infusionsflaschen hingen, konnte er sehen.

Jetzt standen die Ärzte um sein Bett. Sie blickten zu ihm herunter, und er bemerkte:

»Das wird doch sowieso nichts mehr.« Er glaubte nicht mehr daran, dass die Behandlung zum Erfolg führen könnte. Und er wiederholte noch einmal:

»Das wird doch nichts.«

Seine Augen lagen tief in den Höhlen. Über den Backenknochen bildete die Haut tiefe Falten.

Dass er nun nicht mehr daran glaubte, dass sie, die Ärzte, es schaffen könnten, das hatte er den Ärzten scheinbar unbeteiligt gesagt, eine Feststellung, keine Anklage, kein Stoßseufzer. Er sagte es wie jemand, der zusieht, wie man sein Auto zum dritten Mal auseinandernimmt, ohne den Fehler zu finden, und nunmehr Mühe hat, es wieder zusammenzubauen. Die Ärzte hatten fast den Eindruck, dass er Verständnis für ihre Hilflosigkeit empfand.

Dreimal hatte der Chirurg seinen Bauch eröffnet. Zuerst als der Dickdarm im Bereich eines Geschwürs aufgebrochen war. Im Bauch fand man damals Kot und Eiter, eine ziemlich hoffnungslose Situation. Es handelte sich um eine schwere, lebensbedrohliche Bauchfellentzündung. Der Chirurg hatte ihm später in allen Einzelheiten erklärt, was eine Peritonitis, eine Bauchfellentzündung, ist und wie sie entsteht. Der Chirurg spülte den ganzen Bauch mit vielen Litern Flüssigkeit aus und entfernte den kranken Darmanteil. Sechs Tage danach kam es zu einem erneuten Darmverschluss. Wieder fand man Eiter zwischen den Darmschlingen und zahlreiche Verklebungen derselben. Auch das hatte ihm der Chirurg erklärt. Er hatte es sogar aufgemalt. Noch ein drittes Mal musste man den Bauch eröffnen, und nun legte ihm der Chirurg dar, dass es erneut geschehen müsse. Schröder sah die drei Ärzte, den Chirurgen und seine Assistenten zweifelnd, fast misstrauisch an. Dann wandte er seinen Blick zum Fenster und schaute zu den Linden hinüber. Einer von den Assistenten bemerkte, wie er unter der Bettdecke seine Faust ballte.

Schröder gab sich den Anschein, als könne er seinen Fall ganz nüchtern und sachlich beurteilen. Schließlich hatte der Chirurg ihm alles aufgezeichnet, und er konnte sich sehr wohl vorstellen, wie trotz der ausgedehnten Spülungen die entzündeten Darmschlingen immer wieder miteinander verklebten. Dass er so sachlich darüber sprach, war dennoch nichts anderes als der Versuch, vor den Ärzten die Angst vor dem Sterben und allem, was nun kommen würde, zu verbergen. Diese Vorstellung, was in seinem Bauch geschah, war ekelerregend. Er hörte die lauten, gurgelnden Darmgeräusche in seinem Leib und glaubte tatsächlich, dass er so den fortschreitenden Prozess neuer Verklebungen der Darmschlingen miterlebte.

Der Chirurg wusste, dass es noch eine wirkliche Chance gab: eine Dauerspülung des Bauchraumes mit fünfzehn bis zwanzig Litern täglich über Spezialdrainagen und eine zweitägige Eröffnung des Bauches, um den Erfolg der Spülung zu kontrollieren.

Der Chirurg sagte nicht, es gäbe noch eine Chance, das hätte ja geheißen, dass es vielleicht die letzte gewesen wäre, und dass Schröder danach sterben müsse. Darum betonte er nur:

»Ich werde es mit dem Ausspülen des Bauches schaffen. – Man kann es schaffen.«

Schröder hatte, während der Chirurg sprach, zunächst noch zu den Linden hinübergesehen. Dann blickte er ihn direkt an.

»Herr Doktor, ich sage ja nicht, dass ich ihnen nicht glaube, aber sie haben das schon zweimal gesagt.« Er versuchte zu lächeln. »Ich glaube ihnen, dass sie es immer noch für möglich halten.«

Es gäbe eine neue Methode, sagte der Chirurg, den Bauch an jedem zweiten Tag zu eröffnen und die Spülung und alle Darmschlingen zu kontrollieren, ohne den Bauch immer wieder aufzuschneiden.

»Wir nähen einen Reißverschluss ein.«

»Doktor, hören sie auf. Ich sage: Bitte, hören sie auf. Was soll das? Verscheißern kann ich mich selber. Ein Reißverschluss!«

»Ja, ein Reißverschluss. Ich komme heute Abend zu ihnen. Dann werde ich es ihnen in allen Einzelheiten erklären«, versprach er, und weil er Schröder kannte, glaubte er fest daran, dass der zustimmen würde.

Er hatte ganz bewusst bisher auf das Einnähen eines Reißverschlusses verzichtet. Man fürchtet sich vor Eingriffen, mit denen noch keine ausreichenden Dauererfolge zu verzeichnen sind. Die Methode war zur Zeit dieser Ereignisse noch im Anfangsstadium der Erprobung. Jetzt aber wollte er es tun.

Am Abend besuchte er ihn wie versprochen, als es draußen bereits dämmerte. Die Linden bildeten nur noch einen großen konturlosen dunklen Schatten. In den Glasboxen der Intensivstation brannten bereits die kleinen Nachtbeleuchtungen an der Bodenleiste. Nur die Überwachungskabine, von der aus die diensthabende Schwester alle Boxen übersehen konnte, war hell erleuchtet und jeder der Kranken konnte durch die Glasscheiben des eigenen Käfigs vom Bett aus die Arbeit der Schwestern und Pfleger verfolgen.

Der Chirurg schaltete die Beleuchtung über dem Bett von Schröder an.

Er hatte Bilder von der Dauerspülung mitgebracht. Jede Einzelheit, auch das Einnähen des Reißverschlusses, konnte er dem Patienten demonstrieren, und weil es Schröder schwerfiel, sich aufzurichten, hatte er sich neben ihn an den Bettrand gesetzt und sich mit den Bildern in der Hand leicht über ihn gebeugt.

Ich muss ihm alles bis ins Einzelne erklären, dachte er. Er muss begreifen, welche Möglichkeiten diese Methode bietet. Deshalb sprach er vom Ausspülen sämtlicher Nischen zwischen den entzündlich veränderten Schlingen, von Eröffnung und Auswaschen abgekapselter, neu gebildeter kleiner Abszesshöhlen. Jede Darmschlinge sollte wieder im ursprünglichen Zustand im Wasser schwimmen und von der Spülflüssigkeit umspült werden. Diese Spülflüssigkeit musste ständig abgesaugt werden. Er erklärte ihm auch, wie der Darmverschluss bei einer Bauchfellentzündung entsteht und wie der vier Meter lange Dünndarm sich im Bauchraum zwischen der Flüssigkeit bewegt. Dann zeichnete er eine Skizze und Schröder hörte ihm zu. Er stellte Fragen, als wäre es nicht sein Bauch, der nun zum vierten Mal am nächsten Tag eröffnet werden sollte. Er wollte wissen, wie denn dieser große Reißverschluss mit seinen breiten seitlichen Laschen in die Bauchdecke eingenäht würde.

»Also gut«, willigte Schröder ein, »bitte sagen sie es meiner Frau.« Schröder versuchte zu lächeln.

Damals vor einigen Tagen, als er noch nicht in unmittelbarer Lebensgefahr schwebte, als er sich nach der ersten Operation auf dem Wege der Besserung befand, hatte er seine Frau stets als Feldwebel bezeichnet und die Assistenten spielten das Spiel mit. Sie sagten dann: »Ihr Feldwebel kommt, Herr Schröder«. Jetzt sagte das niemand mehr.

Der Chirurg ging bis zur Tür des Glaskäfigs und drehte sich noch einmal zu Schröder um. Er bemerkte, dass er die Augen geschlossen hatte und dass er die Lippen fest aufeinander presste. Im Halbdunkel der Notbeleuchtung sah er die drei Beutel am Unterrand des Bettgestelles hängen, in die gelblich gefärbte Spülflüssigkeit abfloss. In der Kabine war der üble Geruch des Sekrets.

Schröder schlief nicht in dieser Nacht. Immer, wenn die Nachtschwester in seine Kabine kam, knipste sie ihre Taschenlampe an und kniete, um die Drainagen zu kontrollieren, vor dem Bett nieder. Dann sah sie seine geöffneten Augen. Beim Anlegen der Blutdruckmanschette beugte sie sich über ihn und konnte den Augen ausweichen, weil sie ja den Zeiger des Manometers beobachten musste. Aber danach musste sie doch wieder in seine Augen sehen, und sie versuchte zu lächeln.

Die Glasschiebetür war geschlossen, aber er hörte in dieser wie in den vorherigen Nächten die Geräusche aus den Nachbarkabinen, das leise Stöhnen, das Schnarchen und Worte, die mit der Schwester gewechselt wurden. Schröder wusste, dass einige von den Kranken, die er nicht sehen konnte, in Lebensgefahr schwebten wie er. Er besaß aber keine Vorstellung davon, wie lange er selbst noch leben würde. Da er das Glück hatte, in dieser Seitenkabine zu liegen, sah er, wenn er den Kopf zur Seite neigte, Nachthimmel, einzelne Sterne und später einmal, als Mitternacht vorbei war, Wolken vor einem fast schon runden Mond. Er hörte sehr leise Motorengeräusche, einmal auch das Lachen von Menschen auf der Straße jenseits des Parks. Das war sehr weit entfernt von ihm, außerhalb des Krankenhauses in einer anderen Welt und darum unwirklich.

Kein Zweifel, er hätte es schaffen können. Drei Tage später, nach der dritten Spülung, kam sogar eine gewisse Siegesstimmung auf, aber dann bildete sich in dem so schwer geschädigten Dünndarm eine Fistel. Aus einer der Drainagen kam grünbräunliches Sekret.

Der Chirurg sagte es Schröder nicht, weil er fürchtete, dass er nun endgültig aufgeben würde.

Am Abend, vier Tage nach dem Einnähen des Reißverschlusses, war der Chirurg ein weiteres Mal allein zu Schröder auf die Intensivstation gekommen. Er hatte wieder Fieber, und der Allgemeinzustand verschlechterte sich merklich. Positiv war lediglich, dass er die künstliche Nahrung, die ihm über einen feinen Schlauch von außen in den oberen Dünndarm eingeführt wurde, bei sich behielt und somit die Chance bestand, dass er wieder zu Kräften kam.

Was sich jetzt am Bett von Schröder ereignete, veränderte alles. Schröder wartete, bis sich der Chirurg gesetzt hatte:

»Sie haben mir verheimlicht, dass ein Loch im Dünndarm entstanden ist. Es ist alles umsonst. Warten sie, sagen sie bitte jetzt nichts, Doktor.«

Dann legte er seine ziemlich abgemagerte große Hand auf die des Chirurgen, und das war sehr ungewöhnlich, denn Schröder versuchte immer, Gefühle zu verbergen. Er hatte jetzt offenbar Mühe, die richtigen Worte zu finden, aber der Chirurg ahnte, dass er sehr lange nachgedacht haben musste, als er fortfuhr:

»Wir sollten jetzt mit all dem Schluss machen. Unternehmen sie bitte nichts mehr. Wissen sie, wie das ist, wenn man Schmerzen hat, wenn es immer so schrecklich riecht, wenn einem zum Brechen zumute ist, wenn man immerzu daran denkt, dass es wirklich und wahrhaftig zu Ende geht?«

Schröder glaubte nun endgültig nicht mehr an eine Heilung und er wünschte sich zum ersten Mal, sterben zu können.

Da erklärte der Chirurg:

»Wissen sie, Herr Schröder, dass ich es einfach nicht aufgeben kann. Ich kann es nicht. Es ist immer noch nicht verloren.«

»Doch, Doktor, ich bin ziemlich sicher, dass es so ist, es geht langsam ans Sterben.«

Dann hatte er sich auf einmal aufgesetzt, als wollte er seinen folgenden Worten mehr Gewicht verleihen:

»Sie sollten mir eine Spritze geben, wenn sie endlich einsehen, dass es nichts mehr wird. Versprechen sie es mir!?«

Er versuchte zu lächeln, aber das war in seinem faltigen Gesicht wie eine Grimasse. Dann kämpfte er mit den Tränen. In diesem Augenblick schien sich Schröder von seinem Chirurgen zu entfernen, weil er ihm endgültig keinen Glauben mehr schenkte.

Der Chirurg spürte es, aber er wusste, dass er weitermachen musste. Es gab keine Alternative. Er dachte keinen Augenblick an Euthanasie, aber er war wie erstarrt, weil es das erste Mal in seinem Leben war, dass ihn jemand bat, ihn zu töten. Der Chirurg war vierzig Jahre alt.

In solchen Augenblicken kann man nicht mehr überlegen, was man antworten soll. Der Chirurg hatte so viel Vertrauen selten erlebt. Es hatte ihn noch nie ein Kranker so direkt gebeten, ihn zu töten. Noch nicht ein einziges Mal.

»Ich verspreche es ihnen.«

Dann sagten sie lange nichts mehr. Da dieser eine große Augenblick nun so schnell vorüber war, begann der Chirurg sich zu fürchten, denn er glaubte, zu viel versprochen zu haben.

»Halten sie noch etwas durch. Ich glaube fest an den Erfolg. Ich weiß, dass es gelingen kann. Die Komplikation ist nicht wesentlich, wir haben alles mit der Spülung im Griff, wir können sie über den Dünndarm mit künstlicher hochkalorischer Nährflüssigkeit ernähren.«

Ihm war bewusst, dass er Schröder nicht mehr objektiv und sachlich informierte. Er war im Begriff, ihm Mut zu machen mit unrealistischen Voraussagen, um ihn zu retten und um sein Ziel zu erreichen.

Vier Tage nach dem Gespräch musste der Chirurg den Bauch zum zehnten Mal öffnen, und er begleitete Schröder bis in den Vorbereitungsraum. Als die Anästhesisten die Narkose einleiteten, stand er neben der Trage.

Von Anfang an spürte er ihren Widerstand. Sie konnten es nicht mehr ansehen, weder der Anästhesist noch einige der Schwestern.

Vom Waschraum aus beobachtete der Chirurg, wie sie den Mann in den Saal fuhren, den fahrbaren Tisch auf der Lenksäule festmachten, und wie dabei der Kopf schlaff zur Seite fiel. Vom Waschbecken aus konnte er das Gesicht mit den eingefallenen Wangen sehen und das Weiße in den Augen, die von den Lidern halb bedeckt waren. Er bemerkte, wie der Mund geöffnet blieb, weil der Kiefer in der Narkose abgesunken war. Die beiden Schwestern, die zusahen, wie der Anästhesist den Tubus in die Luftröhre einführte, betrachteten den nackten Körper von Schröder und schüttelten den Kopf. Sie blickten zu dem Chirurgen im Waschraum, flüsterten miteinander, damit er es nicht hören konnte. Doch er glaubte zu wissen, was sie sprachen. Vermutlich empörten sie sich, dass er endlich mit dieser Quälerei aufhören solle, und dann hörte er die Worte doch, weil sie erregt waren:

»Warum ist er so verbohrt? Er kann doch nicht im Ernst glauben, dass der Mann das schafft. Das müsste er doch als ein so erfahrener Chirurg einsehen.«

Als er das vernahm, wollte er so, wie er war, mit eingeseiften Händen in den Saal laufen und sie zur Rede stellen, aber er tat es dann doch nicht, weil er wusste, dass es keinen Zweck hatte und dass er ganz allein war und niemand ihm helfen konnte.

Als er den Reißverschluss geöffnet hatte, quoll ihm nicht wie sonst der aufgeblähte Dünndarm entgegen. Offensichtlich gab es keinerlei Passagehindernisse mehr. Er sah die Muskelbewegung des Darmes. Behutsam holte er die Darmschlingen aus dem Bauch und legte sie auf feuchtwarme Tücher, die ihm der Assistent entgegenhielt. Schlinge für Schlinge wurde entfaltet. Lediglich zwischen zwei von ihnen entdeckte er abgekapseltes trübes Sekret. Diesen Bereich hatte die Spülung offenbar nicht erreicht. Der Verdacht auf eine Dünndarmfistel bestätigte sich nicht. Die Ränder der großen Bauchwunde, an die der Reißverschluss angenäht war, erschienen völlig reizlos.

Niemand von den Anwesenden sah, wie der Chirurg seine Hand auf die Darmschlingen legte. Einen Augenblick lang blieb sie dort liegen. Es gab nirgends den Hinweis für neue Verklebungen. An keiner Stelle fanden sich Abszesse. Er wusste, dass es jetzt endlich gelingen konnte, aber er wollte sich dieser Vorahnung von Glück nicht länger hingeben. Es war so, als ob ein Vogel über ihn hinweggeflogen war, der einen sehr kleinen Schatten warf.

Dann beugte er sich über den Narkoseschirm und fragte:

»Alles in Ordnung?«

»Soweit, ja«, bestätigte der Anästhesist. Und äußerte sich damit zur Narkose und zum Kreislauf. Er sprach nur vom Kreislauf, nicht von der Bauchfellentzündung. Der Anästhesist war sein Freund, aber auch er meinte wie die anderen, dass das alles keinen Sinn mehr ergab. Er hatte jahrelang mit ihm zusammengearbeitet, jetzt wollte er ihn nicht verunsichern.

Am Tag nach diesem Eingriff sprachen der Befund des Bauches und die Blutwerte für eine allmähliche Normalisierung aller Organfunktionen, wenngleich das in einem scheinbaren Widerspruch zum Befinden von Schröder stand. In diesen Stunden war er so geschwächt, dass ihm das Sprechen schwerfiel. Er hatte Mühe, Worte zu finden und sie auszusprechen, und machte zwischen den Sätzen lange Pausen. Er war mit dem Chirurgen wiederum allein in der Box.

»Ich kann nicht mehr. Ich habe so starke Schmerzen im Bauch. Meine Frau hat geweint.«

Der Chirurg sagte nichts. Er schlug die Bettdecke zurück und horchte den Bauch ab. Dabei hörte er nicht klingende Darmgeräusche wie bei einem Verschluss, sondern ganz normale Peristaltik. Der Leib war weich.

Nach drei Minuten mit diesem Befund hätte er sich zufriedengeben können, aber er hielt die Muschel des Stethoskops weiter auf der Bauchdecke, wollte diese normalen Darmgeräusche immer wieder hören. Es war doch wie ein Wunder, und es gab nicht den geringsten

Zweifel, dass Schröder auf dem Weg der Genesung war. Dennoch gab es noch keine Gewissheit, dass er es wirklich schaffen würde.

»Ich kann nicht mehr, Doktor. Tun sie es bitte, sie haben es mir versprochen, tun sie es heute Nacht.«

»Sie sind auf dem Weg der Besserung, Herr Schröder«, sagte der Chirurg.

Schröder drehte den Kopf zur Seite.

Drei Tage danach stand der Chirurg erneut am Bett des Patienten. Schröder hatte zweimal normalen Stuhlgang gehabt und seit Kurzem drei kleine Mahlzeiten zu sich genommen. Der Reißverschluss war zwei Tage zuvor entfernt und die Wunde verschlossen worden.

Der Chirurg versuchte sich zu erinnern, wann er das alles schon einmal erlebt hatte, aber es gab keine zwei Mal.

In den Zweigen der hohen Bäume befand sich ein Vogelnest. Vom Bett in der Intensivstation aus sah man das Nest selbst nicht, wohl aber die Vögel, welche hin- und herflogen. Bei genauer Betrachtung konnte man sogar aus dieser Entfernung erkennen, dass sie etwas im Schnabel hatten.

»Es sind Amseln«, meinte Schröder, »sie bringen Futter. Sie kommen alle fünf Minuten. Ich habe die Zeit gestoppt.«

Der Chirurg sah eine Amsel im Anflug und blickte auf seine Uhr.

Er wollte etwas zu Schröder sagen, von dem, was sie beide erlebt hatten, aber er konnte es nicht. Darum entgegnete er nur:

»Es waren nicht fünf Minuten, sondern vier.«

»Sie müssen öfters zählen und dann den Mittelwert nehmen«, erläuterte Schröder. Dann zeigte er auf den Nachttisch. Ein Körbchen stand da, eingepackt in Seidenpapier.

»Das müssen sie mitnehmen, Doktor. Das hat der Feldwebel für sie gebacken.«

Die Pianistin

Jeden Tag klangen die Töne des Pianos zu mir herüber. Sie schwebten aus geöffneten Fenstern des Nachbarhauses über den Bäumen durch die Gärten zu mir. Es gab auch Regentage, an denen mich bei geschlossenen Fenstern nur einige Akkorde erreichten. Es lag ein Zauber über dieser Musik, auch wenn es wie in den vergangenen Wochen zuweilen traurig klang. Nocturnes von Chopin. Die Zauberin war eine junge Frau, Musikstudentin, angehende Pianistin.

Es gab Passagen, Akkorde und Läufe, die sich immer und immer wiederholten, bis sie als Ganzes, sozusagen erlöst von der Strenge der Übungen ihre Freiheit erlangten. Dann schwebten die Töne.

Seit zwei Wochen war alles verstummt. Es fühlte sich an, als hätte das Piano aufgehört zu leben. Dennoch geisterten immer noch Oktaven des c-moll-Nocturne durch meine Gedanken.

Den Grund für das Schweigen erfuhr ich von meinem Nachbarn, als er im Garten arbeitete. Warum das Piano auf einmal schweige, fragte ich ihn. Er kam an den Zaun, der unsere Grundstücke trennt, ein alter Mann wie ich, und sah mich lange an, bis er sich entschloss, auf meine Frage zu antworten.

Die Pianistin sei seine Enkelin. Sie läge im Krankenhaus, habe sich eines kleinen Eingriffes unterziehen müssen, sei aber auf dem Wege der Besserung. Er berichtete darüber mit gewisser Scheu, als würde er unerlaubt ein Geheimnis preisgeben. Schließlich erfuhr ich doch alles. Er wollte es offensichtlich loswerden, unter dem Siegel der Verschwiegenheit, versteht sich.

Ich sah in sein Gesicht und erkannte Sorge und Unruhe.

Sie habe ein Kind erwartet und habe es abgetrieben. Es gäbe auch keine Schuldgefühle, sagte er. Natürlich nicht; die junge Frau von heute braucht sich vor niemandem exkulpieren. Es sei alles grundlegend anders geworden, auch alle früheren Vorstellungen von Ethik. Sie kann selbst entscheiden, ob sie das Kind haben will oder nicht. Auch das Gewissen habe sich vollständig verändert. Darum gäbe es keine Schuld.

Ich schwieg. Offenbar wollte er nichts anderes als meine Zustimmung, um seine Zweifel loszuwerden. Und natürlich hätten sie, die Großeltern, geholfen, das Kind großzuziehen, wenn die jungen Leute nicht hätten heiraten wollen. So sehr er auch um Erklärungen bemüht war, ich wusste es jetzt: Seine Enkelin war ihm auf einmal fremd geworden.

Eine Abschiedsgeste, dann ging der alte Mann gebückt und sehr schwerfällig durch den Garten zurück in sein Haus.

Wollte er eine Stellungnahme von mir?

Tage später saßen wir in unserem Haus zusammen. Wieder sprachen wir über Abtreibungen, und dann erzählte ich ihm, was ich als junger Assistenzarzt in einem kleinen Krankenhaus in M. in Oberbayern erlebt hatte.

Das Krankenhaus hatte eine internistische Station mit 30 Betten und eine chirurgisch-gynäkologische Abteilung mit 70 Betten. Damals, vor über 60 Jahren, waren in kleinen Krankenhäusern die Fachgebiete Gynäkologie und Chirurgie noch nicht getrennt.

Ich war der einzige Assistent in dieser Abteilung. Aus Opposition gegen die Arbeitsbedingungen in der nahen Universitätsklinik hatte ich mich zu diesem Wechsel entschlossen, was bedeutete, dass ich mich erst in die Gynäkologie und Geburtshilfe einarbeiten musste.

Die Seele des Hauses waren die Ordensschwestern. Sie befolgten fröhlich ihre Gelübde, aber vom Zwang strenger Ordensregeln hatten sie sich längst befreit. Dieser Umstand und ihre liebenswerte Art waren es wohl, die dem Hause einen ganz eigenartigen Stempel aufdrückten. Man müsste ihnen, diesen Engeln der Caritas, ein Denkmal setzen.

Sie hatten große weiße Hauben auf dem Kopf – die Franziskanerschwestern in M. Alle Haare mussten unter dieser Haube verschwinden. So forderte es die Ordensregel. Und sie trugen schwarze Kleider mit weiten Röcken, die bis zu den Knöcheln reichten. Wenn man ihnen auf den Gängen des Hauses begegnete, dann konnte man das leise Rascheln in den Falten dieser langen Röcke hören.

Die Tatsache, dass ich Protestant war, spielte keine Rolle, im Gegenteil, die Schwestern baten mich bei schwerstkranken evangelischen Patienten um meine Teilnahme an den Gesprächen am Krankenbett. Für mich bleiben diese liebenswerten Frauen unvergesslich.

Der Chefarzt dieses Krankenhauses war nicht sonderlich beliebt, vielleicht, weil er sie nicht gleichberechtigt und mit großem Abstand behandelte.

Schwester Calmenia, Tochter eines Bauern aus der Umgebung des Krankenhauses, war eine etwas füllige Fünfzigerin mit einem sehr freundlichen Gesicht unter der Haube. An ihrer Schürze hing ein übergroßer Schlüsselbund. Auch in schwierigsten Situationen verließ sie ihr Humor nicht. Sie glich nicht jenen frommen Frauen auf Heiligenbildern, die mit gefalteten Händen gen Himmel blickten.

Wenn sie vom Chefarzt sprach, so sagte sie nur »er«, »er hat wieder einmal …«

Schwester Liliane, die Operationsschwester, war für mich eine Heilige, sofern das »heilig« auf Menschen bezogen werden kann.

Sie liebte den Chef ebenso wenig wie Calmenia, aber sie hätte es nie mit Worten ausgedrückt. Allenfalls schüttelte sie leicht den Kopf und lächelte. »Er ist nun einmal so«, sagte sie in solchen Fällen.

An dem Tag, als ich meine erste Gallenoperation durchgeführt hatte, kam ich in das Stationszimmer, wo mich Schwester Liliane mit den Worten begrüßte:

»Schauen sie einmal zum Fensterbrett.«

Dort brannte eine Kerze.

»Ich habe sie für sie angezündet, damit alles gut geht.«

So war das. Ich liebte sie alle, und ich habe die berechtigte Hoffnung, dass sie mich ebenfalls geliebt haben.

Schwester Liliane war es auch, die für mich nach den Operationen zwei belegte Brote in den Raum zwischen den Doppelfenstern stellte, weil ich geäußert hatte, dass ich zum Frühstück nicht viel essen konnte.

Ich bin abgeschweift. Ich wollte doch von den Abtreibungen erzählen.

In dem kleinen Städtchen befand sich an einer Seite eine Bundeswehrkaserne und auf der entgegengesetzten eine Bekleidungsfabrik, in der 200 Frauen und Mädchen beschäftigt waren, ein Umstand, der es mir ermöglichte, sehr rasch Erfahrungen mit der Behandlung krimineller Abtreibungen zu sammeln. Wir hatten fast in jeder Woche einen solchen Fall. Es bestand der Verdacht, dass in einigen Fällen ein niedergelassener praktischer Arzt seine Hand im Spiel hatte, was schließlich auch bewiesen werden konnte.

Damals konnte man seine Approbation als Arzt verlieren, wenn einem illegale Abtreibungen nachgewiesen werden konnten. Heute ist das anders. Kürzlich wurde ein Kollege vom Finanzamt zu einer Geldstrafe verurteilt, weil er bei 250 Schwangerschaftsunterbrechungen seine Steuern nicht korrekt abgerechnet hatte.

Bei den ersten Ausschabungen, die ich machte, hatte ich als Anfänger immer die unbegründete Angst, die Gebärmutter zu perforieren. Das Instrument liegt locker auf der hohlen Hand und wird vorsichtig eingeführt. Streifen für Streifen wird die Schleimhaut ausgeschabt. Du siehst ja nicht, was du da in der Tiefe der Gebärmutter machst.

Auf einmal scheint sich das Instrument in der Tiefe zu verlieren. Es gleitet immer tiefer hinein. Du wagst nicht, weiter vorzudringen. So weit kann doch die Gebärmutter nicht ausgesackt sein. Bei einer meiner ersten Eingriffe hatte ich nicht komplett ausgeschabt. Die Folge war, dass bereits am nächsten Tag 40 Grad Fieber auftrat. Die

Blutvergiftung durch das abgestorbene Gewebe der Nachgeburt hatte bereits begonnen.

Er, der Chef, machte mich verantwortlich. Warum tat er das? Er wusste doch, dass ich Anfänger war. Ich hätte nicht sorgfältig gearbeitet, behauptete er.

Jedes Mal hatte ich großes Mitleid mit den Mädchen, die wegen eines kriminellen Aborts, also einer Fehlgeburt, zu uns eingewiesen wurden. Sie wollten diese Kinder nicht, Kinder, die doch in den meisten Fällen nicht in einer wirklichen Liebesbeziehung gezeugt worden waren. Und immer war es eine scheinbar unüberwindliche Katastrophe.

Ich muss von jenem Mädchen erzählen, das eines Tages um Mitternacht eingeliefert wurde. Sie hatte viel Blut verloren. Im Gang vor dem Operationssaal lag sie blass und verängstigt auf der Trage, umringt von den Schwestern.

Als ich kam, hatten die Schwestern bereits alles für die Notoperation vorbereitet. Kein Zweifel, es handelte sich um eine bereits eingeleitete Abtreibung.

In den Augen der Ordensschwestern waren diese kriminellen Abtreibungen eine große Sünde, aber ich habe nie erlebt, dass sie sich abfällig geäußert hätten. Sie standen am Krankenbett und trösteten die Mädchen, bevor die Narkose eingeleitet wurde.

Nur damals war es Calmenia, die Stellung bezog. Sie nahm mich zur Seite, stemmte die Hände in die Hüften und protestierte in gedämpftem Ton:

»Hörn's auf mit der Fragerei, wann die letzte Periode war. Lügen teans alle. Des kenna's eana sparen. Des ist die Tochter vom Bauern G. aus U. Im Kriag, wie mir überall um Erdäpfel für die Patienten gebettelt haben, hat er uns net oane Kartoffel geben, und dies Mädchen, dös sog i eana, wenn's der des Zeugl rauskratzen, kommt's garantiert im nächsten Jahr wieder.«

Und wenn sie mich zehnmal angelogen hatten. Natürlich fragte ich sie immer vor dem Eingriff, denn es musste ja alles in der Krankenakte vermerkt werden. Und wie hätte ich mir ein Bild davon machen können, was in ihnen vorging und warum sie sich entschlossen hatten abzutreiben.

»Schwester Calmenia«, sagte ich, »sie war doch noch ein Kind, als sie im Krieg bei ihrem Vater um Erdäpfel gebeten haben.«

»Ja, ein Kind,« erwiderte Calmenia, »aber jetzt ist sie schwanger und will ihr Kind abtreiben.«

Eines erfuhr ich jedenfalls von diesem Mädchen. Es war wieder derselbe Arzt, der den Abort eingeleitet hatte. Nein, sie wollte seinen Namen nicht nennen, aber wir kannten ihn. In unseren Augen war er ein Verbrecher. Wir hatten eine Reihe von Föten, in Formalin konserviert, an das Gesundheitsamt in der Kreisstadt geschickt. Am Tage vor der Verhandlung gegen den Kollegen im Amtsgericht waren die Corpora Delicti verschwunden. Das war im Jahre 1956.

Calmenia und Liliane gingen in den Operationssaal, um letzte Vorbereitungen zu treffen. Nun war ich mit dem Mädchen allein. Ich schob die Trage in einen Winkel der Eingangshalle, wo ich ungestörter mit ihr reden konnte.

Ich beugte mich über die Trage – sie blickte zur Seite. Wollte mich nicht ansehen. Sie fühlt sich erniedrigt, dachte ich, preisgegeben den Blicken der katholischen Schwestern und des Arztes, der sie jetzt operieren würde. Die Erkenntnis, dass die Illusion von Liebe zerbrochen war, führte in die Hoffnungslosigkeit.

So ähnlich habe ich es mir vorgestellt, weil sie so überaus traurig aussah.

Sie ist ein Mädchen, das ihr Kind töten lässt, durchfuhr es mich. Und sie ist einsam. In ihrem Schmerz wird sie keine Träume mehr haben. In dieser Einsamkeit, zu der niemand Zugang hat, bewahrt sie ihr eigenes Ich oder was davon übrig geblieben ist, das Einzige, was ihr geblieben ist.

Das war eine sehr sachliche Feststellung. Aber mach dir doch nichts vor, dachte ich, sei ehrlich: Was weißt du wirklich von ihr?

Es wird uns kaum gelingen, sie ganz zu begreifen. Wir können ihre Geheimnisse allenfalls ahnen, wenn sie so verängstigt zu uns kommen. Schließlich wandte sie sich zu mir.

»Bitte sagen sie mir, was geschehen ist.«

Sie schwieg.

»Sie müssen es mir sagen, ich muss es wissen, wenn ich sie jetzt operiere.«

Einen Augenblick lang überlegte sie wohl, ob sie alles preisgeben solle.

»Ich verspreche ihnen, dass ich es niemandem sagen werde«, bat ich weiter und jetzt fing sie zu reden an. Sie suchte Hilfe.

Der Arzt habe sie untersucht, berichtete sie, so wie das die Frauenärzte immer machen. Dann habe er ein Instrument hineingesteckt. Sie kann es nicht näher beschreiben, und dann sei er vermutlich bis zu dem Kind vorgedrungen. So jedenfalls stellte sie es sich vor, und danach sei blutige Flüssigkeit ausgeflossen.

Es entstand eine kurze Pause, dann fuhr ich fort:

»Und der Mann, den sie geliebt haben, hat sie verlassen.«

Das war keine Frage, sondern eine Feststellung, die sie bestätigen sollte.

Tatsächlich nickte sie.

Ich sah in der Dämmerung des großen kalten Raumes der Eingangshalle ihr sehr blasses Gesicht. Nur dieses Gesicht wurde von einer Lampe beleuchtet. Ihre Hände faltete sie über ihrem Bauch, so als könne sie das bereits Verlorene noch bewahren.

Wir fuhren sie in den Operationssaal und sie hielt immer noch die Hände schützend über ihrem Leib.

In jener Nacht handelte es sich wieder um einen 8 cm langen Fötus, ein kleines Kind. Ein richtiger kleiner Mensch war das, den ich da herauszog. Sie haben richtige Arme und Beine und einen Kopf.

Erst Wochen später, als das schreckliche Ereignis wohl bereits im Bewusstsein verblasste, hat mir die Patientin in aller Offenheit den ganzen Verlauf geschildert.

Sie arbeitete in der Bekleidungsfabrik und war Tochter eines angesehenen Bauern. Damals, als es geschah, war sie im fünften Monat schwanger. Niemand, auch die nächsten Freundinnen, wussten von dieser Schwangerschaft. Sie glaubte, dass ihr Vater sie verachten und verurteilen würde, wenn er es erführe. Ein uneheliches Kind war eine Schande.

So lebte sie in großer Angst, die sich von Tag zu Tag steigerte. Ein Brief an den jungen Soldaten, den sie geliebt hatte, war nicht beantwortet worden. Vermutlich war er aus dem Militär entlassen worden. Sie kannte seinen Namen. Es musste doch möglich sein, über den damaligen Standort seinen Wohnsitz zu erfahren. Nein, sie wollte keine Nachforschungen anstellen, sie wollte warten. Vielleicht kam er ja doch zu ihr zurück.

Wovor hatte sie so große Angst? Vor ihrem Vater, vor der Bloßstellung oder vor der Entscheidung, die sie jetzt glaubte treffen zu müssen?

Vermutlich waren ihre Briefe, die sie an die Kaserne adressiert hatte, weitergeleitet worden. Sie blieben unbeantwortet und die Abtreibung stand als kaum vorstellbare Konsequenz drohend vor ihr. Kannst du das Kind, das in dir wächst, töten lassen, habe sie gedacht. Wie machen sie das mit dem »Töten«?

Einmal war sie ein fröhliches Mädchen gewesen.

Dann, eines Tages, als sie wusste, dass sie schwanger war, hatte sie abends auf einer kleinen Mauer am Rande des Gemüsegartens gesessen. Da habe sie geweint und darum gebetet, dass sie irgendein Zeichen bekäme, wie sie sich entscheiden solle, irgendein Zeichen; aber es kam kein Zeichen. Das Gesicht hatte sie mit den Händen bedeckt, und so habe sie dagesessen. Sie zeigte es mir, die Ellenbogen auf die Knie gestützt und das Gesicht in den Händen verborgen. Sie hatte ihn nicht kommen hören. Auf einmal stand ihr

Vater neben ihr. Vielleicht hatte er sie von der geöffneten Stalltür aus beobachtet. Er hatte sich neben sie gesetzt und den Arm um sie gelegt. Mein Gott, wann hatte er das zum letzten Mal getan? Jetzt weiß er es, dachte sie. Er hatte sie doch in der Stadt zusammen mit dem Soldaten gesehen. Der Vater hatte auf der anderen Straßenseite gestanden. Zuerst hatten sie sich angesehen und dann hatte sie weggeschaut. Sie hatte sich einfach abgewendet. Wie ein Verrat an ihrem Vater sei das gewesen, und am Abend, als sie bei Tisch saßen, hatte er sie gewarnt: »Sei vorsichtig Mädchen. Ich hab kein gutes Gefühl.« Nur diese Worte, nur zu ihr, und niemand anders hatte es gehört.

Als er seinen Arm um sie legte, jetzt, in diesem Augenblick, wollte sie ihm alles sagen.

»Warum habe ich es nicht getan?«, fragte sie. In der Nacht danach, als sie nicht einschlafen konnte, da habe sie sich vorgestellt, wie es hätte sein können. Vielleicht hätte er gesagt: Mädchen, wir werden es gemeinsam schaffen, wenn dieser Hallodri dich verlassen hat. Es wird unser Kind sein. Was für eine verrückte Vorstellung. Nie hätte der Vater das gesagt – oder vielleicht doch?

Als auch der dritte Brief nicht beantwortet worden war, wusste sie es: Das war nicht das große Liebhaben gewesen, wovon sie immer geträumt hatte. Sie schämte sich. Jetzt gab es nur noch eine Möglichkeit: die Abtreibung. Was in aller Welt hätte sie denn sonst machen sollen? Das mit der Umarmung des Vaters war ganz weit weg. Die Möglichkeit, sich ihm zu offenbaren, wurde gar nicht mehr in Betracht gezogen. Warum, warum denn eigentlich nicht?

Es gab am Ort einen Arzt, der die Kinder tötete. Nein, nicht »töten«. Man sagte, er leite das Sterben nur ein. Wie konnte man es denn einleiten? War das keine Tötung?

»Dann habe ich mich krank gemeldet«, erzählte sie. »Ich wusste doch von anderen, dass er es nicht umsonst machte, und da habe ich 500 Mark von meinem Sparkonto abgehoben. Mehr hatte ich nicht. Nur 50 Mark habe ich auf dem Konto belassen.«

Sie sah mich an und sagte: »Mein Gott, warum erzähle ich das alles?«

»Erzählen sie weiter«, bat ich.

»Also, dann saß ich in dem kleinen Sprechzimmer und da warteten mit mir zehn Frauen und ich habe nur auf den Boden geguckt. Sie sollten doch nicht sehen, dass ich geweint hatte. Verstehen sie das? Ich dachte, wenn sie es sehen, dann werden sie denken: Das junge Mädchen ist schwanger, das würden sie bestimmt denken.

Er saß an seinem Schreibtisch, ein älterer Mann. Als ob er schon alles wusste, bevor ich redete, weil ich jung bin und weil ich geweint habe. Dann habe ich es ihm erzählt und er hat gesagt, ich solle in zwei Stunden nach der Sprechstunde wiederkommen. Wir werden sehen, was wir machen können. Er hat ›wir‹ gesagt, so als ob ich selbst mitmachen könnte bei diesem Töten.

Dann bin ich zwei Stunden in der Stadt herumgelaufen – einfach so, und alles hat wieder von vorne angefangen, das mit der Entscheidung. Jetzt kannst du noch zurück, natürlich kannst du noch zurück, dachte ich. Und wenn du Mut hast, es zu sagen, dann wird vielleicht alles noch gut. Aber ich hatte ihm doch schon die 500 Mark gegeben. Das kann doch kein Grund sein, dachte ich, und da bin ich zur Kirche gegangen, nicht zu der katholischen, zu der kleinen evangelischen an der Bushaltestelle. Ich dachte: besser in die evangelische, da werden sie dir vielleicht eher verzeihen – und ich habe davorgestanden, aber dann habe ich es doch nicht getan, weil ich mich eigentlich doch schon entschieden hatte.

Das Sprechzimmer war ganz leer. Auch die Dame an der Aufnahme, die immer die Personalien aufnimmt, war nicht mehr da. Er war ganz allein in der Praxis und hat mir selbst aufgemacht. Da habe ich auf einmal schreckliche Angst gehabt, wie er sagte, dass ich mich unten freimachen solle. Ich hatte mir vorher ganz frische Wäsche angezogen. Und dann musste ich mich auf den Tisch legen. Warum erzähle ich das. Sie wissen doch, wie das alles geht, Herr Doktor. Und ich habe mich so furchtbar geschämt, weil ich es jetzt machen ließ und weil ich die Beine auf die Stützen legen musste und weil er sie mit einem Riemen festmachte.

Einmal hat es etwas weh getan. Ist das das Töten?, habe ich mich gefragt.

Es wird bluten, hat er gesagt, dann musst du zum Krankenhaus gehen.«

Beim Erzählen stand alles wieder so deutlich vor mir, obwohl es Jahrzehnte her war.

Es war Tage nach jenem Gespräch mit dem alten Mann. Mein Fenster stand weit offen. Zum ersten Mal hörte ich das Piano wieder. Sie spielte eine aufreizende lustige Polka von Smetana.

Offenbar war sie aus dem Krankenhaus zurückgekehrt. Hatte sie es getan, weil ihre Karriere als Künstlerin in Gefahr war?

Schuldig oder unschuldig?

Sie kamen zu dritt, die Söhne eines Studienrates a. D., um ihren Vater zur Operation anzumelden, eine regelrechte Abordnung, drei Akademiker im besten Alter, zwei Juristen und ein Studienrat.

Warum sagt man Studienrat außer Dienst und nicht Lehrer außer Dienst. Das Wort Lehrer ist doch ein bedeutungsvollerer Begriff, noch dazu, wenn es sich um einen alten verdienstvollen Lehrer handelt, einen Mann, der den Lebensweg unserer Kinder in besonderer Weise geprägt hat. Allerdings wusste ich nicht, ob der angemeldete Patient diesem Bild entsprach. Ich lernte ihn erst Tage später kennen.

Als ich ihn in seinem Krankenzimmer begrüßte, hatte er einen altmodischen Bademantel an und darunter ein Hemd mit Krawatte. Er hatte von der Stationsschwester einen Spezialbügel für seine Hose erbeten, die mit dem Jackett an der Tür des Schrankes hing.

Die Begrüßung war höflich distanziert. Ein gewisser Respekt gegenüber dem Arzt, dem er sich anvertrauen sollte, war spürbar, auf der anderen Seite aber auch eine fast väterliche Autorität, was wie ein Widerspruch klingt, aber schließlich hätte ich ja einmal sein Schüler gewesen sein können.

In unserem ersten ausführlichen Gespräch verlangte er von mir eine bis in Einzelheiten gehende Aufklärung über das operative Vorgehen. Ich bemühte mich, zunächst über die Notwendigkeit einer Operation Auskunft zu geben und auf die Gefahr hinzuweisen, dass die Steine im Gallengang zu einer Abflussstörung der Gallenflüssigkeit mit schweren Folgen für die Leberfunktion führen könnten.

Das sei ihm bekannt, sagte er, holte aus seiner Aktentasche einen Ordner heraus und bevor er darin zu blättern begann, entnahm er aus der Schublade des Nachttisches ein Brillenetui und setzte sehr umständlich die randlose Brille auf die Nase. Er entfaltete ein Blatt seines Aktenordners und bewegte es vor seinen Augen. Offenbar kontrollierte er den richtigen Sitz der Brille. Dann begann er zu lesen, ohne dabei von meiner Anwesenheit Notiz zu nehmen, und stellte schließlich Fragen nach der Art der Narkose, wobei er betonte, dass er unbedingt vor dem Eingriff ein Gespräch mit dem Anästhesisten führen müsse. Der Besuch desselben sei die Regel, erwiderte ich.

Ich machte mich auf weitere Fragen gefasst und versuchte mühsam, meinen Ärger über seine herausfordernde Pedanterie zu verbergen.

Aus dem Ordner entfaltete er nun die Kopie einer anatomischen Darstellung des Gallengangsystems, die er zweifellos aus einem Anatomieatlas kopiert hatte.

»Ich möchte sie bitten, mir anhand dieser Zeichnung ihr operatives Vorgehen zu erklären«, sagte er.

Zum Kuckuck mit dem alten Studienrat. Vermutlich wurde selten ein Laie so eingehend mit der Technik der Chirurgie der Gallenwege vertraut gemacht, wie dieser verknöcherte Pedant.

»Und welche Komplikationen sind bei diesem Eingriff zu erwarten?«, fragte er.

Ich wollte ihm nicht unterstellen, dass er vorsorglich bereits auf seine Reaktionen hinweisen wollte, sollte eine dieser von mir geschilderten Komplikationen eintreten.

Die Examinierung ging weiter, und er verglich meine Antworten mit den Aufzeichnungen, die scheinbar als Ergebnis eingehender Studien in den Blättern des Aktenordners festgehalten waren.

Als Letztes wollte er über die Technik der Gallengangsendoskopie aufgeklärt werden, eine Methode, bei der man mittels eines Endoskops, das in die Gallenwege eingeführt wird, diese bis in ihre Aufzweigungen in der Leber einsehen kann.

Ich erkannte meinen Heimvorteil und wies mit einer gewissen Schadenfreude auf die vielen hundert Untersuchungen dieser Art hin, die an unserem Hause im Laufe der Jahre durchgeführt worden waren. Er musterte mich über den Rand seiner Brille und murmelte Worte, mit denen er seiner Anerkennung Ausdruck gab, die aber sogleich zu der provozierenden Frage führte, welche Komplikationen denn bei dieser endoskopischen Technik zu erwarten seien. Ich konnte ein weiteres Plus für mich verbuchen, indem ich ihm versicherte, dass bisher keinerlei Komplikationen eingetreten waren, die auf diese Methode zurückzuführen seien.

Am Ende hatte ich das Examen bestanden und schätzte mich glücklich, dass der Herr Studienrat mich nicht nach meiner Abiturnote gefragt hatte.

Die Operation verlief ohne Komplikationen. Die Steine im Gallengang wurden mittels Ballonkatheter mühelos entfernt, und die anschließende endoskopische Untersuchung der Gallenwege ergab, dass diese bis weit in die Leber hinein steinfrei waren.

Assistiert hatte eine ältere Operationsschwester als Vertretung unserer im Urlaub befindlichen Schwester. Sie ging mir zum ersten Mal zur Hand und war mit der speziellen Gallenchirurgie nicht vertraut.

Verwendet hatten wir erstmalig ein Instrument, das wir Tage vorher auf Bestellung von einer namhaften Firma geschickt bekommen hatten, die ganz auf endoskopische Geräte spezialisiert war. Wir überprüften es am Tage vor der Operation und stellten dabei fest, dass sich die kleine drei Zentimeter lange Metallhülse, die an der Spitze des Instrumentes über dem sogenannten Lampenträger angebracht war, nicht abnehmen ließ. Die Befestigung erfolgte offenbar weder mit einem normalen Schraubverschluss noch mit einem für diese Zwecke üblichen Spezialmechanismus, weswegen wir planten, nach dieser Operation mit der Firma in Verbindung zu treten.

Der Verlauf nach der Operation war völlig unauffällig. Ich war – so hatte es den Anschein – in der Achtung des Herrn Studienrates gestiegen, und unsere Gespräche bei den täglichen Visiten gestalteten sich fast freundschaftlich, zumal ich durch eine, wenn auch bescheidene Kenntnis der deutschen Literatur punkten konnte.

Zwei Wochen nach der Operation war der alte Herr zur Nachbehandlung in eine internistische Spezialklinik verlegt worden. Von dort wurde ich von dem Chefarzt einen Tag später angerufen. Man habe bei einer Röntgenkontrolle ein merkwürdiges Metallstück von circa drei Zentimeter Länge entdeckt, das der Lage nach wohl den Gallengängen zuzuordnen sei.

Ich bekam einen eisigen Schreck, so dass ich nur etwas mühsam antworten konnte. Und bat darum, den Patienten sofort zu mir zurückzuschicken.

Die Überprüfung des Endoskops führte zur Klärung. Die Hülse hatte sich offenbar durch die Wärme des Körpers vom Endoskop gelöst. Keine Frage, dass es sich dabei um einen Konstruktionsfehler handelte. Die Untersuchung hatte im abgedunkelten Operationssaal stattgefunden, und die Operationsschwester bemerkte nicht, dass die Hülse am Gerät nicht mehr vorhanden war, als ich es zurück auf den Instrumententisch legte.

Die Angst vor dem, was nun kommen musste, war lähmend. Es ist die Angst vor der Verurteilung. Ich hörte bereits die Kritik: Wie kann so etwas passieren? Er hat etwas im Bauch zurückgelassen.

Zwei Tage später wurde der Patient erneut aufgenommen. Ich grübelte Tag und Nacht darüber nach, wie ich ihm jetzt begegnen sollte. Und führte Selbstgespräche: »Du bist nicht schuld – nein, du bist nicht schuld. Du konntest nicht anders handeln.«

Konnte ich wirklich nicht? Hätte ich nicht vor dem Eingriff die Firma verständigen sollen, dass die Hülse offensichtlich keinen Schraubverschluss besaß?

Aber wie konnte ich die Gefahr voraussehen, dass sich die Hülse durch die Wärme des Körpers lösen würde? Nein, das konnte man absolut nicht. Ich fühlte mich nicht schuldig.

Man wird sagen: »Warum hat er das Gerät nicht geprüft, als er es aus dem Bauch entfernte?«

Nach mehreren hundert endoskopischen Untersuchungen der Gallenwege lag es außerhalb meiner Vorstellung, dass sich eine Hülse lösen könnte.

Also war doch die Schwester schuld? Sie hätte auf jeden Fall das Gerät überprüfen müssen – nein, das konnte sie nicht, weil sie mit diesem Endoskop nie gearbeitet hat. Sie hatte die eigentlich zuständige Operationsschwester vertreten.

Diese ältere Schwester erfuhr nie, was geschehen ist. Alle Eingeweihten waren sich einig, dass man es ihr auf keinen Fall sagen dürfe. Ihre Verzweiflung war vorauszusehen.

Ich ging den langen Krankenhausgang bis zu seinem Ende und blickte sehr lange aus dem Fenster auf den Park und auf die hohen Gebäude und Türme der Stadt. Das Endoskop mit der Hülse hielt ich in der Hand. Dann stand ich vor der Tür seines Krankenzimmers und zögerte einzutreten.

Ich konnte ihm doch nicht sagen, dass ich unschuldig bin – nein, das konnte ich nicht.

Wir gaben uns die Hand. Ich setzte mich auf die Bettkante. Da holte er umständlich sein Brillenetui aus der Nachttischschublade und setzte sich die Brille auf.

Ich wusste nicht, ob ich die Pause, die jetzt entstand, als erster unterbrechen sollte oder ob ich warten müsste, bis er anfing.

»Also doch eine Komplikation«, begann er, »die erste nach vielen hundert Untersuchungen.«

Er erinnerte sich also an unser damaliges Gespräch in allen Einzelheiten.

Ich demonstrierte anhand des Endoskops, wie es zu der Komplikation gekommen war, und dachte, dass mich der Herr Studienrat jetzt in keiner Weise schonen würde.

Er lächelte. Er hat tatsächlich gelächelt und dann sagte er: »Das war eine schlimme Sache für sie, Doktor. Es tut mir leid für sie.«

Er legte seine Hand auf die meine.

»Sie sind sozusagen exkulpiert, sie verstehen doch Latein, Doktor?«

Eigentlich wollte ich jetzt ein Zitat aus der griechischen Mythologie einflechten. Es fiel mir aber leider keines ein.

»Wenn ich ganz ehrlich bin«, gestand ich, »ich hatte eine Fünf im Abitur.« Und weil ich mich ihm, dem Altphilologen, gegenüber rehabilitieren wollte, fügte ich hinzu, dass wir einen sehr schweren Tacitustext übersetzen mussten und dass ich die Übersetzung später meinem Vater gezeigt hätte, der als Altphilologe nur drei Fehler entdeckte. Dann fügte ich hinzu:

»Wir hatten als Lateinlehrer vor dem Abitur den Direktor, der ein übler Nationalsozialist war und der meine Einstellung kannte.«

Er lächelte wieder.

»Sie brauchen sich nicht entschuldigen. Ich hatte auch nur eine Drei im Abitur«, erwiderte er.

Wir sprachen sehr lange miteinander an diesem Abend vor der zweiten Operation.

Was war das doch für ein liebenswürdiger alter Herr!

Die Operation dauerte zwanzig Minuten. Ich öffnete den Bauch an der alten Stelle wenige Zentimeter, fühlte sofort die Spitze der verhängnisvollen Hülse, die mit ihrem schmalen unteren Teil in den Zwölffingerdarm hineinragte. Das trichterförmige Ende wurde durch den Muskel im Gallengang festgehalten. Durch eine Öffnung von zwei Zentimetern im Zwölffingerdarm konnte ich die Hülse unschwer herausziehen.

Vor seiner Entlassung erwähnte er, dass es sich juristisch zweifellos um einen Kunstfehler handele, was ich bestätigte.

Ein Haftpflichtprozess war also unvermeidlich.

Es folgte ein ausgedehnter Schriftwechsel mit den Anwälten des Studienrates. Seine Frau forderte ein Schmerzensgeld in fünfstelliger

Höhe, da die nervliche Belastung einen dreiwöchigen Kuraufenthalt erforderlich machte, und sie gezwungen war, eine Haushaltshilfe zu engagieren.

Gegen Ende dieser juristischen Auseinandersetzung baten mich die Rechtsanwälte der Gegenseite, zur Kenntnis zu nehmen, dass es hier um einen Haftpflichtprozess ginge, und sie legten besonderen Wert darauf, mir zu versichern, dass mein ärztliches Können und Verantwortungsgefühl in keiner Weise in Frage gestellt sei. Dieser für mich sehr tröstliche Brief war während eines laufenden Prozesses sehr ungewöhnlich und war sehr wahrscheinlich der Intervention des alten Herren zu verdanken. Es handele sich, so hieß es in dem Schreiben, um eine routinemäßige Auseinandersetzung mit der Versicherung des Geschädigten.

Ich war schuldig.

Vier Jahre später rief mich ein mir seit Langem bekannter Internist an. Es handele sich um einen Problemfall, den er mir zur Operation überweisen wolle.

Ich wollte Genaueres über dieses Problem erfahren, das da auf mich als Chirurgen zukommen würde.

Nicht die akute Gallenblasenentzündung seiner Patientin sei das Problem. Das sei seines Wissens eine Routineoperation. Nein, das Problem sei, dass die junge Frau die Schwiegertochter jenes Mannes sei, den ich damals operiert hätte und bei dem ich den Teil eines Instrumentes im Bauch zurückgelassen hatte.

Die Angehörigen hatten ausdrücklich darauf bestanden, dass sie von mir operiert werden solle.

Die junge Frau, fast noch ein Mädchen, war schüchtern, als ich ihr bei der ersten Visite begegnete. Sie sprach kein Wort mit mir über den damaligen Vorfall, auch nicht im weiteren Verlauf der Behandlung.

»Wundert sie das?«, entfuhr es der Operationsschwester, »vielleicht hat sie sogar Angst vor uns?«

Aber dann, als ich bis zum Eintritt der Narkose neben ihr stand, sah sie mich groß an, und dann lachten wir auf einmal beide, sozusagen aus heiterem Himmel. Wir lachten einfach. Nein, sie hatte keine Angst.

Nach acht Tagen ist sie nach Hause gegangen – ohne Gallenblase und gesund.

Der Engel am See

Wir operierten gerade einen Patienten mit einem »akuten Bauch«, einer vereiterten Gallenblase. Ich hatte soeben das hochgradig entzündete Organ entfernt, als das Telefon klingelte. August, der alte Operationspfleger, der seit zwanzig Jahren im Operationssaal arbeitete, nahm den Hörer ab. Sie holten mich während einer Operation eigentlich nur vom Tisch, wenn es sehr dringend ist.

August hielt die Hand auf die Muschel und flüsterte:

»Chef, ein ganz dicker Hund, ein dickes Ei!«

Garbow und der jüngere Assistent legten ihre Hände auf die offene Bauchwunde und sahen zu mir herüber.

»Ein geplatztes Aortenaneurysma«, sagte August, und da wussten alle im Saal, worum es ging.

»Großer Mist«, schimpfte Garbow, »ich hatte doch heute einen freien Nachmittag.«

Es war vier Uhr nachmittags und wir standen alle mit kurzen Unterbrechungen seit heute Morgen um halb neun am Tisch.

Der Chirurg aus dem entfernten Krankenhaus berichtete mir in Stichworten:

»Also, das war so: Wir dachten zuerst, es handle sich um ein blutendes Geschwür am Zwölffingerdarm. Bei der Endoskopie kam hellrotes Blut, und weil er sehr viel Blut verloren hatte, machten wir ihn sofort auf. Aber es war kein Ulkus, sondern ein riesiges Aneurysma der Bauchschlagader, das offenbar durch die Wand in den Zwölffingerdarm eingebrochen war und in den Darm blutete. Die Vorderwand ist papierdünn. Es kann jederzeit platzen und in die freie Bauchhöhle bluten. Was soll ich tun?«

»Wo ist der Patient?«, fragte ich zurück.

»Er liegt vor mir auf dem Operationstisch mit geöffnetem Bauch«, antwortete der Chirurg in dem anderen Krankenhaus.

»Wie viel Blut haben sie?«, fragte ich weiter.

Sie hätten ihm bereits drei Konserven gegeben, sagte die Stimme am Telefon, aber fünf weitere seien bereits eingetroffen.

Jetzt wussten alle im Saal, was ihnen bevorstand, und ich glaube, es war jedem klar, dass ich jetzt, in diesem Augenblick, entscheiden musste.

»Nähen sie bitte den Bauch zu und lassen sie den Patienten im Hubschrauber zu uns bringen, in Narkose, so wie er ist. Wir werden alles vorbereiten.«

Ich habe das ganz ruhig gesagt. Ich war sicher, dass die Entscheidung richtig war, aber mir war nicht wohl zumute.

Garbow unterbrach meine Gedanken:

»Chef, etwas haben sie noch vergessen.«

»Was soll ich vergessen haben?«

»Man hätte dem Hubschrauberpilot sagen sollen, wo der nächste Landeplatz an einem Friedhof ist. Was soll der Umweg übers Krankenhaus?«

»Können sie nicht einmal ihren schwarzen Humor beiseite lassen?«, gab ich zurück.

»Glauben sie im Ernst, dass der das schaffen wird?« Garbow ließ nicht locker.

Und ich ließ mich nicht beirren:

»Es gibt keine andere Wahl. Es gibt nur diese Entscheidung.«

Es war alles bis in die Einzelheiten vorbereitet. Fünf Blutkonserven standen bereit. Das Narkosegerät befand sich am Eingang zum Operationstrakt, dort, wo die Piloten den Patienten auf der Trage hereinfahren würden. Dann sprach ich mit der Operationsschwester. Sie stand schon gewaschen am Tisch, obwohl es ja eigentlich noch mindestens zwanzig Minuten dauern würde, bis der Hubschrauber landete.

»Wenn sie ihn mit einigermaßen gutem Kreislauf hierher bringen, dann könnte es gelingen«, erklärte ich ihr.

Sie sah mich an und nickte nur, dann legte sie sämtliche Instrumente auf ihrem Tisch bereit, ebenso die Kunststoffprothesen mit unterschiedlichen Durchmessern, und als sie das getan hatte, setzte sie sich auf einen Hocker neben ihrem Instrumententisch. Sie faltete die Hände vor dem Oberkörper, wie es die Operationsschwestern immer tun, wenn sie steril warten müssen.

Sobald das Geräusch des Hubschraubers zu hören war, sollten Garbow und der junge Assistent mit dem Händewaschen beginnen. Sie saßen im Aufenthaltsraum des Operationstraktes zusammen mit August und zwei jungen Schwestern. Es war jetzt halb fünf nachmittags.

Ich stand auf dem Gang und beobachtete, wie die Anästhesisten ihre Apparate am Eingang bereitstellten.

Alle wussten, dass es nun noch bis zum Abend dauern würde.

»Es sei denn, dass er auf dem Friedhof zwischenlandet«, unkte Garbow weiter, »unser Chef hofft wieder einmal auf ein Wunder.«

»Was sollte denn der Chef anderes tun?«, fragte der jüngere Assistent. »Hätte er ihn vielleicht ablehnen können?«

»Natürlich nicht«, erwiderte Garbow.

Dann setzte ich mich zu ihnen, und Kalbow, der junge Assistent, sagte: »Mir fällt da die Sache mit dem See ein und mit den Wundern. Wie heißt dieser See, in den früher die Kranken hineingingen, um geheilt zu werden? Sie müssen das doch wissen. Sie sind doch Spezialist, was die Bibel angeht.«

»Der See, den sie meinen, heißt Bethesda«, erklärte ich ihm. »Er liegt am Rande von Jerusalem, ein Teich, der sich neben und unter der St. Anna-Kirche befindet und der, nachdem er verschüttet war, wieder ausgegraben wurde.«

Garbow wollte jetzt hören, woher ich meine Kenntnisse habe. Ich hatte diese Zisterne in den Gewölben unter der Kirche gesehen, als ich in Jerusalem war.

»Also gut«, meinte Garbow, »passen sie auf, Chef. Sie kennen doch die Geschichte von den Blinden und den Tauben, die da hineingingen und geheilt herauskamen?«

Ich kannte natürlich die Geschichte von dem Gelähmten, der am Sabbat geheilt wurde. Wenn ein Engel vom Himmel das Wasser bewegte, dann gingen die Kranken hinein, um geheilt zu werden.

»Und dann kommt der Lahme mit dem Rollstuhl«, fuhr Garbow fort.

»Ein uralter Witz«, rief der andere Assistent dazwischen.

»Ja, aber der Chef kennt ihn nicht, und er sollte ihn unbedingt kennenlernen. Der Blinde kommt aus dem Wasser und sieht um sich und sieht – was kann man sehen in Jerusalem? –, also er sieht alles, von mir aus den Tempel und so weiter, und dann kommt der Taube aus dem Wasser. Der klatscht in die Hände und sagt, dass er die Vögel singen höre, und dann wird es erst spannend. Passen sie gut auf, Chef, das ist für sie: Zwei Männer schieben einen Lahmen mitsamt dem Rollstuhl in den See. Und was glauben sie, was passiert war, als sie ihn wieder herausgezogen haben? Der Rollstuhl war neu bereift! Als nächster kam einer mit einem Aneurysma, der blutete. Den schoben sie auch rein, er hatte doch tatsächlich eine Gefäßprothese aus Kunststoff im Bauch und blutete nicht mehr, als er wieder auftauchte.«

»Ich kenne noch ein viel größeres Wunder«, meldete sich August, »wenn dieser Mann hier vor ihnen, Chef, dieser Ungläubige, wenn der einmal sein verdammtes Schandmaul halten würde. Das wäre ein wirkliches Wunder!«

So ging das immer hin und her, bis sie das Motorengeräusch hörten. Da eilten sie in den Waschraum.

Die Hubschrauberpiloten mit ihren roten Anzügen kamen bis in den Vorraum vom Operationssaal. Der Patient hatte noch einen messbaren Blutdruck. Während des Fluges hatten sie ihm zwei weitere Konserven infundiert, aber wir alle wussten, dass man ihn sofort in den nächsten fünf Minuten aufmachen musste, wenn er nicht verbluten sollte.

Es war eine große Spannung im Raum zu spüren. Niemand sprach ein Wort. Man brauchte nichts zu sagen, weil doch jeder überblickte, was er zu tun hatte und dass es auf jede Minute ankam.

Ich hatte keine Angst, weil es keine andere Entscheidung gab und weil ich jeden Handgriff kannte, den ich nun tun musste.

Als ich den Bauch mit wenigen großen Schnitten eröffnete, quoll uns das Blut entgegen. Die faustgroße Ausbuchtung der Hauptschlagader war in dem Augenblick geplatzt, als der Bauch eröffnet war. Wir saugten und saugten, und der Anästhesist teilte mit, dass der Blutdruck nun nicht mehr messbar wäre. Ich fühlte im Bauch den schwachen Puls über der Blutungsstelle. Also schlug das Herz noch, und dann führte ich die große Gefäßklemme bis zu der pulsierenden Schlagader ein und klemmte sie oberhalb der Blutung ab. Da stand die Blutung.

»Er kommt wieder«, meldete der Anästhesist und pumpte über zwei Venen die fünfte und die sechste Konserve Blut in den Mann.

Wir schnitten den großen Aneurysmasack vollständig an der Vorderwand auf und umstachen an dessen Rückwand die dort abgehenden Gefäße.

»Der Druck ist wieder auf hundert angestiegen«, sagte der Anästhesist, und zum ersten Mal während dieser wenigen Minuten hatte ich das Gefühl, dass er es schaffen würde. Garbow sah offenbar den Augenblick gekommen, an dem man die Stimmung auflockern musste:

»Chef, ich glaube, der blutet ganz schön, der Hubschrauberausflug ist dem nicht bekommen. Ich glaube, jetzt wird er richtig krank.«

Wir lachten. Die Spannung ließ nach und Garbow bemerkte, dass ich auch lächelte. Man sieht es trotz des Mundtuches an den kleinen Falten, die sich um die Augenwinkel bilden.

Wenn er doch nicht so ein großes Schandmaul hätte, dachte ich, aber in diesem Augenblick erkannte ich, dass gerade dieses elende Schandmaul große Vorzüge hatte. Ich operierte besonders gern mit ihm, weil er äußerst konzentriert und gewissenhaft arbeitete.

Als wir auch die an der Rückwand abgehenden Arterien umstochen hatten, stand die Blutung vollends. Dann, als die Prothese eingenäht war, gaben wir den Blutstrom frei, und das war der Augenblick, an dem wir wussten, dass es tatsächlich gelungen war. Wir sahen die kräftige Pulsation an der Prothese. Alles war bluttrocken, und dann tasteten wir die Pulse an den Beinen und wussten, dass wir wirklich gewonnen hatten.

So muss sich ein Pilot fühlen, der den Ozean überquert hat, wenn die Räder endlich nach vielstündigem Flug wieder auf der Piste aufsetzen. Vielleicht ist es ein ähnliches Glücksgefühl wie nach einer gelungenen Operation, für Augenblicke ein flüchtiger körperlich spürbarer Rauschzustand des Glücks, stark genug, um den Herzschlag für Sekunden zu verändern.

Wir nähten zu. Es war gegen acht Uhr abends und das Schandmaul schloss:

»Es ist wirklich schön, dass wir fertig sind, Chef. Sie haben doch wohl nichts dagegen, dass ich heute meinen freien Nachmittag nehme?«

Wer ist kompetent?

Der vermeintliche Mord, über den die Zeitungen laufend berichteten, war während einer Nacht in einem deutschen Krankenhaus geschehen. Die Zeitungsberichte führten zu einem regelrechten Aufruhr unter Schwestern und Ärzten. Eine Krankenschwester hatte einer alten Frau im Endstadium einer Krebserkrankung auf deren Wunsch hin eine tödliche Injektion gegeben.

Als Schwester Maria an diesem Morgen das Stationszimmer betrat, redeten alle durcheinander. Sie waren alle betroffen, fühlten sich in der Öffentlichkeit als Berufsstand angegriffen. Die Überschriften waren wie immer in solchen Fällen sensationell:

»Ruhig eingeschlafen oder kaltblütig ermordet?«

»Krankenschwester ermordet krebskranke Frau.«

»Der Tod einer Schwerkranken – Eigenmächtiges Handeln einer rücksichtslosen Krankenschwester.«

Wer konnte denn von Mord reden, wenn noch nicht einmal bewiesen war, dass die Schwester der 85-jährigen Krebspatientin eine Überdosis eines Schlafmittels gegeben hatte. Wer von den Richtern wusste denn, was sich da zwischen der schwerkranken Frau und der Krankenschwester ereignet hatte. Niemand war doch dabei gewesen, als es nachts geschehen war, niemand hatte doch gehört, was sie zuvor miteinander gesprochen hatten.

»Die Krankenschwester ist Mutter von drei Kindern«, sagte Stationsschwester Maria.

»Und sie haben sie verurteilt«, fügte die junge Schwester Judith hinzu.

Johannes, der Stationspfleger, schaffte Ordnung. Er schickte die drei jungen Schwesternschülerinnen an die Arbeit. Sie sollten endlich die Betten machen. Schließlich käme das Frühstück in einer

Dreiviertelstunde. Aber so einfach, wie Johannes sich das dachte, war es nicht. Man konnte doch nicht einfach zur Tagesordnung übergehen.

Die alte Nachtschwester, die ihre Schicht beendet hatte, war in das Stationszimmer gekommen. Sie bückte sich und wollte den Henkelkorb nehmen, der vor ihr auf dem Boden stand. Sie war bereit zum Gehen, denn sie musste den Autobus noch erreichen.

Johannes hatte sie »Mutter Maria« getauft, damit man sie nicht mit der jungen Stationsschwester Maria verwechselte. Sie machte seit zehn Jahren Nachtwache.

Mutter Maria schüttelte den Kopf und kommentierte:

»Kinder, regt euch nicht so auf. Die Zeitungen erzählen viel. Jetzt haben sie wieder einmal eine Sensation«, und dann berichtete sie über das, was in der Nacht geschehen war.

»Na dann macht es gut, Kinder, ich muss meinen Autobus erreichen.«

Sie nahm den Henkelkorb über den Arm, in dem alles verstaut war, was eine Nachtschwester in ihrem Alter braucht: Strickzeug, illustrierte Zeitungen und Nescafé. Aber Schwester Judith ließ sie nicht gehen. Sie wollte wissen, ob Mutter Maria das mit dem Mord in den Zeitungen wirklich alles gelesen hatte.

Mutter Maria seufzte und stellte den Korb wieder auf die Erde.

»Also, das ist eine ganz schlimme Geschichte«, sagte sie, »vielleicht war es ganz anders, als es in der Zeitung steht.«

Sie setzte sich auf einen Schemel und alle standen um sie herum, Johannes, Maria, Petra und Judith.

»Das gibt es nicht, dass eine Krankenschwester eine Patientin umbringt«, meinte Petra.

»Eine Vorverurteilung in der Presse«, fand Johannes und Stationsschwester Maria fügte hinzu:

»Vermutlich wollte die alte Frau sterben, weil sie sich quälte und weil sie spürte, dass es langsam zu Ende ging. Die Frau war vielleicht voller Metastasen.«

»Das mit dem Sterbenwollen ist manchmal ganz anders«, gab Mutter Maria zu bedenken. »Wie oft haben alte Menschen mir gesagt, dass sie sterben wollen. Oder sie sagen: Lasst mich doch bitte sterben, ich kann doch nicht mehr, aber das ist vielleicht nur ein Seufzer.«

»Nur ein Seufzer?«, fragte Johannes.

»Ja, ein Seufzer, mehr nicht. So als würde ich sagen: Lasst mich endlich zu meinem Autobus, sonst sterbe ich vor Hunger.«

Sie nahm ihren Korb und ging.

Eigentlich sah sie nicht aus wie eine Schwester, eher wie eine etwas korpulente Mama, die zum Einkaufen geht, dachte Johannes. Die leiblichen Kinder von Mutter Maria waren erwachsen und längst aus dem Haus. Die Kranken der Station 10 waren nunmehr sozusagen Ersatzkinder. Sie pflegte diese Kinder autoritär mit mütterlicher Hingabe. Ordnung musste sein. Ihre eigenen Kinder liebte sie mit der Bitterkeit einer alternden Mutter, die von ihnen oft enttäuscht worden war. Ebenso enttäuscht war sie manchmal von den Kranken, wenn ihre Liebe nicht gebührend erwidert wurde, und manchmal erfasste sie der Zorn über deren schlechte Manieren. Dennoch sagte man ihr nach, dass sie, vom Mitleid getrieben, zärtlich sein konnte.

Nachmittags wurde ein Patient, Herr Huber, mit Blaulicht ins Krankenhaus gefahren. Sein Bauch war stark gebläht, die Darmgeräusche waren nicht mehr hörbar, alles das waren Anzeichen für einen Magendurchbruch. In großer Eile wurde alles für eine Notoperation vorbereitet.

Sie erfuhren, dass Huber ein Bergbauer war, der sich tagelang auf einer entlegenen Alm aufgehalten hatte, bis das Unglück geschah. Als der Magendurchbruch und die Schmerzen unerträglich wurden, hatte man ihn unter großen Schwierigkeiten ins Tal gebracht.

Nachdem Doktor Sebastian den Bauch eröffnet hatte, entleerte sich bräunlicher Mageninhalt mit Speiseresten. Die Ursache war ein Magenkarzinom, das in die freie Bauchhöhle durchgebrochen war.

Doktor Sebastian entfernte große Teile des Magens und verband den Magenrest mit dem Zwölffingerdarm.

Eine Woche lang schwebte der Patient in Lebensgefahr. Es hatte sich eine sehr ausgedehnte Entzündung des gesamten Bauchfelles entwickelte, die zu Verklebungen der Dünndarmschlingen und einem beginnenden Darmverschluss führte.

Sebastian entschloss sich deshalb, in dieser fast hoffnungslosen Situation den Bauch noch einmal zu eröffnen.

Vor dem zweiten Eingriff lag Huber in einem Einzelzimmer der Intensivstation. Stunden zuvor, als Schwester Petra die neuen Infusionsflaschen anschließen musste, saß Doktor Sebastian am seinem Bett und erklärte ihm, warum eine erneute Operation notwendig sei.

Petra kam aufgeregt ins Stationszimmer und berichtete.

»Der Chef ist bei ihm. Ich möchte nur wissen, was sie miteinander reden.«

»Na was schon«, entgegnete Johannes, »über die OP werden sie reden. Er redet doch immer vorher mit ihnen. Manchmal zeichnet er es ihnen sogar auf, was bei dem Eingriff alles geschieht.«

»Das kann schon sein«, erwiderte Petra. »Natürlich redet er darüber, aber er ist schon zwanzig Minuten drin.«

»Na und?«

»Ich möchte einfach wissen, wie er mit ihm redet. Ich möchte dabei sein. Es ist nicht nur das, was er bei der Visite sagt. Es muss viel mehr sein.«

»Frag doch Maria, die wird es wissen.«

Petra war erregt. Sie legte die Finger beiderseits an die Schläfen, so als ob sie Kopfschmerzen hätte, und wusste nicht, wie sie sich verständlich machen sollte und berichtete detailiert weiter:

»Also, ich gehe rein mit den Infusionsflaschen. Ich bleibe stehen und weiß nicht, was ich machen soll. Bin so hineingeplatzt und denke, du störst, weil er doch am Bett von Huber sitzt und sie sich so ernst ansehen und mich auch kaum bemerken. Wie ich die Infusion anhänge, sehe ich den Mann ganz nahe vor mir. Seine intensiven blauen Augen. Der Mann hat so etwas Geheimnisvolles. Er hat mir zugenickt, aber gleich danach hat er nur noch den Chef angesehen. Sie waren wohl mitten im Gespräch, als ich hereinkam. Auf einmal reden sie nichts mehr und sehen sich nur noch an. Ich denke: Sie warten, bis du raus bist, sie wollen allein sein. Da habe ich die leeren Flaschen genommen und bin schnell gegangen. Vielleicht haben sie aufgehört zu reden, weil ich da war.«

»Geheimnisvoll wegen seiner blauen Augen?«, fragte Johannes. »Ich glaube, jetzt geht es los. Die blauen Augen. Ich werd nicht wieder.«

Der Pferdeschwanz von Petra setzte sich in Bewegung.

»Sag mal, Maria, was glaubst du, worüber sie reden. Reden sie vom Sterben?«, wollte Petra wissen.

»Ich glaube nicht, dass sie direkt vom Tod reden, nicht zwei Stunden vor der Operation«, erklärte Stationsschwester Maria.

»Wenn sie vom Sterben nicht reden, reden sie dann von Gott?«

»Von Gott? Ja, ich meine von Gott. Es kann sehr gut sein, dass sie von Gott reden«, meinte Maria, »ja, das glaube ich.«

Sie blickte aus dem Fenster und sagte: »Ich bin sogar ziemlich sicher, dass sie von Gott reden.«

Nach dem zweiten Eingriff lag Huber wieder in der Einzelbox der Intensivstation. Der Zustand verschlechterte sich trotz aller intensiven Maßnahmen täglich. »Mutter Maria« kam jeden Tag von der Krankenstation in die Intensivpflege und besuchte ihn. Sie glaubte nicht mehr daran, dass er es überleben könnte, im Gegensatz zu Doktor Sebastian, der auf Grund der neuesten Untersuchungsergebnisse, insbesondere der Blutwerte, noch immer eine reelle Chance sah.

Es war der fünfte Tag nach der zweiten Operation. Die Notbeleuchtung über dem Fußboden war eingeschaltet. Sie betrat die Glaskabine. Von der Überwachungszentrale fiel nur sehr schwaches

Licht auf sein Gesicht, aber Maria konnte seine Augen erkennen. Er wendete den Kopf zu ihr und seine Mundwinkel bewegten sich. Das war wie ein Lächeln, aber in dem abgemagerten Gesicht mit den starren Falten wurde aus dem Versuch eine Fratze. Er hatte sie erkannt. Dann breitete sich wieder das lange schreckliche Schweigen aus, weil die Worte eben doch nicht von selber kamen. Also wartete sie. Vielleicht war es sogar besser zu schweigen, wenn man keine Worte hatte.

»Ich hab ihnen ein kleines Haus gebaut, ein sehr kleines«, begann er.

»Ein kleines Haus?«, fragte sie nach. Sie konnte ihn schlecht verstehen, weil er so leise sprach, und was für ein Haus sollte das sein? Vielleicht fantasierte er.

»Ich habe im Wald ein kleines Haus für die Kinder gebaut.«

»Für die Kinder?«, wiederholte Maria. »Man baut kein Haus für die Kinder. Ein Gartenhaus vielleicht?«

»Ein kleines Haus aus Zweigen und Holzstückchen«, und er hob seine Hände mühsam über die Bettdecke und zeigte ihr die Umrisse dieses Hauses. »Es steht im Wald.«

In der Tat hatte er für die Kinder dort oben auf der Alm aus kleinen Ästen und Baumrinden ein kleines Haus errichtet, an das er sich jetzt erinnerte.

Huber brauchte seine ganze Kraft für die nächsten Sätze, darum entstand wieder eine längere Pause.

»Wenn wir im nächsten Jahr mit dem Schiff fahren …, wenn wir auf den Felsen über dem Meer wohnen werden …« Er brach ab.

Es wird kein nächstes Jahr geben, dachte Maria.

Er flüsterte: »Schwester Maria.«

»Ja?«

»Ich muss es ihnen sagen … Ich möchte weg von dieser Intensivstation. Zurück auf die Station. Ich will nicht mehr hier sein.«

»Aber sie sind hier besser aufgehoben.«

»Das weiß ich. Ich weiß das doch. Sie geben sich große Mühe. Aber sie wissen doch hier alle, dass es alles zwecklos ist.«

Sie wollte jetzt nicht antworten, weil sie daran dachte, dass Sebastian ihr gesagt hatte, sie solle Huber Mut machen. Aber sie konnte es nicht. Darum wieder das längere Schweigen.

»Sie sagen nichts, Schwester Maria. Sehen sie, ich wusste es doch. Ich möchte bei ihnen oben sterben, bei ihnen, bei Johannes und bei Doktor Sebastian.«

Sie spürte, dass die Tränen kamen, aber natürlich konnte er das nicht sehen. Sie saß ja immer noch im Halbdunkel an seinem Bett und sie sprachen danach minutenlang nichts. Dann fing er erneut an von dem kleinen Haus zu erzählen.

Diesmal machte er den Versuch, den Kopf zu heben, aber er fiel zurück. Was er dann sagte, war gut verständlich. Er sprach von Palmen und Rhododendron, aber sie konnte es nicht einordnen, jedenfalls nicht in diesem Augenblick. Begriffen hat sie es erst später, als sie Fotografien von seiner Frau und den Kindern an der Adriaküste sah.

Dann nuschelte er verschwommen. Fantasierte er jetzt?

»Alle stehen da am Strand und sehen zu, wie ich wegfahre mit dem Schiff, und sie winken.«

Sie legte ihre Hand auf seinen Brustkorb, weil er so schwer atmete, als ob sie das mit dieser Berührung verhindern könnte.

»Sie sind müde, Herr Huber. Sie träumen mit offenen Augen.«

»Ich träume nicht.«

»Doch, sie träumen. Es ist gut, wenn sie träumen.«

Da geschah etwas Erschreckendes, dem sie hilflos gegenüberstand, und von diesem Augenblick an wusste sie nicht, wie sie sich dem würde entziehen können. Sie war gerade aufgestanden und wollte gehen. Da richtete er sich halb auf und hielt ihren Arm fest. Offenbar nahm er jetzt beim Sprechen noch einmal alle Kraft zusammen. Er wollte sich Gehör verschaffen, klar und deutlich. Was er sagte, war wie eine Forderung.

»Werden sie mir helfen, wenn ich sterben muss?«

»O, mein Gott – wie meinen sie das?«, fragte sie.

Sie stand halb gebeugt ihm zugeneigt, weil er ihren Arm immer noch festhielt. Er hielt sie mit beiden Händen fest. Es waren abgemagerte Arme.

Er hatte es wirklich so gesagt. »Mein Gott!«

Dann ließ er sie los und fiel auf das Kissen zurück.

»Ich meine, wenn ich sterben muss, dann helfen sie mir bitte, dass es schneller geht. Nur eine Injektion, verstehen sie?«

»Ja.«

Sie hatte »Ja« gesagt. Warum hatte sie das gesagt? Sie hätte es doch gar nicht sagen dürfen.

Sie setzte sich wieder, nahm seine linke Hand zwischen ihre Hände, aber sie wusste nicht, ob es nur Mitleid war oder bloßes Erschrecken.

Am kommenden Abend kam bei einbrechender Nacht ein schweres Gewitter auf, dem ein orkanartiger Sturm folgte. Zuerst erleuchteten Blitze den Himmel über der Stadt, denen die Kranken ebenso wenig Beachtung schenkten wie das Personal. Dann aber, als der Orkan durch nicht geschlossene Fenster in die Krankenzimmer fegte, als er Blumenvasen von den Nachttischen riss und über den Boden rollen ließ, kam Angst auf.

Maria wusste, dass es nun nicht mehr aufzuhalten war. Huber hatte geklingelt, und sie hatte versprochen, noch einmal zu ihm zu kommen. Sie ahnte, worum er sie bitten würde.

► 23.00 Uhr

Johannes war in das Dienstzimmer der Krankenpfleger gegangen. Er hatte Dienst für die ganze Abteilung und wurde, wenn Not am Mann war, gerufen. Ruhig legte er sich auf das Bett, stellte das Radio an und überlegte, wann er Maria besuchen sollte, um ihr in der Nacht Gesellschaft zu leisten. Vielleicht wäre es besser, noch ein wenig zu warten, bis sie dort die Routinearbeiten erledigt hatte.

Sebastian war nach Hause gefahren. Julia hatte auf ihn gewartet und richtete das Essen. Aber bevor er anfing, die Suppe zu löffeln, rief er doch noch einmal auf der Station an, um sich zu erkundigen, wie es ging. Er ließ es zehn Mal klingeln. Dann gab er es auf. Maria war vermutlich in einem der Krankenzimmer beschäftigt.

Maria machte sich in dem kleinen Nebenraum des Stationszimmers eine Tasse Nescafé. Jetzt müsste sie tun, worauf er wartete.

Die Nacht stand schwarz vor der Fensterscheibe und die Regentropfen suchten sich in vielen kleinen Rinnsalen ihren Weg. Und wenn das alles nicht die Wirklichkeit war, wenn es lediglich ein Film wäre, in dem sie die Hauptrolle spielte? Es kann doch nicht wirklich so sein, dass sie ihn tötet!?

▶ 23.30 Uhr

Sie saß im Halbdunkel an seinem Bett und es war kein einziges Wort gefallen. Dann, als er zu sprechen begann und so schrecklich mit den Zähnen knirschte, da dachte sie nicht mehr an die Hauptrolle in einem Film. Alles war jetzt Wirklichkeit. Sie spürte ihr Herz schlagen. Durch die halbgeöffnete Tür fiel ein Schein auf sein Gesicht. Die Augen von Huber lagen so tief hinter halb geschlossenen Augenlidern, dass es aussah, als wären sie in dem großen Kopf untergetaucht, und sie glaubte zu wissen, dass das Anzeichen des nahen Endes waren. Es gab keinen Zweifel.

»Können Sie die Anzeichen der Agonie erkennen, und können Sie sicher voraussagen, wann etwa der Tod eintreten wird?« Das stand in dem Fragebogen, den Sebastian jedem gab, der in der Öffentlichkeit von Sterbehilfe sprechen wollte.

Es ist gut, dass ich nun allein mit ihm im Zimmer bin, dachte Maria. Niemand kann beobachten, was ich tue. Ich könnte ihn auch streicheln, und ich könnte alles sagen, sogar beten, aber das kann ich doch nicht. Oder sollte ich es tatsächlich tun? Ich wollte immer mit ihm darüber sprechen, was nach dem Tode kommt. Man kann es aber nur, wenn man selber absolut davon überzeugt ist. Nur dann kann man davon sprechen.

Sie streichelte seine Hand. Die war kühl, auf jeden Fall nicht schweißig wie bei einem Kreislaufversagen. Das machte sie unsicher.

Maria legte die Blutdruckmanschette an den mageren Oberarm und blies sie auf. Da hob er die Augenlider nur so weit, dass ein schmaler Schlitz entstand. Also sah er sie nicht an. Er schüttelte nur den Kopf, und der Kopf fiel von einer Seite zur anderen. Dann sagte er:

»Nein, nicht mehr, lassen sie das doch, Maria. Es hat keinen Sinn. Ich kann nicht mehr und ich habe so starke Schmerzen in meinem Brustkorb. Ich will nicht mehr.«

Er zerbrach die Sätze und Worte. Sie fielen aus dem großen dunklen Mund heraus.

Sie maß den Blutdruck dennoch. Es gab tatsächlich noch keinerlei Anzeichen für einen Kreislaufkollaps. Der Druck war niedrig, aber nicht bedrohlich. Auch das beunruhigte sie.

Kann man sicher beurteilen, ob jemand sterben muss?

»Ich bitte sie, helfen sie mir … jetzt«, bat er.

Sie stand auf, ging hinaus und dann an das Fenster am Ende des langen Krankenhausganges. Sie blickte auf die Stadt unter ihr, auf die Lichter der Straßenbeleuchtung und auf die unzähligen dunklen Häuser, in denen Menschen schliefen mit dunklen Träumen, auf Schornsteine, aus denen Rauch aufstieg in den Nebeldunst über der Stadt. Wenn sie sich umdrehte, konnte sie den ganzen Gang und sämtliche Türen auf der Station übersehen. Sie spürte eine Schwäche in ihren Beinen und den Knien. Da legte sie die Hände auf das Fensterbrett und war mit ihrem Gesicht der dunklen regennassen Fensterscheibe so nahe, dass sie ihr Spiegelbild wegen der herabrieselnden Wassertropfen nur verschwommen vor sich sah. Wenn sie jetzt laut und vernehmlich gesagt hätte: »Tu es nicht«, dann hätte sie vielleicht die Entscheidung ganz neu überdacht, aber sie brachte keinen Ton heraus. Die Entscheidung war gefallen. Eine richtige Entscheidung dürfte sich durch Gefühle doch nicht beeinflussen lassen. Wieder sah sie in die dunkle Fensterscheibe. Regentropfen rannen vor ihrem Gesicht über die Scheibe.

Im Stationszimmer legte sie vier Ampullen eines weitgehend ungefährlichen Schmerzmittels in eine mit Wasser gefüllte Schale. Ihre Hände zitterten.

Es klingelte. Sie musste zu dem alten Mann gegenüber dem Stationszimmer. Er hatte Schmerzen und bat um eine Spritze. Ja, sie würde gleich zu ihm kommen.

Sie löste die aufgeweichten Etiketten von den Ampullen und öffnete den Giftschrank. Der Schlüssel lag in einer Schublade im Schreibtisch, und sie zitterte immer noch. Sie entnahm fünf Ampullen Morphium und ließ den Schrank offen. Dann legte sie diese Ampullen in die Schale, wartete, bis die Etiketten abgelöst waren, und dann vertauschte sie sie. Niemandem würde es schaden, wenn er statt der Morphiumampullen ein einfaches Schmerzmittel bekam, niemandem. Und nachdem sie das alles vollbracht hatte, hörte das Zittern in den Händen auf.

Maria lief in das Zimmer des alten Mannes und gab ihm die Injektion. Die beiden anderen Männer im Zimmer schliefen, sie hörte ihre tiefen Atemzüge. Es dauerte etwa fünf Minuten, bis sie wieder das Stationszimmer betrat. Wenn jetzt in der Zwischenzeit jemand gekommen wäre und dort auf dem Tisch die Ampullen und die abgelösten Etiketten gesehen hätte, hätte man sie gefragt, was sie dort täte. Fälschung! Sie wäre überführt worden. Sie hatte also die Etiketten auf den Ampullen vertauscht, und jetzt, als sie die fünf Morphiumampullen in die Spritze aufzog, begann das Zittern von Neuem. Nun durfte sie nichts mehr falsch machen und legte die mit dem Morphiumetikett versehenen Ampullen in den Giftschrank zurück. Das Glas dieser Ampullen hatte dieselbe Farbe wie das der Morphiumampullen.

Es begann wieder stärker zu regnen, und weil es so still war, hörte man das sehr leise Prasseln an den Fensterscheiben. Maria blickte durch das Glas in die Dunkelheit und obwohl sie doch wusste, dass sie ganz allein war, drehte sie sich ruckartig um. Es hätte ja doch jemand plötzlich unbemerkt in das Stationszimmer kommen können. Dann ging sie bis zur Tür und sah den Gang entlang. Er war leer. Eine Tür jenseits des Aufzuges wurde geöffnet. Einer der Kranken ging schlaftrunken auf die Toilette. Sie kehrte noch einmal zurück, um den Schlüssel vom Giftschrank an seinen Platz in der Schublade zu legen.

Gestern hatte Sebastian angedeutet, dass es nun wahrscheinlich mit Huber schrittweise aufwärts gehen würde. Er hatte nicht gesagt, dass er das ganz sicher wusste, nur »wahrscheinlich«, so drückte er sich aus. Also wusste auch er es nicht sicher und außerdem hatte Sebastian den Huber auch nie in einer solchen Nacht gesehen. Mit ihr hatte Doktor Sebastian in den vergangenen Tagen leider nie gesprochen. Nur Johannes erklärte er alles.

Maria ging mit der Spritze auf das Zimmer 207 zu. Sie spürte wieder die Schwäche in den Gliedern, ein merkwürdig kribbelndes Gefühl von Schwachheit, und dazu kam ein Anflug von Schwindel. Endlich saß sie am Bett von Huber und erlebte sehr heftig und klopfend den eigenen Pulsschlag am Hals und in der Kehle. Das verstärkte sich noch, als sie das Licht der Nachttischlampe anknipste. Sie brauchte mehr Licht, um den Venenschlauch abzuklemmen, der von dem Infusionsgefäß über dem Bett bis in die Vene von Huber führte.

Maria trennte den Infusionsschlauch vom Zugang an der Vene und setzte die Spritze an.

Dann drückte sie sehr langsam den Stempel in die Spritze.

Wieder wollte er etwas sagen. Zog die Lippe hoch und machte die Augen auf einmal ganz weit auf. Huber versuchte zu lächeln. Dann fragte er unvermittelt: »Ja?«

Er vergewisserte sich also, ob sie es tun wollte.

»Es ist gut«, sagte er dann.

Und atmet ganz tief ein.

»Meine Frau …« Mehr brachte er nicht heraus. Die beiden Worte hatte er eindeutig geflüstert, wenn auch sehr leise und abgehackt. Sie musste sich über ihn beugen, um es zu verstehen, aber es war ganz klar. Jetzt, in diesem Augenblick kamen ihr plötzlich Zweifel. Warum konnte er das so deutlich aussprechen? Sie wollte ihn nun doch nicht mehr töten, aber sie hatte es vermutlich bereits getan.

Maria hielt seine Hand und fühlte den Puls und dann zählte sie die Atemzüge. Sie wusste, dass die Atemfrequenz jetzt sehr schnell zurückgehen würde, weil das Morphin das Atemzentrum im Gehirn lähmte. Die Atmung, die anfangs 16 pro Minute betrug, war auf 8 in der Minute zurückgegangen.

▶ 0.15 Uhr

Johannes war auf seinem Bett fast eingeschlafen. Das Martinshorn weckte ihn. Der heulende Ton kam immer näher. Mit einem Ruck stand er auf. Er sah in den Spiegel und kämmte sich die Haare. Maria musste jetzt wohl mit den wichtigsten Arbeiten auf der Station fertig sein. Er war in den vergangenen Wochen nie ganz allein mit ihr gewesen. Sie würde ihm sicherlich einen Nescafé kochen.

Über Telefon erfuhr er, dass ein schwerer Unfall von der Autobahn gemeldet wurde. Der Patient war auf dem Weg ins Krankenhaus. Darum also das Martinshorn des nahenden Krankenwagens.

Im selben Augenblick, als Johannes das Treppenhaus betrat, sah er die hell erleuchteten Fenster des Operationssaales und dahinter Oberarzt Seidel. Man hatte ihn also schon zu dem Unfallopfer gerufen. Dort wartete er auf das Eintreffen des Verletzten. Neben der instrumentierenden Schwester stand der alte Operationspfleger.

Als Johannes die Station betrat, sah er in der Mitte des Ganges die offene Tür zu Zimmer 207. Sie stand in den Nächten immer auf, weil der ständige Kontakt mit den Schwerkranken so besser gewährleistet war. Der Flur war menschenleer. Auch das bedeutete gegen Mitternacht nichts Besonderes und dennoch lag etwas in der Luft. Johannes ahnte ein Unheil. Vielleicht war etwas mit Huber. Im Zimmer 207 brannte Licht. Vermutlich war Maria dort am Bett beschäftigt oder sie saß einfach so am Bett.

Jedenfalls begegnete er ihr nicht im Stationszimmer. Auf dem Anrichtetisch neben dem Waschbecken bemerkte Johannes eine Nierenschale mit Wasser. Am Rand der Schale klebte das Etikett einer Ampulle. Johannes war hellwach. Er öffnete den Deckel des Abfalleimers. Vier leere Ampullen lagen oben auf dem Abfall. Eine von ihnen war ohne Etikett, die anderen trugen die Bezeichnung eines Schmerzmittels. Die Etiketten befanden sich an ihrem Platz – aber schief aufgeklebt.

Das konnte nur Unheil bedeuten. Etwas stimmte nicht, auch wenn er noch nicht genau wusste, was es war.

Maria kniete neben dem Bett von Huber. Ihre Hand suchte den Puls am Handgelenk. Das sah Johannes im selben Moment, als er leise eintrat. Sie tastete ihn nicht, sie suchte ihn, und sie hatte nicht bemerkt, dass Johannes hinter ihr stand. Jetzt richtete sie sich auf und beugte sich über den Mann. Der hatte die Augen halb geöffnet. Johannes bemerkte, wie sich einmal der Brustkorb bei der Atmung hob, nur einmal, solange er hinsah. In Kürze konnte die Atmung aussetzen, so viel war klar. Maria hatte das Stethoskop am Brustkorb angesetzt. Offenbar wollte sie hören, ob das Herz noch schlug. Da berührte er sie an der Schulter.

Sie sprang auf. Erschreckend angstvoll sah sie ihn an. Ahnte vielleicht, dass er jetzt alles wusste, denn er sagte nur dieses eine Wort: »Morphium«. Und weil sie nicht antwortete und zitterte, war er sich ganz sicher, dass sie es getan hatte. Eilig lief er zurück in das Stationszimmer. Die Tür hatte er hinter sich geschlossen. Sie sollte nicht hören, was er sagte. Doch sie stand immer noch neben dem Bett von Huber.

Sebastian konnte nicht schlafen. Er dachte an Huber. Und wenn alles ein großer Irrtum wäre, wenn er die Situation völlig falsch beurteilt hatte? Vielleicht war der Mann tatsächlich ein Sterbender, allen medizinischen Hinweisen zum Trotz, die darauf hindeuteten, dass die Erholungsphase einsetzte?

Dann schrillte das Telefon.

Sebastian war unmittelbar nach dem ersten Rufzeichen am Apparat. Johannes legte beim Sprechen die Hand über die Muschel, weil er fürchtete, Maria könne jeden Augenblick eintreten. Und beschrieb die Situation.

»Woher wissen sie, dass es Morphium ist?«, hakte Sebastian sofort nach.

»Ich weiß es einfach.«

»Spritzen sie ihm – Lorfan, das Gegenmittel, und geben sie ihm Sauerstoff, bis ich komme.«

Und dann schärfte er ihm ein, auf Maria aufzupassen. Aber wie sollte er das tun?

Johannes zählte, während er das Medikament spritzte: vier Atemzüge pro Minute. Maria ließ ihn gewähren. Sie lehnte jetzt an der Wand. Ihr Gesicht war ganz weiß. Sie ließ ihn alles tun, aber sie flehte ihn an, dass er Huber doch sterben lassen solle.

»Bitte tu das mit dem Sauerstoff nicht«, sagte sie, »tu es doch nicht, bitte tu es nicht.«

Dabei war die Schwester so willenlos. Sie widersetzte sich nicht, lehnte nur bewegungslos dort an der Wand und bedeckte ihr Gesicht mit den Händen, und als er die Sonde durch die Nase geschoben und den Sauerstoff angeschlossen hatte, ging er zu ihr und streichelte sie. Johannes versuchte sie zu beruhigen, dass alles wieder gut werden würde und dass sie doch bitte keine Angst haben solle.

Sebastian kam sechs Minuten später. Die Atemfrequenz war wieder auf zehn pro Minute angestiegen und Huber öffnete die Augen.

Sebastian war so, wie er von der Straße kam, in das Zimmer gelaufen. Er warf sein Jackett auf das leere Nachbarbett und horchte den Patienten ab. Einmal sah er zu Maria hinüber. Sie war sehr blass, und es sah so aus, als ob sie zitterte.

»Warum hast du das getan?«, flüsterte er. Er sagte auf einmal »du« zu ihr. Sie waren allein im Zimmer.

Der Blutdruck fiel unter Hundert ab, aber der Puls blieb regelmäßig und kräftig. Johannes holte in der Zwischenzeit alles, was Sebastian in fliegender Eile anordnete und injizierte es in den Venenschlauch.

▶ 1.00 Uhr

Maria verließ geräuschlos das Zimmer, unbeachtet von Sebastian und Johannes. Beide waren über den Patienten gebeugt, mit der Stabilisierung von Atmung und Kreislauf beschäftigt. Sie ging zunächst mit langsamen Schritten in Richtung Bad, aber dann begann sie zu laufen. Sie wollte das Badezimmer erreichen, bevor die beiden Männer ihr Verschwinden bemerkten. Jetzt fürchtete sie sich vor deren fürsorglicher Zuneigung.

Die Tür schloss sie hinter sich ab. Wenn sie sie suchen sollten, würden sie möglicherweise an die Tür klopfen oder vielleicht hämmern, aus Angst, sie könnte sich etwas antun. Maria schaute in den Spiegel über dem Waschbecken. »Das bin ich nicht selber«, dachte sie.

Sie ließ Wasser in das Waschbecken laufen so lange, bis es kalt über ihre Hände rann. Noch einmal der Blick in den Spiegel: Tränenspuren oberhalb und unterhalb der Augenlider. Sie beugte das Gesicht dem Wasser zu, ließ es in die hohlen Hände rinnen und überspülte das ihr fremde Gesicht. Immer wieder tat sie das.

Wiederum der Blick in den Spiegel, langsames Erkennen.

»Was habe ich getan? Warum, sag mir doch, warum?«

Sie betrachtete ihren Kopf, das noch zur Hälfte von den Händen bedeckte Spiegelbild. Erstaunen jetzt über die Blicke, die einander begegneten.

»Maria.« Sie hatte selbst ihren Namen ausgesprochen.

Der Name wurde deutlich ausgesprochen, und dann noch einmal, nicht geflüstert, aber sehr nachdrücklich.

»Ma - ri - a.«

Sie suchte ein frisches Handtuch, trocknete sich, öffnete vorsichtig die Tür und sah prüfend zum Zimmer von Huber. Die Tür stand immer noch weit offen. Offensichtlich waren sie weiterhin mit ihm beschäftigt. Es waren ja auch nur wenige Minuten vergangen. Dann lief sie zum Treppenhaus, das im Halbdunkel lag. Stufe für Stufe ging sie hinunter bis zum Absatz vor dem dritten Stock und zu dem großen Fenster. Gegenüber sah sie den erleuchteten Operationssaal. Die nächtliche Not-OP schien noch im Gang zu sein. Es betraf sie nicht. Maria fühlte sich unbeteiligt. Sie befand sich außerhalb alles dessen, was um sie vorging.

Über dem Seitentrakt des Operationssaales stand der Nachthimmel. Nachdem sich ihre Augen an die Schwärze über den Dächern gewöhnt hatten, nahm sie Sterne wahr.

Johannes war in das Stationszimmer zurückgegangen. Er erfuhr telefonisch, dass Oberarzt Seidel über die Stationen ging. Eine nächtliche Kontrolle. In fliegender Hast holte er die Fieberkurve von Huber aus der Hängekartei. Das Ereignis dieser Nacht ließ sich kaum verheimlichen. Also musste er einen Betrug begehen. Einen Augenblick schloss er die Augen. Nicht dass ihm wirklich schwindelig wurde, aber es drehte sich alles in seinem Kopf. Er trug mit entsprechender Uhrzeit einen Fieberschub auf 40° C ein und vermerkte, dass der Patient eine Eiweißlösung infundiert bekommen hatte. Dann zeichnete er in die Kurve einen Blutdruckabfall und machte einen Eintrag mit folgendem Wortlaut:

»Schockzustand, offenbar durch Unverträglichkeit von Humanalbumin.«

Johannes suchte den Schlüssel zum Giftschrank, fand die vier Ampullen mit den falschen Etiketten. Er warf sie in den Mülleimer, lief zu dem großen Container und schüttete alles hinein. Es war zwar sehr unwahrscheinlich, dass eine Untersuchung dieser Ampullen stattfinden würde, aber er wollte absolute Sicherheit haben. Dann rannte er ins Treppenhaus. Von hier aus konnte man in die Fenster des zweiten und dritten Stockes sehen. Der Oberarzt war offenbar noch im Stationszimmer des zweiten Stockes.

Johannes holte drei Fieberkurven von Patienten, die laufend Schmerzmittel bekamen und trug für die Nacht die Injektion von Morphium ein.

In großer Eile lief er in das Zimmer 207, flüsterte Sebastian zu, wie er die Eintragungen zur Entlastung von Maria geregelt habe, und bereitete dann hastig eine Infusionsampulle mit Humanalbumin vor. Er schloss einen Infusionsschlauch an, hängte die Ampulle an einen Infusionsständer und ließ die Hälfte des Inhaltes ins Waschbecken laufen. Dann lief er in das dunkle Treppenhaus, um den Oberarzt abzufangen, aber er kam zu spät. Seidel war offenbar mit dem Aufzug heraufgefahren. Jetzt stand er im Stationszimmer neben den Papieren am Arbeitstisch.

»Hallo, Johannes«, die übliche Begrüßung.

»Hallo.«

»Gibt's was Besonderes?«, erkundigte er sich

»Nein, nichts Besonderes – beziehungsweise doch. Der Huber hatte einen Schock«, bemerkte Johannes. Er sagte es so, als sei es nichts sonderlich Bedrohliches.

»Der mit dem Magendurchbruch und der Peritonitis?«, fragte der Oberarzt.

»Ja.«

»Ich dachte, der sei bereits gestorben«, meinte Seidel. »Ich hatte gehört, dass es zu Ende geht.«

Johannes umfasste mit der rechten Hand den Infusionsständer, an dem die Ampulle mit Humanalbumin hing. Er war auf der Hut. Was gingen den Oberarzt die Papiere und Protokolle an? Johannes wischte mit der Hand über sein Gesicht. Dann zog er die Papiere und die Schockkurve zur Seite. Er machte sich daran zu schaffen.

»Warum sind sie eigentlich hier, Johannes? Ich denke, Maria hat heute Nachtdienst«, hakte Seidel nach.

»Weil sie mich gerufen hat. Ich habe Hausnachtdienst.«

»Und wo ist Maria jetzt?«

»Sie ist mit dem Chef beim Patienten.«

»Und warum holt ihr den Chef? Hat doch gar keinen Dienst«, fragte Seidel neugierig

»Er hat ihn doch selbst operiert und wollte unbedingt benachrichtigt werden, wenn mit diesem Patienten etwas los ist.«

Auch wenn der Oberarzt die Krankenpapiere von Huber gründlich studiert hätte, so hätte er den Vorgang nicht durchschauen können, aber obwohl das so einleuchtend war, wurde Johannes von einer großen Angst vor eventuellen Konsequenzen befallen.

»Machen sie's mal gut, alter Junge«, sagte Seidel noch und verließ die Station.

Als Kreislauf und Atmung normalisiert und Huber wieder bei vollem Bewusstsein war, nahm Sebastian Maria bei der Hand und führte sie in die kleine Teeküche neben dem Stationszimmer. Sie ließ alles mit sich geschehen, zitterte immer noch und dann nahm sie die Hände vor das Gesicht. Es schüttelte sie am ganzen Körper. Sebastian legte den Arm vorsichtig um sie. Er versuchte sie zu beruhigen. Das Schütteln ließ langsam nach.

»Ich wollte ihm helfen, dass es schneller geht«, flüsterte sie.

»Ich weiß doch«, erwiderte er.

Dann sagte er eine ganze Weile nichts, bis das Zittern ganz aufhörte.

»Du warst nicht kompetent, Maria«, flüsterte er.

»Aber …«, sie konnte nicht weitersprechen.

»Nichts sagen. Wer ist schon kompetent von uns? Vielleicht ist niemand kompetent. Wir können nur entscheiden, wenn …«

Warum sprach er jetzt nicht weiter?

Sebastian wagte es nicht, den Namen »Gott« auszusprechen. Darum fügte er hinzu:

»Wenn Er uns sehr nahe ist, wenn wir Seine Stimme hören, dann hilft Er uns vielleicht bei der Entscheidung.«

»Und, wenn wir es im letzten Stadium tun, bei Unheilbaren, dann machen wir uns dennoch aus Liebe schuldig.«

Er brachte sie mit seinem Auto nach Hause, weil er sie nicht allein lassen wollte.

Es waren zwei Monate vergangen, seit Huber das Krankenhaus verlassen hatte.

Johannes erschrak. Der Patient stand plötzlich hinter ihm im Stationszimmer, und obwohl er wusste, dass er an diesem Tag zur Nachuntersuchung bei Doktor Sebastian kommen sollte, sah er ihn so an, als ob alles nicht vor zwei Monaten, sondern eben in diesem Augenblick geschehen wäre.

Sie gaben sich die Hand. Hubers Hand war sehr knochig, aber die Augen lagen nicht mehr tief, auch die Backenknochen sprangen nicht mehr vor.

»Zugenommen«, stellte Johannes fest.

»Ja«, bestätigte dieser.

»Na also.«

Sie hatten so viel miteinander erlebt, aber seit damals bei der Entlassung war etwas zwischen ihnen.

»Johannes, du bist ein guter Junge«, dachte Huber vielleicht, »und ich weiß, dass du alles für mich getan hast.« Er hatte dem Pfleger viel sagen wollen, aber als er ihm jetzt gegenüberstand, war er unschlüssig, es auszusprechen. Nur in Gedanken formulierte er: »Du hast das alles vermutlich auch ganz selbstlos getan. Ja doch, widersprich mir nicht, ich weiß das doch, aber das mit Gott, das hättest du nicht erwähnen sollen. Weißt du noch, was du gesagt hast? Nein? Dann will ich es dir in Erinnerung rufen. Du hast gesagt: Sie müssen Gott danken, und du hast zwei- oder dreimal betont: Sie müssen Ihm danken, dass sie wieder lebendig geworden sind. Das eben hättest du nicht sagen sollen, denn woher weißt du denn eigentlich, was Gott mit mir wollte.

Ihr seid so verdammt sicher. Das stört mich, diese verdammte Sicherheit von euch. Ihr wisst ja nicht einmal, was Angst ist, ich meine die Angst, dass es doch wieder alles von vorne anfängt und dann dennoch zu Ende geht mit mir. Ich habe damals immer gedacht, dass ihr mir vielleicht nicht die Wahrheit gesagt habt und dass es mit dem Magenkrebs weitergehen würde. Das mit Gott hättest du nicht erwähnen sollen, Johannes. Ich war doch von alldem schon ganz weit entfernt. Weißt du das denn nicht? Nein, natürlich wisst ihr es nicht, auch Doktor Sebastian begreift es nicht, und ihr könnt es auch nicht wissen, wie das ist, wenn man schon fast in einer ganz anderen Welt ist. Da fängst du doch schon an zu schweben, und wie es soweit war, da wollte ich auch nur noch in diesem Zustand bleiben. Das war in dieser Nacht. Maria wusste, dass es so für mich besser war. Aber ihr habt mich lebendig gemacht. Und damit muss ich jetzt weiterleben.« Das alles waren unausgesprochene Gedanken und blieben es auch.

Stattdessen sagte er nur zu Johannes, dass man ihn hierher zu einem Gespräch mit Doktor Sebastian gebeten hatte.

»Ja, aber sie müssen noch etwas warten, Herr Huber«, bat Johannes. »Die Sekretärin wird Bescheid geben.«

»Ja, ich werde am Ende des Ganges warten, vor dem großen Fenster.«

»Ich werde sie rufen«, bestätigte Johannes.

Huber ging sehr langsam den Gang entlang. Er spürte sein Herz klopfen, als er die halb geöffnete Tür des Zimmers 207 sah und einen Blick in dieses Zimmer werfen konnte, aus dem ein süßlicher Geruch kam. Ein Schwerkranker lag dort in demselben Bett, in dem er vor Wochen dem Tode so nahe war. Huber stand ganz nahe an der Tür, und es wurde ihm etwas übel, weil die Erinnerung ihn erschreckte. Dieser Mann ist ein Sterbender, dachte er. Er lag ganz allein im Zimmer und sah so aus, als würde er es nicht mehr lange machen. Um die Klinke hatten sie wie damals ein Handtuch gewickelt, damit die Tür nicht zuklappte.

Das ist so wie damals bei mir. Sie wollen, dass sie offen bleibt, damit man den Kranken besser beobachten kann. Huber blickte zurück zum Stationszimmer. Die Übelkeit wurde stärker, und er war froh, als er das große Fenster am Ende des Ganges erreicht hatte, ohne sich übergeben zu müssen. Er stützte sich mit den Ellenbogen auf das Fensterbrett, weil seine Knie weich wurden.

»Es tut mir leid, Johannes, dass ich dich betrübt habe«, dachte er. »Es tut mir wirklich leid, aber denk doch darüber nach: Bald werde ich wieder in diesem Zimmer liegen, und es wird so riechen wie jetzt, dann werdet ihr auf Zehenspitzen hereinkommen, werdet vielleicht glauben, dass ich es nicht merke, wenn ihr mir die Schmeißfliegen aus dem Gesicht treibt. Natürlich habe ich das alles registriert, aber ich war doch zu schwach, es selbst zu tun.

Übrigens spüre ich, dass der Krebs in mir weiterwächst. Was? Ihr glaubt das nicht? Man kann das nicht spüren? Es sei nur Einbildung, behauptet ihr. Ich bin überzeugt, man spürt es, und irgendwann werden wir ja sehen, ob ich Recht hatte.«

Huber blickte auf die Stadt und in einen auffallend blauen Himmel mit einzelnen weißen Wolken. Im Park unter ihm fielen die Blätter. Er konnte sie einzeln zu Boden schweben sehen. Wenn ein Windstoß kam, dann wurden sie noch einmal nach oben geweht. Dann begann das sanfte Gleiten von Neuem. Er stand sehr lange dort.

Sie saßen sich im Arztzimmer am Schreibtisch gegenüber, Sebastian und Huber. Es war so wie damals, als sie zum ersten Mal miteinander in diesem Zimmer sprachen.

»Sie haben es überstanden«, begann Sebastian.

»Was heißt das, Doktor?«

»Die Krankheit haben sie überwunden«, wiederholte Sebastian.

»Das glaube ich nicht«, widersprach Huber.

»Warum sagen sie das immer wieder?«, wollte Sebastian wissen.

»Weil es so ist«, erwiderte Huber. »Ich spüre es. Ich werde Metastasen haben.«

»Was heißt das: Ich spüre es? Mann, Huber! Wie oft muss ich es ihnen sagen! Sie sind seit einem Monat entlassen. Alle Blutwerte sind in Ordnung. Der Ersatzmagen funktioniert einwandfrei. Ich habe ihnen die Röntgenbilder gezeigt.«

Huber unterbrach ihn: »Ich bin nur ein Architekt, ein Techniker. Ich bin kein Arzt, aber ich habe mich belesen. Ich kenne die Statistik.«

»Sie haben eine reelle Chance«, beharrte Sebastian.

»Dieselben Worte wie damals«, bemerkte Huber.

»Ja, dieselben Worte, dieselbe Chance«, bestätigte Sebastian.

»Fünfundzwanzig Prozent höchstens. Nennen sie das eine Chance?«

»Nein, sie haben viel mehr«, erwiderte Sebastian und der Ärger stieg in ihm hoch.

»Herr Huber, der Tumor befand sich im Anfangsstadium. Er hatte noch nicht einmal die Muskelschicht durchbrochen. In dieser verdammten Statistik, in den fünfundzwanzig Prozent sind doch alle enthalten, die fast hoffnungslosen Fälle und die günstigen. Sie sagt doch nichts über den Einzelfall. Das sollten sie als Techniker doch wissen.«

»Herr Doktor Sebastian! Ich war schon gestorben.«

»Nein, waren sie nicht. Sie hätten sterben können, aber sie sind nicht gestorben.«

»Aber ich war schon viel weiter, als sie alle ahnen, und es war gut so. Es war keine Angst dabei. Ich habe das andere schon vor mir gesehen.«

»Was?«, fragte Sebastian.

»Ich kann es nicht beschreiben.«

Sebastian sagte nichts mehr. Er hatte es zur Genüge getan. Die Beharrlichkeit, mit der der andere von seinem unabwendbaren Tode sprach, war ihm zum Ärgernis geworden. Also schwieg er.

»Ich weiß, was sie alle für mich getan haben«, meinte Huber.

»Schon gut, Herr Huber. Warum sagen sie das jetzt? Es ist schon gut.«

»Nein, es ist nicht gut«, Huber betonte das sehr bestimmt.

»Wie meinen sie das?«

»Sie begreifen mich nicht.«

Sebastian stand auf, ging zum Fenster und wandte dem anderen den Rücken zu.

»Ich habe versucht, sie zu begreifen. Sie wollten sterben, weil es unerträglich schien. Sie wollten sterben, weil sie glaubten, dass es absolut aussichtslos war. Aber sie leben. Irgendetwas stimmt nicht, Herr Huber. Gehen sie zu ihrer Frau.«

»Was hat meine Frau damit zu tun?«, wollte Huber wissen.

Sebastian drehte sich mit einem Ruck um.

»Sie haben eine wunderbare Frau, Herr Huber.«

»Ja.«

»Ich habe lange mit ihr gesprochen. Sie wartet darauf«, sagte Sebastian.

»Worauf wartet sie?«

»Dass sie so mit ihr leben wie bisher.«

»Das tue ich.«

»Nein, das tun sie eben nicht, nicht so wie früher. Sie denken an sich und an den Tod. Sie will mit ihnen weiterleben, jeden Tag will sie es.«

»Leicht gesagt«, erwiderte Huber und schüttelte den Kopf.

»Mann, Huber! Hören sie endlich auf, jeden Tag vom Sterben zu reden«, ermunterte Sebastian ihn.

Huber war aufgestanden. Sebastian ging auf ihn zu. Er packte ihn an den Schultern. Er schüttelte ihn, und in diesem Augenblick spürte er, wie mager der andere noch war, er fühlte diese knochige, armselige Schulter, und im selben Moment kam das große Mitleid über ihn.

Es überfiel ihn ganz plötzlich.

Huber erlebte eine Veränderung. Es war eigentlich nach dem Gespräch mit Doktor Sebastian nicht anders zu erwarten. Als der Arzt ihn so angesehen hatte und kein Wort mehr sagen konnte, da war Huber unsicher geworden. Hinzu kam dieser Hinweis auf seine

Frau. Er versuchte sehr mühsam, seinen Widerstand gegen das Lebendigsein abzubauen, Schritt für Schritt und zunächst noch widerstrebend. Er war noch ganz am Anfang.

Er fuhr das Auto in die Garage, ging an den Haselnussstauden und an den Rosenrabatten entlang zum Haus. Die Kinder waren in der Schule. Seine Frau sah vom Fenster aus, dass er da mit langsamen Schritten heraufkam. Sie hatte ihn ins Krankenhaus begleiten wollen, aber dann doch gedacht, dass es besser sei, wenn er allein mit Doktor Sebastian spräche.

Jetzt ging sie ihm entgegen. Als er eintrat, fiel sie ihm um den Hals. Er spürte ihren Körper.

»Ich habe eine Überraschung für dich«, flüsterte sie.

»Was für eine Überraschung?«

Er sah nicht ihre Augen, er spürte nur ihre Wange und die Haare und sah über ihre Schulter. An der Wand gegenüber der Tür hing seit heute ein großes Poster. Rhododendron und Palmen vor einem Strand an der Adria.

»Ich habe schon gebucht«, sagte sie.

Kunstfehler

In einer großen deutschen Tageszeitung wird ganzseitig über Kunstfehler berichtet. 15 000 Fälle in einem Jahr sollen es gewesen sein.

Hast du das gelesen, fragte einer meiner Freunde und erwartet von mir als erfahrenem Chirurg offenbar eine Bestätigung.

Wir saßen in großer Runde unter einem Sonnenschirm im Gartenrestaurant. Für zwei Tage hatten wir uns in einem gemütlichen Hotel eingemietet. Ich überflog den Artikel und stellte mit einer gewissen Genugtuung fest, dass es sich bei der Gesamtzahl der Krankenhauseinweisungen bei diesen Kunstfehlern vermutlich nur um ein kleines Prozent aller in einem Jahr eingewiesenen Patienten handelte.

Ich muss ganz sachlich darauf reagieren, dachte ich. Keine Emotionen also.

Leider stünde in diesem Artikel nicht, ob es sich dabei um wirklich schwere Fehler mit Folgen für die Gesundheit oder gar mit Todesfolge handelte, sagte ich. Es ginge aus dem Zeitungsartikel ferner nicht hervor, ob es sich nicht teilweise um Fälle handelte, die juristisch zwar verfolgt wurden, bei denen aber keine Schuld im juristischen Sinne nachgewiesen werden konnte.

Alle am Tisch gerieten in Erregung.

Wie auch immer, aber man könne nicht leugnen, dass es schwere Fehler gäbe.

»Wer will das denn leugnen«, fragte ich zurück. »Aber ich bitte euch um Verständnis. Die Frage ist doch, ob man in jedem Falle schuldig wird, schuldig als Arzt oder als Schwester.«

Nein, das verstanden sie nicht.

»Aber wird man im ärztlichen Sinne immer schuldig? Wisst ihr denn, wie das ist, wenn man stundenlang operiert und einem ein Fehler unterläuft?«

Das könnten sie eventuell noch nachvollziehen, aber wenn Krankenschwestern Medikamente verwechseln, ob ich denn das in irgendeiner Weise entschuldigen wolle.

Wie kann ich es ihnen begreiflich machen? Alle fünf Freunde wussten von dem Betrieb einer Intensivstation nichts und schon gar nichts von dem eines modernen Operationssaales.

Wie erkläre ich es ihnen, dachte ich. Ich entwarf das Bild einer Intensivstation. Medikamente und Infusionsflaschen sind mit Etiketten markiert, in Schränken eingeordnet. Die Handhabung und Verteilung erfolgt nach einem Organisationsplan, der von den Schwestern der Station peinlich eingehalten werden muss. Diese Organisation garantiert das Vermeiden von Verwechslungen.

Irgendetwas muss ich falsch gemacht haben, als ich dieses Organisationsschema in allen Einzelheiten erläuterte. Jemand von den Freunden schüttelte den Kopf.

»Hör mal! Also alles hundertprozentig. Und warum kommt es dann zu Verwechslungen?«

»Weil diese Menschen sind wie du und ich. Verstehst du das nicht? Also gut, ich will es dir noch konkreter erklären: Eine Schwester ordnet auf Tabletts für alle Patienten Medikamente entsprechend den Namensschildern. Sie tut das wie immer sehr gewissenhaft. Das Telefon läutet. Sie bekommt einen dringenden Auftrag. Als sie wieder zu den Tabletts zurückgehen will, kommt aus einem Zimmer ein Alarm. Sie muss schnellstens einem Schwerkranken zu Hilfe kommen. Und dann, als sie zurückkehrt zu ihrem Arbeitsplatz, ist sie aus dem Konzept geraten.«

Der Freund ist nicht einverstanden.

»Ein Kunstfehler. Willst du das bezweifeln?«

»Ja, ein Kunstfehler, juristisch ein klarer Kunstfehler, aber ihr sollt sie nicht verurteilen. Weißt du, was wir allgemein als Pharisäer bezeichnen?«

Aber das hätte ich nicht sagen sollen.

»Du solltest diese öffentliche Diskussion nicht zu persönlich nehmen«, sagte eine Freundin. »Schließlich hast du doch keinen Fehler gemacht.«

Einen kleinen Augenblick lang wusste ich nicht, wie ich darauf reagieren sollte. Sollte ich sie preisgeben, die eigenen Fehler? Ich musste es wohl tun, um es ihnen verständlich zu machen. Darum entgegnete ich:

»Mir wurden in meiner 38-jährigen ärztlichen Tätigkeit drei Kunstfehler zur Last gelegt, einer davon mit Todesfolge.«

Sie schwiegen alle, vermutlich erwarteten sie jetzt eine Erklärung.

»Einmal wurde ich verurteilt wegen Verletzung meiner Aufsichtspflicht gegenüber den Schwestern – einmal habe ich wegen des Konstruktionsfehlers eines Endoskops ein Metallteil im Bauch zurückgelassen. Einmal wurde ich, wohl zu Unrecht, verurteilt, weil ich einem älteren Assistenten die Durchführung einer Operation überlassen hatte, die mit postoperativen Komplikationen belastet war.«

Die Freunde schwiegen und fanden keine Worte. Schließlich war ich doch bisher in ihren Augen ein unbescholtener Arzt.

Man zog sich auf die Hotelzimmer zurück und wollte sich zum Kaffee wieder versammeln, eine einvernehmliche Regelung, mit der man jede Diskussion umgehen konnte.

Eine der Freundinnen blieb bei mir. Sie sagte sehr bestimmt:

»Wir beide machen jetzt einen Spaziergang.«

Das war wie ein Befehl, dem ich ohne Widerrede folgte. Wir gingen durch Wiesen bis zum nahen Wald.

Zuerst gingen wir schweigend nebeneinander. Dann fing ich an:

»Das war peinlich.«

»Nein, nicht peinlich«, meinte sie, »es war ein Schock.«

»Ihr wart alle schockiert. Ein anerkannter, noch dazu beliebter Arzt dreimal verurteilt wegen Kunstfehlern.«

»So ist es«, bestätigte sie, und dann blieb sie stehen, sah mich an und lächelte. Ich kannte sie lange genug. Ihr Lächeln wirkte entwaffnend, wenn es um Meinungsverschiedenheit ging. Es bildeten sich kleine Fältchen neben ihren Augenwinkeln. Das sollte bedeuten:

Bitte reg dich nicht so auf, ich versteh dich doch. Und dann fragte sie:

»Was war das für ein Fehler mit Todesfolge? Darf ich dich das fragen oder willst du lieber nicht darüber reden?«

Ich erwähnte einen ausführlichen Bericht über den Prozess, den ich in einem Buch veröffentlicht hatte. Eigentlich hätte ich sie einfach auf das entsprechende Kapitel in jener Publikation verweisen können, entschloss mich dann aber, alles zu schildern. Ich gestehe, dass es mir nicht leicht fiel, ihr auf diesem Spaziergang zu erzählen, was sich damals ereignet hatte.

»Also, ich war Medizinalassistent, kein fertig approbierter Arzt, ein Jahr nach dem Staatsexamen. Dennoch hatten meine Vorgesetzten so großes Vertrauen in mich gesetzt, dass sie mir die Vertretung des im Urlaub befindlichen Stationsarztes übergaben. Vertretungsweise musste ich die Station während seines Urlaubes leiten.

Ich muss dazu sagen, dass die ältere, sehr erfahrene Stationsschwester das Regiment führte, dem ich mich als Anfänger im Klinikbetrieb in manchen Fällen nicht widersetzen konnte. Sie verehrte den älteren Stationsarzt. Ich als junger unerfahrener Vertreter hatte es nicht leicht. Das Eis wurde schließlich gebrochen, als ich in Abwesenheit des Stationspflegers die Aufgabe übernommen hatte, einem Schwerkranken die Schüssel zu bringen und ihm anschließend den Hintern abzuwischen. Das hatte sie offenbar von einem Arzt noch nicht erlebt. Ihre Anerkennung äußerte sich darin, dass sie aus einer Schublade ihres Schreibtisches eine Flasche Schnaps holte. Wir tranken gemeinsam zwei Gläser.«

Soweit die Vorgeschichte. Ich will es kurz machen. Eines Tages wurde ein Schwerkranker von einer anderen Station auf die meinige überwiesen. Vom Oberarzt erhielt ich den Auftrag, eine Blutkonserve anzulegen. Ich hatte noch nie eine Bluttransfusion selbstständig durchgeführt. Es war ein älterer Gastwirt, der eine Syphilis hatte und ein blutendes Magengeschwür.

Die Stationsschwester ordnete an, dass das noch vor Einsetzen der Besuchszeit geschehen sollte. Die Konserve sei von der Schwester der anderen Station mitgeliefert worden.

›Es ist alles vorbereitet‹, sagte sie. ›Alles in Ordnung, sie brauchen nur anlegen.‹

Dann habe ich mich in aller Eile noch in einem Lehrbuch über die Vorschriften orientiert, die bei einer Transfusion zu beachten sind.

Übrigens hätte ich mich nicht auf die Aussagen der Schwester verlassen dürfen. Ich hätte verlangen müssen, dass man mir die Kreuzprobe zeigte. Diese Probe, mit der die Blutgruppe von Patient und Spender verglichen wird, ist eine absolute Voraussetzung für die Durchführung einer Transfusion.

Bevor du etwas zum ersten Mal machst, hast du Angst. Zur Sicherheit injizierte ich dem Patienten intravenös etwa 10 Kubikzentimeter Blut aus der Konserve. Er berichtete von einem leichten Ziehen im Rücken, das ich – unerfahren, wie ich war – nicht richtig einschätzte. Es waren Anzeichen einer Unverträglichkeit. Außerdem war die Menge von 10 Kubikzentimeter zu gering, um eine wirkliche Reaktion festzustellen.

Und dann ging alles sehr schnell.

Schon nach dem Einlaufen der ersten 50 Kubikzentimeter fiel der Kreislauf ab. Ich rief den Oberarzt an, der ein Stockwerk über mir seine Mittagsruhe hielt. Er trug mir auf, ein Kreislaufmittel zu injizieren.

Der Kreislauf sank weiter, der Patient war kaltschweißig.

Telefonisch riet der Oberarzt zur Injektion eines weiteren Kreislaufmittels.

Die Schwester und ich fuhren den Patienten aus dem Zimmer in das Stationszimmer. Zum dritten Mal mein Hilferuf. Ich solle ein Kreislaufmittel in das Herz injizieren, gebot er mir nun.

Wie sollte ich das machen? Ich hatte es noch nie getan.

Wir standen da beide vor dem Bett, die autoritäre Stationsschwester und ich, und mussten zusehen, wie ein Mensch jetzt starb. Endlich, als es vorbei war, kam der Oberarzt. Der Patient war von seiner Station überwiesen worden. Er kontrollierte die Blutgruppe.

Und weißt du, was er dann sagte? ›Sie haben die falsche Blutgruppe transfundiert. Sie werden sich vor dem Staatsanwalt verantworten müssen.‹ Die beiden Schwestern hatten telefonisch eine andere Blutgruppe durchgegeben. Eine sogenannte Kreuzprobe war nicht gemacht worden.«

Als ich stehen blieb, ging meine Freundin noch zwei Schritte weiter und drehte sich dann nach mir um.

»Was ist mit dir«, fragte sie.

Ich wusste nicht, wie ich weiter verfahren sollte. Sollte ich das alles preisgeben, was ich durchlebt hatte? Nein, ich tat es nur mit wenigen Worten ab:

»Es war schrecklich«, sagte ich.

»Das alles ist vor mehr als fünfzig Jahren geschehen. Jedes Mal, wenn ich zurückdenke, ist noch immer alles überaus qualvoll lebendig und gegenwärtig: der kleine Raum gegenüber vom Stationszimmer, wo wir alles aufbewahrten, was für den Betrieb notwendig war: Infusionsständer, Putzmittel, große Packungen mit Injektionsspritzen und Verbandmaterial. Wir hatten ihn in aller Eile dorthingefahren, den sterbenden Mann. Meine Injektion ins Herz mit einer langen Kanüle war völlig wirkungslos. Er starb vor unseren Augen und wir standen hilflos daneben. Er machte seine letzten schnappenden Atemzüge, dann war es vorbei.

Dann, als der Oberarzt feststellte, dass wir die falsche Blutgruppe transfundiert hatten, als wir erfuhren, dass wir ihn getötet hatten, ist alles zusammengebrochen in uns. Der Oberarzt hatte den Raum verlassen, und wir standen immer noch erstarrt neben dem Bett. Dann ließ sich die große starke Schwester auf eine Kiste fallen. Sie bedeckte ihre Augen und ihr Körper zuckte.

Ich stand am Kopfende des Bettes und hielt mich sage und schreibe an der Bettstange fest. Ich hatte einen Menschen getötet.

Dann nahm sie die Hände vom Gesicht und sah mich entsetzt an. In ihren weit aufgerissenen Augen war Angst. Ich dachte in diesem Augenblick, dass sie vielleicht um Verzeihung bitten wollte, dass sie mich gezwungen hatte, zu transfundieren, aber das war nur eine Vermutung, die mich auf den Weg der eigenen Exkulpation führen wollte.

Ich blickte auf die Leiche herunter, die vor mir lag, und auf einmal schien alles vorbei zu sein, die eigenen großen Pläne, mein Ruf als Arzt. Ich stürzte in ein tiefes Loch. Spießrutenlauf. Sie werden im Krankenhaus alle mit dem Finger auf dich zeigen. Wie ein Lauffeuer wird es durch das ganze Krankenhaus gehen. Er hat einen Menschen getötet. Dachte ich.

Ich wurde in das Zimmer des leitenden Arztes geholt, wo die Vernehmung stattfinden sollte.

Nie mehr werde ich vergessen, was dort geschah. Es war der Chirurg des Hauses, ein alter ehrwürdiger Mann. Er legte seinen Arm um mich und holte einen Lehnstuhl. Ich sollte mich bitte setzen. Nein, es würde nicht so schlimm werden.«

Ich schwieg einen Augenblick lang, und die Freundin sah mich ängstlich an.

»Und dann kam der Prozess«, fuhr ich fort.

»Weißt du, wie das ist, wenn man wegen Tötung angeklagt ist?

Wir saßen hinter einer hölzernen Barriere, die beiden Schwestern und ich. Hinter uns standen zwei Polizisten. Ich kann dir gar nicht sagen, wie leid mir die beiden Frauen taten. Sie haben viele Jahre hindurch ihren Beruf sehr ernst genommen. Ihre Schuld: Die eine hatte gegen die geltende Vorschrift verstoßen, die Blutgruppe des

Patienten schriftlich und nicht mündlich durchzugeben. Die Blutbank hatte die Blutgruppe nicht mit derjenigen verglichen, die bei vorhergehenden Konserven bereits bekannt war.

Meine Stationsschwester hatte mir gesagt, dass alles in Ordnung sei und dass ich ohne Verzögerung die Konserve transfundieren solle.

Die beiden Schwestern saßen während der folgenden vier Stunden kerzengerade auf der Bank und starrten ununterbrochen auf irgendeinen Punkt auf der gegenüberliegenden Wand. Der Saal war bis auf den letzten Platz besetzt von Zuschauern.

Und dann die Anklage: Ich hätte mich auf die Angabe der Schwestern nicht verlassen dürfen. Es war nicht, wie unbedingt erforderlich, die Kreuzprobe durchgeführt worden, mit deren Hilfe der Irrtum leicht hätte aufgedeckt werden können.

Warum hatte ich sie nicht kontrolliert?

Die vierstündige Verhandlung war eine Qual. Meine Stationsschwester saß neben mir. Manchmal berührten wir uns und während das Urteil verlesen wurde, suchte sie meine Hand. Die starke Schwester Anneliese legte ihre Hand auf die meine.

Es endete mit der Verlesung des Urteils: Vier Monate Gefängnis auf Bewährung für den Arzt wegen unterlassener Aufsicht der Krankenschwestern, damit der junge Mann begreift, dass es hier um Menschenleben geht. Strafmildernd war, dass ich nach langjähriger russischer Gefangenschaft fleißig studiert hatte und als Pflichtassistent meine Arbeit gewissenhaft versehen hatte. Die beiden Krankenschwestern erhielten drei Monate Gefängnis auf Bewährung.«

Das alles ereignete sich vor 54 Jahren. Ich wollte das ja ganz sachlich und nüchtern erzählen, aber dann, als wir mittlerweile den Waldrand erreicht hatten, blieb ich wiederum stehen und wusste nicht mehr weiter. Sie sah mich groß an.

»Die Richter entscheiden gemäß ihrer Normen auf Schuld und Strafmaß. Aber wenn unsere Schuld nicht ihren Normen entspricht?

Richter können uns nicht vergeben. Das kann nur eine höhere Instanz.«

»Ich habe ihn getötet, aber ich weiß doch nicht, ob ich wirklich schuldig bin. Kannst du das begreifen?«

Sie sagte nichts und sah mich bloß an. Ich glaube, sie hatte Mitleid.

Kottlacker

Er ist ein Fremder, hatte ein Kollege der chirurgischen Abteilung gesagt. Nicht, weil er aus dem südlichen Kärnten an der italienischen Grenze kam, nein, das konnte nicht der Grund sein. Er hatte in mehreren Krankenhäusern und Universitätskliniken in Österreich und Deutschland gearbeitet und war allgemein in der Abteilung anerkannt, ein hervorragender Operateur. Er galt als überaus höflich und freundlich, aber in seiner schweigsamen Zurückhaltung blieb er auch nach zwei Jahren ein Fremder unter seinen Kollegen, einsam und fremd.

Oberarzt Sebastian war der Einzige, der ihn in seiner Junggesellenwohnung im fünften Stock eines Mietshauses besuchte. Die weißen Marmorstufen im Treppenhaus waren so blank wie in einem Seziersaal. Zwischen den Stockwerken standen grüne Topfpflanzen auf den Absätzen. Die dicken fleischigen Blätter waren verstaubt.

Sebastian gestand sich ein, dass er etwas beklommen war, als er da so vor der Tür stand, oder sagen wir eher neugierig. Schließlich drang er sozusagen in die Privatsphäre des fremden Kollegen ein. Er klingelte. Kottlacker öffnete und Sebastian glaubte zu erkennen, dass sich der andere über seinen Besuch freute. Ja, er freute sich tatsächlich.

Sebastian bemerkte sofort, dass das eigentlich nicht das Zuhause von Kottlacker sein konnte. Er hatte es sich ganz anders vorgestellt. In der Wohnstube standen weiße Schleiflackmöbel, zwei Stahlsessel und ein Glastisch, möbliert also vom Vermieter. Dieser Mann ist hier nur auf der Durchreise, dachte Sebastian. Die einzigen Gegenstände, die ganz offensichtlich zu ihm gehörten, waren eine alte Kärntner Bauerntruhe und der Sekretär, auf dem sich Papiere stapelten.

Sie saßen sich auf den Stahlsesseln gegenüber. Zu Beginn redeten sie das Übliche. Natürlich wollte Sebastian ihn näher kennenlernen, aber man konnte ja nicht so einfach mit seinen Fragen ins Haus fallen. Also wartete er ab. Man fuhr sozusagen seine Antennen aus.

»Ich mache uns einen Kaffee«, bot Kottlacker an. Vielleicht sollte das heißen: Sieh dich ruhig bei mir ein wenig um.

Die Tür, die zu der kleinen Küche führte, stand offen, und Sebastian konnte den Kollegen in einem Spiegel beobachten. Er bereitete den Kaffee mit der gleichen Sorgfalt vor, wie er seine berufliche Arbeit tat, sehr konzentriert und präzise. Manchmal fast pedantisch.

Kottlacker hatte dunkle Haare, die noch keine Lücken aufwiesen, seitlich aber bereits ergrauten, obwohl er erst 45 Jahre alt war. Er hatte eine ausgeprägte Nase und leicht hervorstehende Backenknochen, die ihm ein markantes Aussehen verliehen. Die Augen aber und die Art, wie er einen ansah, gaben dem Gesicht einen weichen Ausdruck. Es war auf jeden Fall ein Gesicht, das sich einprägte.

Sebastian war aufgestanden und an das Fenster getreten. Auf dem Weg dorthin warf er einen flüchtigen Blick auf den Sekretär. Seine Neugier war geweckt. Einen Augenblick zögerte er. Es wäre eine Indiskretion. Was er erblickte, waren offenbar Tagebuchnotizen. Er schaute sich nach der Küchentür um, und als er feststellte, dass Kottlacker immer noch mit der Zubereitung des Kaffees beschäftigt war, las er die ersten Zeilen der Tagebuchnotiz:

»30. Juni. Ich habe vor sechs Tagen eine totale Magenresektion durchgeführt. Ich habe Angst. Vielleicht stand die Verbindung zwischen dem Dünndarm und der Speiseröhre unter Spannung. Ich habe Angst.«

Sebastian las weiter:

»10. August: Ich soll einen Mann operieren, der einen Krebs der Bauchspeicheldrüse hat. Fünfstündige Operation mit fraglichem Ausgang. Nur drei Prozent überleben ein Jahr.

Ich muss es heute entscheiden. Wer hilft mir entscheiden?

Wo ist Gott?

Ich weiß nicht, wo er ist und wer er ist.

Wenn der Mann nach der Operation sterben muss – wenn er stirbt, wird Gott dabei sein?«

Sie sprachen miteinander, bis es dunkel wurde, und was die Einsamkeit von Kottlacker betraf, so war sie zweifellos auch dadurch verursacht, dass seine Frau ihn verlassen hatte.

Bevor sich Sebastian verabschiedete, traten sie beiläufig an das Fenster und blickten auf die Straße hinunter. Es wurde schon ziemlich dunkel. Der Kollege stand ganz nahe hinter Sebastian und sah über dessen Schulter auf die dunkle Straße. So nahe war er ihm, dass Sebastian seinen Atem im Nacken spürte.

»Ganz schön tief«, meinte Kottlacker, »es dauert zirka eineinhalb Sekunden.«

»Was dauert so lange?«, wollte Sebastian wissen.

»Na bis man unten ankommt. Fallgesetze. Erinnern sie sich nicht an die Physikstunden?«

Der Besuch bei Kottlacker war Anlass zu einer merkwürdigen Erkenntnis. Ein Kollege hatte Sebastian berichtet, er habe während eines Aufenthaltes in Wien von einem Assistenten der dortigen Klinik erfahren, dass Kottlacker einen Roman und Erzählungen geschrieben habe, die in einem Wiener Verlag vor Jahren veröffentlicht worden seien.

Sebastians Nachforschungen führten zum Erfolg. Durch ein Antiquariat konnte er sich den Roman von Kottlacker auf Umwegen verschaffen. Wie passte das zusammen? Ein Chirurg schreibt einen Roman! Zunächst war das für Sebastian schwer zu begreifen. Dann aber, als er zu lesen begann, fand er eine Erklärung für das fremde und rätselhafte Verhalten von Kottlacker. In diesem Roman, der auf jeder Seite, verborgen hinter der Anonymität der handelnden Personen, Biographisches preisgab, war die Hauptperson ganz offensichtlich Kottlacker selbst.

Dieser Mann lebte zwei Leben. Wenn er abends das Krankenhaus verließ, kehrte er zurück in einen Raum, den er um sich herum geschaffen hatte. Nur er besaß Zugang zu ihm, und bemühte sich offenbar, anderen möglichst wenig Zutritt zu gewähren. Kottlacker verbarg in diesem nur ihm zugänglichen Bereich Ängste, Zweifel und Vorahnungen. Ein Kapitel des Buches widmete sich einem Ereignis, das er Sebastian gegenüber einmal erwähnt hatte, ohne über Einzelheiten zu berichten. Offenbar war er unmittelbar in das, was damals geschah, einbezogen.

Ein erfahrener Chirurg hatte eine Gallenblase entfernt. Es war ein Routineeingriff, der fast täglich in dieser Klinik durchgeführt wurde. Der Operateur präparierte sehr präzise die Gallenblase und das umgebende Gewebe. Dabei wurde die neben dem Gallengang verlaufende Arterie sichtbar, die die gesamte Leber mit Blut versorgt. Für Kottlacker, der damals als junger Assistent alles verfolgte, war es unbegreiflich, warum der Operateur plötzlich dieses so wichtige Blutgefäß verletzte. Der Versuch, die lebensbedrohliche Blutung zu stillen, gelang schließlich, aber die Arterie war so stark eingeengt, dass der Patient infolge der Operation an Leberversagen starb.

Angst vor dem eigenen Versagen und den Folgen irgendeiner fehlerhaften Behandlung zeichneten in dem Roman stellenweise ein düsteres Bild des chirurgischen Alltags.

Für Kottlacker, so zog Sebastian seine Schlüsse, hatte dieses im Roman wiedergegebene Ereignis offenbar einen bleibenden, bedrohlichen Eindruck hinterlassen, der seine eigene sorgfältige Präparationstechnik wesentlich beeinflusst haben mochte.

Sebastian vermied es, mit dem Kollegen über seinen Roman zu sprechen, weil er zu Recht vermutete, dass Kottlacker seine schriftstellerische Arbeit nicht unter direkten Kollegen öffentlich machen wollte.

Wochen nach jenem Besuch resezierte Kottlacker bei einer 50-jährigen Frau eine Gallenblase. Ein jüngerer Assistent war krankheitshalber ausgeschieden, und Oberarzt Sebastian musste für ihn einspringen. Seine Beteiligung an dieser Operation war also vorher nicht geplant gewesen.

Die Frau war ziemlich dick und die Präparation war nicht ganz einfach. Kottlacker operierte wie immer souverän und mit größter Sorgfalt.

Dann, als er an die Stelle kam, an der der Gang der Gallenblase in den Hauptgallengang mündet, tastete Kottlacker mit dem Finger durch das Fett hindurch die Hauptschlagader, die in diesem Falle auffallend nahe neben dem Gallengang verlief.

Warum präparierte er das umgebende Gewebe? Es war eigentlich nicht nötig. Vielleicht tut er es aus Vorsicht, dachte Sebastian, um sicherzugehen, dass man die Arterie bei diesem etwas ungewöhnlichen Verlauf nicht verletzte. Schließlich lag alles frei, die Arterie und der Hauptgallengang, den man eröffnen musste, weil die Voruntersuchung ergeben hatte, dass sich in demselben Steine befanden. Alles war in Ordnung und es konnte rein gar nichts passieren. Kottlacker deutete auf das pulsierende Gefäß, und Sebastian war sich nicht ganz klar, warum er es tat. Dann sah Kottlacker ihn über sein Mundtuch hinweg an. Offenbar wollte er etwas andeuten: Siehst du, da ist sie, die Arterie, wenn ich sie nicht sorgfältig präpariert hätte! Man kann wirklich Angst bekommen, so nah liegt sie an der Eingriffsstelle.

Sie hatten kürzlich von jenem Ereignis gesprochen, das Kottlacker als junger Assistent miterlebt hatte, ohne allerdings den Roman zu erwähnen.

Er schälte die Gallenblase aus dem Leberbett, unterband den kleinen Gang, der in den Hauptgang mündete und wollte nun diesen durch eine kleine Inzision eröffnen, um die Steine zu entfernen. Er schnitt einen kleinen Gewebestrang durch, der den Gallengang umgab. Auch das ohne Schwierigkeit.

Sebastian berichtete später seinen Kollegen, was dann geschah:

»Er war im Begriff, den Gallengang zu eröffnen. Ein kleiner Schnitt, wie immer, nichts Besonderes. Er hat den kleinen Gewebestrang durchtrennt, das heißt, er wollte ihn durchtrennen. Es ging ganz einfach, ohne zu zittern. Er zittert übrigens nie. Ist immer ganz ruhig, auch in den kritischsten Situationen, und dann, auf einmal, schnitt er zu tief. Ich dachte:

Bist du blind? Oder machst du die Augen zu?

Ich sage euch, er hat es wie ein Schlafwandler getan, wie in Trance, ich meine, die Hauptschlagader eingeschnitten.

Der Bauch war in zwei Sekunden voller Blut. Man hörte es leise zischen. Im Nu war ein viertel Liter Blut im Sauger. Ich sprach ihn an:

›Mann, klemm doch das ganze Ligament ab. Da sind alle Gefäße und der Gallengang drin. Klemme, Schwester‹, sagte ich. Das hätte eigentlich er als Operateur sagen müssen, aber er machte gar nichts. Jetzt merkte ich, dass seine Hand zitterte. Ich setzte die Klemme an. Die Blutung stand.

Als er das ganze Blut abgesaugt hatte, sah man die Schlagader. Sie war nicht durchtrennt, sie war nur eingeschnitten. Ich spürte, wie unsicher er geworden war und beruhigte ihn:

›Mach weiter, ist doch gar kein Problem.‹

›Mach du bitte weiter‹, antwortete er. Seine Stimme war rau und heiser.

›Warum? Ist doch jetzt kein Problem mehr. Du siehst die Öffnung und du nähst es mit feinsten atraumatischen Nähten, eine ganz normale Gefäßnaht.‹

Aber dann sagt er noch einmal:

›Mach du bitte weiter.‹

Ich ging also um den Tisch herum. Wir wechselten die Plätze. Eigentlich hätte ich das nicht tun sollen. Hätte einfach ablehnen sollen. Ich hätte ihn zwingen sollen, es selbst zu tun. Seine Hände haben gezittert, als er mir assistierte.

Ich nahm den Nadelhalter und machte zwei einfache U-Nähte, weiter nichts. Dann nahm ich die Klemmen ab und die Blutung stand. So einfach war das.

Nachher weiß man es immer besser. Im Moment ahnt man nur die Alternative: Ich hätte in Ruhe mit ihm sprechen sollen, ihn in mein Zimmer holen sollen. Aber wir beide waren wie gelähmt.

Stattdessen habe ich meine Post erledigt, das heißt, ich wollte es tun, aber ich konnte ja gar nicht arbeiten. Ich habe nur so dagesessen.

Und dann …

Dann habe ich ein surrendes Geräusch gehört, als ob ein scharfer Wind in ein Segel fährt, und dann ist ein großer schwarzer Schatten an meinem Fenster, an diesem Fenster hier vorbeigeflogen.

Und das Schrecklichste war: Einen Atemzug lang habe ich sein Gesicht noch gesehen.«

Schwester Margarete und das Trinkgeld

Ihre Wirbelsäule war deformiert. Im Volksmund würde man sagen: Sie hatte einen Buckel. Ihr Oberkörper war leicht nach links geneigt, und wenn sie einen ansah, dann musste sie den Oberkörper etwas nach rückwärts beugen und ihren Kopf schräg anheben. Sie war sehr klein, und wie es oft bei Menschen mit einer Verunstaltung ist, war ihr Alter schwer zu bestimmen. Wir haben sie nie danach gefragt. Ich schätzte sie auf 60 Jahre. Wie hatte es diese kleine schwache Frau geschafft, eine Schwesternausbildung zu absolvieren und bis ins Alter ihren Schwesterndienst zu tun? Ich wollte ihr immer ein Denkmal setzen. Ich glaube, sie hatte mich in ihr Herz geschlossen, allerdings erst nach einer gewissen Probezeit.

Als ich als neuer Assistent in diese Klinik kam, hat sie mich lange beobachtet, bis der Bann gebrochen war. Das geschah an einem Abend nach Dienstschluss. Ich bemerkte beim Verlassen der Klinik, dass ich etwas vergessen hatte und betrat erneut die Abteilung. Hinter der Tür des Kinderzimmers hörte ich lautes Kinderlachen, was insofern verwunderlich war, als es sich um zehn schwerkranke Kinder handelte, die auf eine riskante Herzoperation warteten oder eine solche bereits überstanden hatten. Sie alle litten unter der oft monatelangen Wartezeit auf einen Operationstermin.

Ich legte mein Ohr an die Tür und hörte zwischen den Lachsalven die Befehle von Schwester Margarete.

Leise öffnete ich die Tür.

Am Fußende der zehn Bettchen standen die Kinder mit Injektionsspritzen in der Hand. Auf das Kommando von Margarete fingen sie unter Kreischen und Lachen an, sich gegenseitig zu bespritzen. Neben einem Stuhl stand die kleine Schwester, vor ihr ein halbvoller Wassereimer. Zweifellos hatte sie mit dieser Aktion gewartet, bis die

Ärzte die Station verlassen hatten.

Jetzt, nachdem das Lachen verebbte, bemerkte sie mich.

»Was wollen sie denn hier. Das ist eine geschlossene Gesellschaft.«

Ich wusste, dass das jetzt meine große Chance war.

»Eigentlich wollte ich ihnen helfen«, antwortete ich.

Sie musterte mich nachdenklich, vermutlich um zu prüfen, ob ich dieser Aufgabe gewachsen war.

»Sie können die leeren Spritzen einsammeln und mir beim Füllen helfen.«

Ich machte wieder einmal die Erfahrung, dass eine gemeinsame Aufgabe Menschen verbindet. Margarete habe ich nur sehr selten so lachen gesehen.

Am Ende der Wasserschlacht nahm sie eine Spritze und richtete sie fest entschlossen gegen mich.

In zwei der Bettchen lagen Kinder mit blauen Lippen, die auf die Operation warteten und die sich wegen der Atemnot nur mühsam beteiligt hatten.

Ich sah, wie sich Margarete flüsternd mit einem solchen Kind unterhielt. Offenbar tröstete sie es und ich sah ihren über das Gitter gebeugten deformierten Rücken.

Das war wohl der Beginn einer Freundschaft. Sie wohnte nicht im Schwesternheim, sondern in einem Zimmer, das an die Station angrenzte – ein Privileg, das man ihr zugestanden hatte.

Wenn ich Nachtdienst hatte, wurde ich nun regelmäßig eingeladen. Auf einem kleinen Kocher bereitete sie den Tee vor, und mir wurden zwei belegte Brötchen vorgesetzt.

In diesem Zimmer stand ein kleines Sofa, das als Schlafgelegenheit umgewandelt werden konnte, ein Tisch, ein Bücherregal und ein großer Kleiderschrank, in dem vermutlich ihr ganzer Besitz Platz hatte, oder gab es noch irgendwo eine Wohnung?

Ich kann mich nicht erinnern, worüber wir an diesen Abenden geredet haben. Jedenfalls erzählte sie nie etwas aus ihrem Leben. Ich erfuhr lediglich, dass sie aus einem Bauernhaus in Norddeutschland stammte. Sie gab nichts von sich selbst preis.

Drei Wochen nach der Wasserschlacht operierte ich meine erste Isthmusstenose, ein erster großer Eingriff an der im Brustkorb verlaufenden Hauptschlagader. Sie war sanduhrförmig eingeengt, was zu einer starken Druckerhöhung in der oberen und einer Minderdurchblutung in der unterhalb der Einengung befindlichen Körperhälfte führt.

Am Abend vor der Operation hatte ich Nachtdienst und wurde wie immer von Schwester Margarete eingeladen. Wie üblich standen belegte Semmeln und der Tee bereit. Das Besondere war, dass Margarete heute für zwei Tee gekocht hatte. Während wir zunächst schweigend unseren Tee tranken, betrachtete ich die Bilder an der Wand.

»Sind das ihre Eltern?«

»Ja.«

»Und das Bild von dem Bauernhof, ist das ihr Zuhause?«

»Ja.«

Jetzt hätte sie doch endlich einmal mehr von sich erzählen können. Vielleicht war es noch zu früh für ein solches Gespräch. Margarete kannte mittlerweile bereits den Werdegang von Assistentengenerationen hier an der Abteilung, und manchmal gab sie zu den Einzelnen auch ihre Kommentare ab.

»Ein großer Tag morgen für sie«, sagte sie ganz unvermittelt, eine nüchterne Feststellung. »Die erste Isthmusstenose. Ich könnte mir denken, dass aus ihnen doch noch einmal etwas wird.«

Der Brustkorb war eröffnet, das operative Vorgehen klar: Ausschneiden des eingeengten Abschnittes der Hauptschlagader und Überbrücken des so entstandenen Defektes mit einer Kunststoffprothese. Das Einnähen der Prothese war technisch kein Problem. Der Augenblick, wenn der Blutstrom nach der Naht durch Abnehmen der Gefäßklemme freigegeben wird, ist immer von einer gewissen Spannung begleitet, weil sich dann herausstellt, ob die Nähte abdichteten.

Offenbar war die Wand der Hauptschlagader an der oberen Nahtstelle so verändert, dass sie an den Nähten einriss.

Ich bekam Angst. Wirst du es schaffen? Du musst jetzt ganz ruhig sein. Niemand darf merken, dass du Angst hast. Du musst augenblicklich eine Entscheidung treffen. Sie beraten dich jetzt alle, aber du selbst musst entscheiden.

Das ist die Angst des Chirurgen vor einem Fehler, vor einer falschen Entscheidung.

Ich beließ die Naht zwischen Prothese und der unteren Aorta, verlängerte die Prothese und verstärkte die Nähte durch ein Teflonbändchen.

Der Augenblick kam, an dem sich entschied, ob die Nähte hielten. Sie hielten.

Zunächst kam der Chef und begutachtete mein Werk.

»Sie haben nicht einmal eine Blutkonserve gebraucht – gratuliere.«

Und dann kam Margarete. Sie kam bei großen Operationen meistens in den Operationssaal. Ihr Gesicht erschien über dem Narkoseschirm. Sie hatte sich auf die Zehenspitzen gestellt.

»Bei uns sind schon die Langsamsten Chefarzt geworden«, sagte sie anerkennend.

Sie wusste, dass nun, als die Spannung nachgelassen hatte, einer ihrer sprichwörtlichen Kommentare angebracht war.

Margarete hatte die Leitung der sogenannten Privatstation. Sie besaß ein sehr feines Gespür für die Nöte der ihr anvertrauten Patienten.

Bei einem jungen Mann musste eine äußerst problematische Gefäßoperation im Oberbauch durchgeführt werden.

Sie pflegte die Patienten selbst zur Operation in den Saal zu fahren. Das Bett von Herrn von Ludwigsburg hatte sie für den Transport fertig gemacht. Sie löste die Arretierung der Räder. Im Begriff, das Bett aus dem Zimmer zu fahren, sprach sie Herrn von Ludwigsburg etwas aufgeregt an. In seinem Nachttisch lag sein Portemonnaie, in dem sich vermutlich eine beträchtliche Geldmenge befand. Was sollte damit geschehen, während er mehrere Stunden im Operationssaal war?

Es war allen bekannt, dass Schwester Margarete mit den schwierigsten Problemen fertig wurde und eigentlich immer Rat wusste.

»Wir können es in einem verschlossenen Schrank aufbewahren«, sagte sie, »aber ich schlage vor, dass sie es unter ihr Kopfkissen stecken. Dann haben sie es zur Hand, wenn die Operation beendet ist. Die Ärzte sind dankbar, wenn sie nach der Operation ein Trinkgeld bekommen.«

Ob Herr von Ludwigsburg für diesen wohlgemeinten Rat dankbar war, haben wir leider nicht erfahren.

Kurz vor Weihnachten kam es nach einer Operation an der Speiseröhre zu einer Komplikation, bei der Margarete eine entscheidende Rolle spielte. Sieben Tage nach Entfernung eines Karzinoms war es an der Nahtstelle zwischen Magen und Speiseröhre im Brustraum zu einer Undichtigkeit gekommen. Das Loch konnte sich nur schließen, wenn die Ernährung durch eine Sonde erfolgte, die in den Dünndarm eingeführt wurde.

Da es zur damaligen Zeit keine fertigen Nährlösungen gab, berechnete ich die tägliche Zusammensetzung der Nährflüssigkeit und besprach sie mit Margarete.

Die Sorge um meinen Patienten zwang mich, ihn auch in den Weihnachtstagen täglich mehrfach zu besuchen und die Ernährung zu überwachen.

»Was tun sie denn wieder hier«, pflegte Margarete zu sagen, wenn ich auf die Station kam.

»Glauben sie ja nicht, dass das mit der Ernährung was wird.«

Ich ließ mich nicht entmutigen.

Endlich, nach vier Wochen, hatte sich das Loch geschlossen. Die Freude über die gelungene Ernährungstherapie wollte ich mit Margarete teilen und suchte sie im Stationszimmer auf.

»Liebe Schwester Margarete! Sie waren ja immer skeptisch«, triumphierte ich, »aber nun hat sich mein Ernährungsschema doch gelohnt.«

»Gelohnt?« Ihr Spott war unüberhörbar. »Hören sie mal, sie mit ihrem Schema. Ich habe ihm täglich Rotwein mit Ei gegeben. Das hat geholfen.«

Es nützt nichts, wir müssen offenbar die Grundsätze der modernen Ernährungstherapie nochmals ändern. Die Freundschaft mit Margarete jedenfalls hatte eine weitere Bewährungsprobe bestanden.

Aneurysma

Die Gesprächsrunde unter Freunden fand in gewissen zeitlichen Abständen in den Häusern der Teilnehmer statt. Das Besondere an jenem Sommerabend, als man sich im Hause von Doktor Sebastian traf, war die Anwesenheit eines älteren Herrn, Professor Grohmann, der zum ersten Mal an den Gesprächen teilnahm. Sebastian hatte ihn eingeladen, weil ein Vortrag von ihm über das Thema »Grenzen der ärztlichen Ethik« vor Kurzem Aufsehen erregt hatte und weil dieses Thema Gegenstand der anschließenden Diskussion sein sollte.

Grohmann war den Anwesenden durch seine Aufsätze in namhaften Zeitschriften bekannt. Es waren nicht nur sein Alter und die große Sachkenntnis, die durch seine Bescheidenheit besonderes Gewicht bekamen, sondern die schwer zu beschreibende Ausstrahlung, die von dieser Persönlichkeit ausging.

Alles, was er an jenem Abend zur Diskussion beitrug, war ausgewogen und druckreif formuliert.

Sebastian lenkte die Gespräche in Anlehnung an den erwähnten Vortrag auf das Thema Willensentscheidung und die sogenannte Patientenverfügung, was besonders deswegen interessant zu werden versprach, weil sich in dem Kreis ein Jurist befand, der sich speziell mit dieser Thematik beschäftig hatte.

Es wurde, wie zu erwarten, heftig und kontrovers diskutiert. Die sogenannte Patientenverfügung, Ausdruck der Willensentscheidung des Patienten, war zur damaligen Zeit vor über 25 Jahren eine wesentliche Hilfe für die ärztliche Entscheidung, aber keine Verpflichtung.

Eine gesetzliche Regelung erfolgte erst später nach jahrelangen Diskussionen im Bundestag. Zur Zeit dieser Gespräche lag der spätere Beschluss des Bundesgerichtshofes noch nicht vor, demzufolge

Patientenverfügungen prinzipiell verbindlich wurden. Die Verfügung konnte so lauten:

Wenn bei schwerem körperlichem Leiden, Dauerbewusstlosigkeit, sowie fortschreitendem geistigem Verfall keine Aussicht mehr auf Besserung im Sinne eines erträglichen und umweltbezogenen Lebens besteht, sollen an mir keine lebenserhaltenden Maßnahmen, zum Beispiel Wiederbelebung, künstliche Ernährung, Dauerbeatmung oder Dialyse, vorgenommen werden.

Der Arzt konnte also zu damaliger Zeit gegen den ursprünglichen Wunsch des Patienten entscheiden, wenn seines Erachtens doch noch die Möglichkeit bestand, eine Besserung herbeizuführen.

Der Jurist plädierte für eine endgültige gesetzliche Regelung, um die Unsicherheit und Entscheidungsproblematik zu beenden. Die Verfügung sollte für den Arzt bindend werden.

Einige stimmten dem zu, die anderen wollten dem Arzt mehr Spielraum für eigene Entscheidungen zugestehen. Es ging hin und her und man kam zu keiner Einigung.

Sebastian war der einzige Arzt in der Runde und stellte schließlich folgende Frage:

»Was geschieht, wenn ein bewusstloser Patient ins Krankenhaus eingeliefert wird, bei dem zwar eine Patientenverfügung vorliegt, die den Abbruch einer Therapie verfügt, aber dennoch eine Chance der Heilung besteht? Sie kennen zwar den Willen des Patienten, aber sie müssen als Arzt entscheiden, ob sie gegen diesen Willen weiter behandeln. Es gibt viele Grenzfälle und Notsituationen, die vermutlich durch kein Gesetz erfasst werden. Warum also ein Gesetz?«

Der Jurist anwortete:

»Weil es Ärzte gibt, die nicht nach ethischen Gesichtspunkten entscheiden.«

Eines wurde in der Diskussion wiederum klar. Unbeteiligte Laien, die nie in einem Entscheidungsnotstand gestanden haben, können zwar trefflich intellektuell über derartige Fragen diskutieren, aber sie sind letztlich nicht kompetent. Sollte Sebastian den Freunden das vorhalten? Er tat es nicht.

Als Professor Grohmann zu Wort kam, beantwortete er die Frage: »In einem solchen Falle muss wohl der Arzt entscheiden. Ich erlaube mir kein Urteil. Dennoch meine ich, dass grundsätzlich der Wille des Patienten ausschlaggebend ist, denn das gebietet die Würde des Menschen.« Keiner von den Anwesenden wollte diesem Schlusswort widersprechen.

Sie waren alle gegangen. Grohmann und Sebastian saßen sich in der Abenddämmerung auf der Veranda gegenüber. Es wurde dunkler, und weil sie nun ihre Gesichter nur noch in Umrissen erkannten, bekamen ihre Worte ein anderes Gewicht. Sie konnten das aussprechen, was in der großen Runde kaum möglich war. Sie sprachen über Entscheidungen, die den Tod herbeiführen. Sie sprachen auch über das Sterben.

»Sie meinen also«, hinterfragte Sebastian, »dass der Arzt nicht gegen den Willen des Patienten entscheiden dürfe, auch dann nicht, wenn noch Aussicht auf Heilung bestünde und obwohl ihm bewusst ist, dass das den Tod des Patienten bedeutet?«

»Ja, auch dann«, bestätigte er, und Sebastian wurde bewusst, dass Grohmann sich nicht an statistischen Zahlen und medizinischen Behandlungsmethoden orientierte. Er diskutierte auf einer anderen Ebene.

»Ich muss ihnen widersprechen«, sagte er. »Auch wenn mir der Wille des Patienten bekannt wäre, würde ich den Bewusstlosen operieren, wenn noch die Möglichkeit bestünde, ihn zu retten.«

»Eine einsame Entscheidung, lieber Freund.« Er sagte »lieber Freund«.

Eineinhalb Jahre später wurde Grohmann in die interne Abteilung des Krankenhauses eingewiesen, in dem Sebastian die chirurgische

Abteilung leitete. Sie waren sich in der Zwischenzeit mehrfach begegnet. Man stellte sonographisch bei Grohmann ein Aortenaneurysma im Bauch fest, eine Erweiterung der Hauptschlagader, die durch einen Defekt in der Innenschicht des Gefäßes verursacht wird, was das Eindringen des Blutes in die tieferen Schichten zur Folge hat. Am Ende kann die unter hohem Druck stehende Wand perforieren und das Blut ergießt sich in die freie Bauchhöhle. In kürzester Zeit kann der Patient so verbluten.

Dieser Prozess war bei Grohmann im Anfangsstadium und man riet zu einer prophylaktischen Operation. Er lehnte ab, weil zu diesem Zeitpunkt ja noch keine akute Gefahr bestand. Sebastian wurde als Chirurg konsiliarisch hinzugezogen.

Es war eine beängstigende Begegnung, denn sie erinnerten sich an das Gespräch von damals. Es schien das einzutreten, was sie so kontrovers diskutiert hatten.

Sebastian versuchte, ihn zu einer Operation zu überreden. Dieser Eingriff sei in diesem Stadium nur mit einem geringen Risiko verbunden.

Grohmann lächelte und sagte: »Sie wollen mich überzeugen, lieber Freund. Sie reden von statistischen Zahlen und von der Häufigkeit der Perforation. Ich rede davon, wie ich ohne Operation weiterlebe.«

»Und würden sie die Operation im akuten Stadium ablehnen«, fragte Sebastian, »auch dann, wenn das den Tod bedeuten würde?«

»Ja, ich würde darauf bestehen. Wenn ich nicht ansprechbar wäre, müsste meine Entscheidung Geltung haben, die ich im gesunden Zustand getroffen habe.«

»Eine sehr einsame Entscheidung«, war Sebastians Antwort.

Wenige Monate später klingelte nachts das Telefon. Ein Patient mit einer akuten Blutung aus einem perforierten Aortenaneurysma sei bewusstlos eingeliefert worden.

Während Sebastian ins Krankenhaus hastete, dachte er an Grohmann, und als er atemlos den Vorraum des Operationssaales betrat, bestätigte sich seine Vermutung. Grohmann lag ohne Bewusstsein auf dem Operationstisch. Sie unternahmen einen Wiederbelebungsversuch. Der internistische Oberarzt war über seinen Körper gebeugt und machte Herzmassage, der Anästhesist kontrollierte die künstliche Beatmung. Nackt und bewusstlos, das war nicht mehr Grohmann.

»Wie lange ist er schon bewusstlos?«, fragte Sebastian.

Zwischen zwei Massagebewegungen blickte ihn der Oberarzt an und sagte:

»Das wissen wir nicht genau. Er kam bewusstlos herein.«

»Und wie lange dauert jetzt der Herzstillstand?«

»Mehrere Minuten.«

Immer wenn es gelingt, bei einem Herzstillstand einen Patienten wiederzubeleben, ist das ein großer Erfolg. Sie kämpfen um den Erfolg wie besessen, dachte Sebastian. Er würde es ja ebenso tun, aber in diesem Fall war nach dem langen Kreislaufstillstand eine irreversible Hirnschädigung das Wahrscheinlichste.

Und dann kam der Ruf des Assistenten, der den Puls kontrollierte:

»Er kommt! Ein schwacher Eigenrhythmus.«

Auf der EKG-Kurve sah man normale Ausschläge. Sie hatten bereits zwei Blutkonserven infundiert. Zwei weitere hingen an den Infusionsständern.

»Er war doch bereits vor einigen Monaten in ihrer Abteilung«, wollte Sebastian wissen.

»Ja, damals hat er die prophylaktische Operation abgelehnt«, sagte der Oberarzt.

»So viel ich weiß, habt ihr auch eine Einengung der Schlagader am Hals diagnostiziert.«

»Ja, eine Einengung von über fünfzig Prozent.«

Die Durchblutung des Gehirnes war also bereits vor der Operation gefährdet. Die Schädigung schien jetzt unausweichlich.

Sie schauten alle wie gebannt auf die EKG-Kurve und dann wieder ein Ausruf des Assistenten:

»Der Blutdruck ist wieder messbar. 40 mm Hg.«

»Wenn der Blutdruck auf 60 und darüber steigt«, erklärte der Oberarzt, »dann müssen sie operieren. Die Operationsbesatzung ist bereit.«

Offenbar erwartete er Sebastians Zustimmung zu der organisatorischen Leistung. Sebastian sah durch die geöffneten Türen des Operationssaales die bereits gewaschene Operationsschwester und die chirurgischen Assistenten. In Minuten könnte man den Bauch eröffnen und mit Gefäßklemmen die Blutung zum Stehen bringen.

»Sind Angehörige da?«, fragte er.

»Seine Frau und eine Tochter sitzen im Warteraum.«

Ohne eine Erklärung abzugeben, rannte er zu ihnen. Sie saßen beide nebeneinander auf einer Bank. Die Tochter hatte wie zum Schutz ihren Arm um die Mutter gelegt. Sebastian sah in die angsterfüllten Augen, aber er hatte keine Zeit für ein ausführliches Gespräch. In Minuten musste eine Entscheidung fallen.

»Sie wissen, dass er alle Maßnahmen seinerzeit abgelehnt hat?«, fragte Sebastian.

Die Frau nickte, aber sie war unfähig zu sprechen.

»Und hat er bei Eintritt der Blutung seine Meinung geändert?«

»Nein«, antwortete die Tochter, »er war sofort bewusstlos und nicht ansprechbar.«

Der Assistent kam in den Raum gerannt.

»Der Blutdruck ist 60, sollen wir ihn hereinfahren?«

»Nein, nein, bitte noch nicht.«

Sebastian glaubte, noch Minuten Zeit zu haben.

»Noch nicht«, wiederholte er.

Immer noch diese großen angsterfüllten Augen.

»Und sie wissen, dass er sterben muss, wenn ich ihn nicht operiere?«

Sebastian musste es so schonungslos ausdrücken. Es blieben nur Minuten bis zur Entscheidung. Er hörte die Befehle im Vorraum des Operationssaales.

Wiederum nickte sie.

»Frau Grohmann, auch wenn ich ihn operiere, ist sein Gehirn vermutlich unwiderruflich geschädigt. Ich werde ihn nicht operieren.«

Sie sagten beide kein Wort. Sie waren beide fassungslos.

Zurück in den Operationssaal.

Alle sahen ihn erwartungsvoll an.

»Ich werde nicht operieren«, teilte Sebastian seinen Kollegen mit.

Keiner sprach ein Wort. Sie wollten es nicht glauben. Ihre Sprachlosigkeit war wie eine Anklage. Er hatte noch nie so entschieden. Es gab mittlerweile unter den Gefäßchirurgen die Auffassung, dass jedes Aneurysma im Stadium der Blutung operiert werden müsse, unabhängig von der Größe des Risikos und unabhängig von dem zu erwartenden Zustand nach dem Eingriff – eine klare Indikation also unter den Gefäßchirurgen. Operieren um jeden Preis, um jede eventuelle Chance wahrzunehmen.

Der Oberarzt war der erste, der das Schweigen brach:

»Sie wollen nicht …«

Sebastian unterbrach ihn:

»Ich operiere nicht. Es besteht meiner Meinung nach kein Zweifel an der irreversiblen Hirnschädigung.«

»Ihrer Meinung nach?«, fragte er.

»Ja, meiner Meinung nach.«

Sebastian war klar, dass sie ihn mit dem Hubschrauber unter laufenden Bluttransfusionen in die Universitätsklinik geschafft hätten, wenn es nicht bereits zu spät gewesen wäre.

Auf dem Operationstisch lag Grohmanns nackter Körper. Er war immer noch nicht ansprechbar.

Da unterbrachen sie die Blutzufuhr.

Sebastian saß im dunklen Arbeitszimmer. Ein schwacher Lichtschein von der Beleuchtung am Krankenhauseingang fiel auf den Schreibtisch vor ihm.

Und wenn du doch schuldig bist? Er wird in den nächsten 20 Minuten sterben. Er saß so nur etwa 10 Minuten, als es an der Tür klopfte. Der internistische Assistent trat ein.

Etwas verlegen blieb er da an der Tür stehen:

»Ich wollte ihnen nur sagen, dass ich ihre Entscheidung richtig finde.«

Dann zögerte er und fügte hinzu:

»Das habe ich vor allen anderen auch dem Oberarzt gesagt.«

»Ich danke ihnen«, war Sebastians Antwort. »Es war mutig, dem Vorgesetzten zu widersprechen.«

Er wolle jetzt zu den Angehörigen gehen, sagte der Assistenzarzt.

»Lassen sie uns gemeinsam gehen«, schlug Sebastian vor.

Aureola

Dass dieser Telefonanruf aus der Klinik nun ausgerechnet jetzt am Heiligen Abend kommen musste, jetzt um 17.30 Uhr, als sie sich anschickten, die letzten festlichen Vorbereitungen zu treffen! In einer halben Stunde wollten sie zu Hause die Kerzen am Weihnachtsbaum anzünden.

Ein kleines achtjähriges italienisches Mädchen war soeben mit einem »akuten Bauch« eingeliefert worden. Der Chirurg, Dr. Sebastian, zog seinen Mantel an. Nun gut, was bedeutete es ihm schon, Weihnachten, der Weihnachtsbaum, sein jährlicher Tribut an die Familientradition. Aber die Kinder und seine Frau!

Als die Haustür ins Schloss fiel, spürte er ihre enttäuschten Blicke in seinem Rücken. Draußen wirbelten Schneeflocken vor gelbem Laternenlicht und von der Stadtkirche klang Glockenläuten herüber, soeben noch hörbar, bevor der Motor ansprang.

Im Wartezimmer der chirurgischen Ambulanz war die ganze italienische Großfamilie versammelt. Sie sprangen auf, die alte Großmutter nahm seine Hände, zehn dunkle Augenpaare sahen ihn an, und als er sich losriss, um wenigstens seinen Mantel abzulegen, sagte die Mutter:

»Per amor di Dio – Bambino malato da morire – wird es sterben, das Bambino? – 0, Dottore …«

Im Nebenraum lag das Kind, ausgestreckt auf dem Untersuchungstisch. Die Mutter hielt den schmalen Kopf mit den schwarzen Locken. Sie waren an Stirn und Schläfen schweißnass. Und nochmals die Frage: »Oh Maria, wird es sterben müssen?«

Um das kleine Mädchen herum warteten sie schon auf ihn: der junge diensthabende Arzt, der über den Verlauf der Krankheit und die Befunde berichtete, die Krankenschwester, die den Puls fühlte und das Fieber gemessen hatte, der Anästhesist, Wolfgang, den sie ebenfalls schon gerufen hatten, weil man ja sofort operieren musste. Daran würde auch die Untersuchung des Chefs nichts ändern. Die Mutter mit ihrem lautlosen Weinen, und immerfort ihr Versuch, die Tränen abzuwischen – Maria dolorosa, wie von alten Meistern gemalt, dachte er. Er schlug das weiße Laken zurück, das sie über dem Kind ausgebreitet hatten. So armselig war es: der vorgewölbte, gespannte Leib, lange staksige Mädchenbeine, zwei bräunliche Knie und die weißen Kniestrümpfe; neben dem Tisch ein langes Festtagskleid, zusammengelegt über dem kleinen Köfferchen – Weihnachtsfest – Natale.

Er versuchte kleine hilflose Verständigungen zwischen ihm und dem Kind: ein Kopfnicken, eine vorsichtige Berührung ihrer Hand, die über dem Leib lag. Ihre Augen waren dunkelbraun, feucht, blickten ihn an, schweiften ab, kamen wieder und wurden krampfhaft geschlossen, als er ihren schmerzenden Bauch abtastete. Kein Zweifel: ein akuter Bauch, und auf Grund des Röntgenbildes und des Auskultationsbefund ein Darmverschluss, vermutlich die Folge einer vor zwei Jahren durchgeführten Blinddarmoperation.

Dann sprach der Anästhesist mit der Mutter. Er beruhigte sie. Sie seien sieben Familienmitglieder aus Neapel, meinte der Vater. Sie arbeiteten alle schon seit einem Jahr hier. Drei Ärzte hätten sie angerufen, aber immer hätten sie nur eine Stimme gehört, dass der Arzt nicht zu Hause sei. Wie sollten sie wissen, was ein automatischer Telefonruf ist.

Nein, sie hätten nicht gewusst, dass es einen diensthabenden Arzt in der Stadt gibt und dass man ihn anrufen könne. Alle hätten sie abgewiesen.

»Du Dottore kannst helfen – tutto soltanto – du allein.«

Da sagte Wolfgang:

»Denn sie hatten keinen Raum in der Herberge – und als sie daselbst waren, kam die Zeit, dass sie gebären sollte, und sie gebar – nein, dass das Kind operiert werden sollte. Lukas 2, Vers 6.«

▶ 18.15 Uhr

Im Aufenthaltsraum vor dem Operationssaal, wo sie immer ihren Kaffee trinken, saßen Sebastian, Wolfgang, der Anästhesist und der diensthabende Arzt. In wenigen Minuten würden sie das Kind in den Saal fahren.

Sebastian zählte die Minuten an den Fingern ab: zehn Minuten Einleitung der Narkose – eine Stunde Operation – 15 Minuten Visite bei den Frischoperierten in der Intensivstation. Es könnte noch klappen mit dem Weihnachtsfest zu Hause.

Er rechnet immer in Minuten, dachte Wolfgang, er lebt in Terminen; er ist ein sehr sachlicher, wissenschaftlicher Techniker. Weil das so war, sprach man mit ihm nicht über Weihnachten. Das mit der Herberge in Bethlehem hatte er sicher nicht verstanden und das mit Lukas 2, Vers 6 erst recht nicht.

Dann kam der Telefonanruf: »Das Kind liegt auf, die Narkose kann beginnen«, meldeten sie aus dem Operationssaal.

Da lag plötzlich ein kleines Bild zwischen ihnen auf dem Tisch neben der Kaffeetasse. Wolfgang hatte es dem Chirurgen zugeschoben. Sebastian fragte, was das eigentlich solle, dieses Bild. Auf dem Bild war Maria abgebildet, das Kind in der Krippe, über dem Kopf ein Heiligenschein – eine Aureola –, daneben Esel und Rind, ein Heiligenbild: »In Excelsis Deo« stand am Bildrand.

Der Anästhesist erklärte:

»Das hat mir die Mutter geschenkt, ich habe versucht, sie zu trösten.«

Dann ging er in den Saal, um die Narkose einzuleiten.

Der diensthabende Assistent beobachtete, dass der Chef das Bild lange ansah. Dann steckte er es in die Kitteltasche.

Das Kind befand sich in Narkose. Es atmete nicht mehr selbst. Im Rhythmus hörte man das Fauchen der automatischen Beatmung.

Am geöffneten Bauch erschien eine abgeschnürte strangulierte Dünndarmschlinge zwischen Verwachsungen als Folge der früheren

Operation. Der Darmabschnitt war blauschwarz verfärbt. 40 Zentimeter Darm mussten reseziert werden.

»Wenn sie nicht heute Abend gekommen wäre, hätte es schiefgehen können«, sagte Sebastian.

▸ 19.15 Uhr

Sie hatten eine Drainage in den Bauch gelegt und nähten zu. Die Spannung war vorüber, das Zunähen der Bauchwand Routine, man konnte sich unterhalten.

Sebastian fragte: »Willst du dein Heiligenbild wiederhaben?«

Wolfgang entgegnete: »Du kannst es behalten.«

»So stellen sie sich in Neapel also Weihnachten vor.«

»Ich stelle es mir auch so vor, so ähnlich zumindest«, meinte der Anästhesist.

Der Chirurg widersprach ihm: »Unsinn – Legende, weiter nichts. So jedenfalls ist das Ergebnis historisch-kritischer Forschung.«

Er ist sachlich wie immer, dachte Wolfgang, und warum eigentlich nicht in einer Krippe oder in einer Höhle am Rande der Wüste, auf jeden Fall eine wunderbare geheimnisvolle Geschichte. Sebastian glaubt an die Technik, man kann nun einmal nicht mit ihm darüber reden.

▸ 20.00 Uhr

Auf der Intensivstation: Kreislauf und Atmung blieben unauffällig. Es sei alles programmgemäß verlaufen, beruhigte der Chirurg die Angehörigen aus Neapel. Sie standen vor der Glastür draußen. Nein, man könne sie nicht alle dort hineinlassen zu den Frischoperierten. Wenigstens die Mutter und den Vater? – Nein, das ginge nicht zum gegenwärtigen Zeitpunkt.

Und dann ließ der Dottore doch mit sich reden und sie fuhren das Bett des Kindes auf den Gang hinaus. Aber sie sollten bitte ganz still sein, damit nebenan die anderen Patienten nicht gestört würden.

An der Wand neben dem Bett hing eine kleine Lampe. Ihr runder Schein war über dem Kopf des Mädchens ausgebreitet, am Fußende standen die Eltern. Sie flüsterten, hielten sich an der Hand, dann lächelten sie und zeigten auf das Gesicht des Kindes und auf den runden Schein. Sie wollten sich verständlich machen.

Ob es denn noch etwas gäbe, wollte Sebastian wissen, warum sie ihm so viele Zeichen machten; es wäre doch jetzt alles gut.

»Es wird wieder ganz gesund werden«, bekräftigte er.

Ja, ob er denn nicht verstünde? Sie hätten doch gebetet, dass das Mädchen gesund würde. Das hier sei wirklich Weihnachten. Und wieder tuschelten sie, lächelten und zeigten auf die Lampe und das Gesicht des Kindes. »Aureola, Aureola«, sagten sie.

Jetzt endlich hatte auch Sebastian begriffen, der Mann, mit dem man nicht über Weihnachten sprechen kann, weil es nur eine Legende ist und vor zweitausend Jahren etwas ganz anderes geschehen sein könnte. Natürlich. Jetzt hatte er begriffen. Da zog er das Bildchen aus der Tasche seines weißen Kittels und zeigte zum Zeichen, dass er verstanden hatte, auf den Heiligenschein, der über dem Kind in der Krippe lag. »Si, si, Aureola« – der Heiligenschein. Und darum war heute – jetzt – Weihnachten, weil sie doch gebetet hatten.

»Fehlt nur noch der Esel an der Krippe«, sagte der Doktor und zeigte wiederum auf das Bild und dann auf sich selbst. Jetzt lachten sie alle und vergaßen, dass sie doch ganz still sein sollten. Man könnte tanzen, so schön war es.

Übrigens wollte es die Legende, dass es selbst ein Esel verstehen kann.

Warum tun sie das?

Man erreichte die kleine Stadt über die Autobahn und dann über enge Nebenstraßen. Das Haus der Freunde war idyllisch am Rande dieser Ortschaft in der Nähe des Waldes gelegen. Von der Straße aus konnte man weder das Haus noch den gepflegten Garten einsehen, weil eine sehr hohe Hainbuchenhecke den Einblick verwehrte.

Michael und Dorothea genossen ihr Rentnerdasein im Kreise eines großen Freundeskreises, der an den Ereignissen, über die hier berichtet wird, regen Anteil nahm.

Michael bearbeitete trotz seiner 75 Jahre den hinter dem Haus gelegenen Gemüsegarten mit großem Erfolg. Äpfel, Birnen und Kirschen sorgten für eine respektable Selbstversorgung des Haushaltes. Die Quittenmarmelade von Dorothea war bekannt.

Der Tisch war, wenn sich Besuch von Freunden ankündigte, überreich gedeckt mit mehreren selbst gebackenen Kuchen und dem besonderen Kaffeegeschirr, das bei derlei Anlässen aus dem alten Eichenschrank geholt wurde. Zu den engeren Freunden gehörte der alte Hausarzt, Doktor Gruber, der allgemein geachtet wurde, was sowohl auf seinen Beruf zurückzuführen war, der in diesen Kreisen immer noch eine gewisse Wertschätzung und Bedeutung genoss, als auch wegen seines Äußeren. Für sein Alter stellte der weißhaarige groß gewachsene Mann eine auffallende Erscheinung dar.

Zur vorgeschrittenen Stunde mischte Dorothea den obligaten Irish Coffee in einer speziellen Weise. Wenn sie dann lächelnd die Gläser füllte und bemerkte, dass sie ihn so wie immer zubereitet hätte, erwartete sie wohl Zustimmung und Anerkennung.

Sie war eine überaus liebenswürdige Frau, so hatte Gruber die zarte Frau einmal vor den Freunden beschrieben und hinzugefügt, dass sie so besonders schöne Augen habe, was die Freunde veranlasste zu bemerken, dass er wohl doch trotz seines Alters ein wenig verliebt sei.

Bei diesen Besuchen unterhielten sich die Frauen in der Regel über ihre Kinder, während Michael mit den männlichen Besuchern über die veränderte Weltlage sprach und den bedauerlichen Verfall der Sitten, der in der heutigen Jugend mit Besorgnis beobachtet würde. Sein Lieblingsthema aber war der Krieg und seine Freistellung vom Kriegsdienst, die er seinen Spezialkenntnissen als Ingenieur auf dem Gebiet der Elektrotechnik verdankte. Das Thema blieb unerschöpflich, und seine Berichte wiederholten sich ständig in verschiedenen Variationen, was manchmal die Geduld von Doktor Gruber auf eine harte Probe stellte.

Am Tag, als diese Geschichte begann, war der abendliche Ablauf derselbe. Der Irish Coffee schmeckte wie erwartet vorzüglich. Den Höhepunkt der lockeren Unterhaltung bildete – auch dies bereits ein Ritual – die Wiederholung von Michaels Krokodil-Witz. Bevor er damit begann, versicherte er sich wie stets, ob die Besucher die Sache mit dem Krokodil kannten, was allgemein mit Rücksicht auf ihn verneint wurde.

»Also, das mit dem Krokodil war so«, begann er.

»Ein Mann ging mit seinem Krokodil durch die Stadt. Das Krokodil sagte: Wenn du nicht sofort ein Taxi bestellst, dann beiß ich dich. Was blieb dem armen Mann übrig? Er bestellte das Taxi. Nach wenigen Kilometern sagte das Krokodil: Wenn du mich nicht gleich aussteigen lässt, dann beiß ich dich. Gesagt getan, sie stiegen aus. Vor einem Schuhladen blieb das Krokodil stehen und sagte: Wenn du mir nicht diese Schuhe da kaufst, dann beiß ich dich.

Jetzt wurde es dem Mann zu viel und er schrie wütend: Hör auf mit dem Unsinn, wenn du nicht gleich still bist, dann lege ich mich ins Bett und schlafe meinen Rausch aus, und dann gibt es dich nicht mehr.«

Dorothea schmunzelte zum wievielten Male:

»Das Schönste an der Geschichte ist, dass du immer über deine eigenen Witze lachst.«

Wenige Monate später hatte sich alles verändert. Dorothea machte sich Sorgen. Offenbar hatte sie etwas über die Alzheimer'sche Krankheit gelesen, denn sie beobachtete mit Angst, dass Michael sehr vergesslich geworden war und sich ständig wiederholte. Doktor Gruber beruhigte sie. In diesem Alter sei Vergesslichkeit völlig normal, und was das Wiederholen beträfe, betonte er, so kenne sie doch ihren Michael. Er neige eben in fortgeschrittenem Alter zu Wiederholungen. Der Krokodil-Witz war Beweis genug.

Dorothea schien zunächst beruhigt, aber zwei Monate später rief sie Gruber um Hilfe.

Jetzt habe sich Michael ihrer Meinung nach deutlich verändert, berichtete sie. Er sei leicht ermüdbar, schliefe manchmal im Sitzen ein, und das mit diesen Wiederholungen, sagte sie mit Nachdruck, das sei nicht normal. Manchmal erzähle er innerhalb von Minuten dasselbe.

Das war ein Hilferuf. Kurz entschlossen fuhr Gruber zu ihr. Auf der Straße vor dem Haus stellte er den Wagen ab. Einen Augenblick blieb er vor der hohen Hainbuchenhecke stehen. Und wenn er sich doch geirrt hatte? Er zögerte einzutreten.

Alles war unverändert: die Rasenfläche mit den Obstbäumen, der kleine künstliche Teich mit den beiden Seerosen, die Holzbank vor der Veranda, und daneben ein großer Korb mit den geernteten Quitten.

Unverändert ja, aber die Vorahnung ließ merkwürdigerweise das alles in einem anderen Licht erscheinen.

Sie kam ihm im Garten entgegen.

»Wie gut, dass sie gekommen sind«, begrüßte sie ihn und in der Art, wie sie es aussprach, wurde ihm bewusst, dass sie bei ihm Schutz suchte. Eigentlich war er nicht kompetent. Michael gehörte in die Hand eines Neurologen, aber offenbar genügte es ihr, dass er gekommen war, um sie zu beraten.

Dass Michael zum Empfang nicht wie üblich an die Tür kam, schien verdächtig. Als der Arzt mit Dorothea in die Wohnstube eintrat, stand er vom Sessel auf, ging auf sie zu und sah sie an, als ob er darüber nachdenken müsse, in welcher Form er den Mann, der da vor ihm stand, begrüßen sollte. Offenbar erkannte er den Besuch zunächst nicht, aber nach diesem kurzen Innehalten hieß er ihn herzlich willkommen.

Alles war wie gewohnt, der selbst gebackene Kuchen, das Sonntagsgeschirr und die Kredenzien für den später herzustellenden Irish Coffee. Dorothea wollte den Anschein vermeiden, dass es sich heute um einen Arztbesuch handelte.

Michael eröffnete wie immer das Gespräch. Auf einmal unterbrach er sich, schaute etwas hilflos in die Runde und begann wieder von vorne. Gruber erschrak. Die ersten Anzeichen dieser schrecklichen Erkrankung deuteten sich tatsächlich an.

Nach einer Stunde schloss er in einer kurzen Gesprächspause die Augen. Gruber hörte seine tiefen Atemzüge und sah in das erschrockene Gesicht von Dorothea. Michael war eingenickt. Um das Erschrecken zu überbrücken, rückte Gruber näher an den Freund heran, berührte ihn und als er ruckartig aufsah, fragte er:

»Sagen sie, wollen sie heute gar nicht den Krokodil-Witz erzählen?«

Michael lächelte verlegen, sah sie beide an und fragte dann:

»Sie meinen …«, er wusste nicht weiter.

»Ich meine den Krokodil-Witz«, wiederholte Gruber.

Sein Blick hellte sich auf.

»Ach so, den Witz«, fing er an und begann wie üblich:

»Also, das mit dem Krokodil war so …«

Er kam nur bis zu der Stelle mit dem Schuhladen. Dann wusste er nicht mehr weiter, sah sie erschrocken, fast verzweifelt an, weil er den Faden verloren hatte. Verzweifelt deswegen, weil ihm sehr bewusst war, dass er nicht weiter konnte. Der Arzt half ihm:

»Das mit dem Schuhladen, das kennen wir ja schon.«

»Ja, natürlich«, sagte er. Er lächelte und fuhr fort:

»Also, da hat das Krokodil gesagt. Wenn du mir keine Schuhe kaufst, dann …«

Als er dann offenbar erneut den Faden verlor, lachte der Arzt laut, um den Eindruck zu erwecken, als sei der Witz nun zu Ende.

Dorothea schenkte den Irish Coffee ein. Ihre Hand zitterte leicht.

Gruber kehrte aus diesem Bereich der Angst und des Schreckens zurück in seinen Alltag und ging zur Tagesordnung über, aber sein Freund ging ihm nicht aus dem Kopf. Telefonisch riet er Dorothea dringend, einen Neurologen zu konsultieren, was sie auch Tage nach dem Gespräch tat.

Die Diagnose sei, so berichtete sie später, eindeutig: Alzheimer'sche Erkrankung in einem Anfangsstadium. Doch Gruber warf ein, dass diese Diagnose keineswegs gesichert sei, denn eine Altersdemenz äußerte sich in ganz ähnlicher Weise. Für das Anfangsstadium sprach, dass es dem Patienten noch sehr bewusst war, dass diese Ausfälle für einen krankhaften Prozess sprachen. Er wurde auf eine Tablettentherapie eingestellt, von der man sich eine Verlangsamung des fortschreitenden Prozesses versprach, eine Hoffnung, die sich leider nicht bestätigte.

Gruber erfuhr in der Folgezeit von Dorothea alles über die laufend zunehmenden Beschwerden und Symptome. Es sei, so informierte Dorothea ihn, eine Desorientierung eingetreten. Sie habe bei einem Spaziergang bemerkt, dass er plötzlich stehen blieb und nicht wusste, wo er sich befand und wie er den Weg nach Hause finden würde, obwohl er sich ganz in der Nähe des Hauses befand.

Dorothea suchte Gruber in seiner Praxis auf. Sie wollte nicht, dass Michael hörte, wenn sie von einer schweren Krankheit sprach. Auch in diesem Stadium hatte Michael Augenblicke, in denen er noch wahrnahm, was um ihn herum vorging. Zum ersten Mal seit Monaten konnte sie das Haus verlassen, weil eine ihrer Töchter den Vater versorgte. Sie genoss sichtlich diese kurzzeitige Entspannung und erzählte ihm, dass sich Michaels Geisteszustand wesentlich verschlechtert hätte.

»Es schreitet fort, es wird immer schlimmer. Das ist so schrecklich. Woche um Woche beobachte ich, wie er zunehmend verwirrt ist.

Ich bitte ihn, dass er im Garten die Blumen gießt. Und was glauben sie, was geschieht? Er kommt mit der vollen Gießkanne aus dem Garten in die Küche und schüttet das Wasser in den Ausguss. Da sage ich: Michael, du solltest doch die Blumen gießen, und dann schaut er mich an, so als ob er aufwacht, blickt sich ganz hilflos in der Küche um, und fragt: Verzeih, was sollte ich machen? Also merkt er manchmal noch, dass er etwas falsch gemacht hat.

Ich kann ihn eigentlich nicht mehr allein spazieren gehen lassen. Vor einigen Tagen kommen wir am Ende des Dorfes an dem Haus vorbei, in dem wir bis vor 12 Jahren gewohnt haben. Wir hatten es an Freunde verkauft. Michael geht auf die Haustür zu und versucht, sie zu öffnen. Die Tür geht auf und unsere Freundin erscheint. Michael will an ihr vorbei ins Haus gehen. Das ist doch unser Haus, sagt er. Was will die fremde Frau hier.

Es ist so schrecklich. Ich weiß manchmal nicht, wie ich so weiterleben kann, wiederholt ist er in der Stadt herumgeirrt.

Gestern, als unsere Tochter zu Besuch kam, sah er sie an, dann drehte er sich zu mir um und fragte: Wer ist das? Wieder dieses kurze Aufwachen und das Erkennen. Ach, du bist es, sagte er und umarmte sie.«

Als Gruber Tage später den kranken Freund besuchte, begrüßte dieser ihn nicht. Er stand zwar aus dem Sessel auf, auf dem er sich, wie Dorothea berichtete, oft stundenlang teils schlafend, teils völlig abwesend aufhielt, aber er blickte den Freund mit einem starren Blick an und erkannte ihn erst, als Dorothea ihn vorstellte. Für einen Augenblick erhellte sich der Blick. Er gab ihm die Hand und lächelte.

Dorothea versuchte, ihn an einem Gespräch zu beteiligen. Es gab auch jetzt noch Augenblicke, in denen er zusammenhängende Bemerkungen machte, so, als wäre er schweigend einem Gespräch gefolgt, aber seine Worte waren unverständlich. Dorothea gab dem Hausarzt zu verstehen, dass er ihr vor die Tür folgen solle.

»Es wird so beängstigend. Ich glaube, ich darf ihn nicht mehr allein auf die Straße lassen, aber wenn ich die Tür verschließe, dann tobt er, so dass ich Angst bekomme. Es wird auch schwieriger, ihn abends ins Bett zu bekommen.«

Sie war völlig überfordert, allein im Haus mit einem Mann, der mittlerweile ein verwirrter Fremder wurde.

Rückenschmerzen bildeten den Anlass für eine gründliche Untersuchung. Dabei wurde ein großer Tumor an der Nebenniere festgestellt, der angesichts der nun weit fortgeschrittenen Erkrankung nicht operiert werden sollte, in den Augen des alten erfahrenen Hausarztes die richtige Entscheidung.

In dieser Situation arrangierten seine drei Kinder ein Familienfest zum Anlass seines 75. Geburtstages. Dabei hatten sie in Kauf genommen, dass das Fest eventuell eine schlimme Wendung nehmen könnte. Michael war mittlerweile unberechenbar geworden. Dorothea hatte den Eindruck, dass diese Geburtstagsfeier, so makaber es zunächst schien, wie ein Abschied für die Kinder war. Es würde nie wieder eine derartige Zusammenkunft geben. Erstaunlicherweise waren die Menschen um ihn herum und die damit verbundene Geräuschkulisse wie ein Stimulus für den Kranken. Er ging zwischen ihnen herum, nickte, wenn man ihn ansprach, und es schien, als würde er die bekannten Gesichter einordnen können. Wie ein Aufflackern des gestörten Bewusstseins erschien das. Am Ende saß er erschöpft auf seinem Sessel und versank wieder in seinen Dämmerzustand. Die Gäste verabschiedeten sich.

Dorothea erzählte, dass er sich in Kleidern manchmal mitten am Tage ins Bett legte. Besonders litt sie unter einer zeitweise auftretenden Aggressivität. Es konnte vorkommen, dass er eine volle Kaffeetasse, die sie vor ihn hinstellte, mit einer Handbewegung vom Tisch warf.

Sie gestand ihrem Freund, dass sie manchmal vor sich hin weinte.

Jetzt war die Situation eingetreten, in der Gruber den Krankheitsverlauf nicht mehr mitleidend begleitete. Der Freund war ein »Fall« geworden. Er war ein fremder Mensch. Es war nicht mehr Michael, über den sie sprachen, sondern ein Fremder im fortgeschrittenen Stadium einer Alzheimerkrankheit. So sehr man bemüht war, eine innere Verbindung zu ihm wiederherzustellen, es gelang nicht, und selbst Dorothea sehnte uneingestanden den Tag herbei, an dem alles vorbei sein würde. Natürlich hätte sie das nie ausgesprochen. Der fremde Vertraute neben ihr lebte schließlich noch.

Dann geschah etwas, was alle bisherigen Maßnahmen in Frage stellte. Man hatte Michael fast bewusstlos in einem Straßengraben in der Nähe seines Dorfes gefunden. Der Krankenwagen brachte ihn in das nächstgelegene Krankenhaus, wo er zunächst in der psychiatrischen Abteilung untergebracht wurde.

Gruber besuchte in diesen Tagen Dorothea. In der Vergangenheit musste zwangsläufig die Pflege des Haushaltes vernachlässigt werden und das hatte Spuren hinterlassen, die jetzt beseitigt wurden. Im Haus herrschte eine peinliche Ordnung.

Im Wohnzimmer war der Lehnsessel, in dem der Kranke bis vor Kurzem gesessen hatte, an seine ursprüngliche Stelle neben dem Sofa an den Tisch gerückt worden. Vor diesem Sessel standen nebeneinander die Pantoffeln von Michael, das einzige, was hier im Wohnzimmer noch an ihn erinnerte. Dorothea bemerkte, dass der Blick des Freundes auf diese Pantoffeln gerichtet war und brach in Tränen aus.

»Irgendetwas muss doch bleiben«, sagte sie.

Dorothea brauchte Trost und Beistand. Gemeinsam fuhr Gruber mit ihr in das Krankenhaus. Man hatte angenommen, dass er in seiner geistigen Umnachtung den Wechsel von seinem Zuhause in die Klinik nicht eigentlich wahrnehmen würde. Er war doch völlig orientierungslos. Im Straßengraben hatte er, wie der Notarzt berichtet hatte, kaum reagiert.

Als sie vor seinem Krankenzimmer standen, hörten sie dumpfe Schreie. Zwei Krankenpfleger versuchten ihn zum Transport in den Garten in einem Rollstuhl anzubinden. Wild um sich schlagend wehrte er sich dagegen, in diesen Stuhl gesetzt zu werden. Als er Dorothea und den Hausarzt sah, ergab er sich zunächst zitternd in sein Schicksal. Er hatte sie erkannt.

»Warum tun sie das?«, fragte Dorothea die beiden Krankenpfleger. »Warum fesseln sie meinen Mann?«

Man könne ihn selbst mit stark wirkenden Medikamenten nicht beruhigen und müsse ihn auch im Bett anbinden. So sei es von dem Chefarzt angeordnet worden und sie müssten sich dieser Anordnung fügen.

Sie fuhren ihn durch einen langen Gang vorbei an Menschen, die teilnahmslos in ihren Rollstühlen saßen. Manche von ihnen bewegten ihren Kopf rhythmisch, andere blickten sie aus toten Augen an.

Im Garten war für die psychisch Kranken unter schattenspendenden Bäumen ein Bereich reserviert, wo sie sich getrennt von den anderen Kranken mit ihren Besuchern an Tischen aufhalten konnten. Michael war einmal ein freundlicher gütiger Mann gewesen. Jetzt, als er seinen Freund, den Hausarzt erkannte, standen in seinen Augen Wut und Verzweiflung. Kein Zweifel: Auf den Freiheitsentzug reagierte er noch. Arme und Beine waren mit Riemen an den Wagen gebunden. Es war daher fast makaber, dass eine Hausangestellte Kaffee anbot, was sie dankend ablehnten. Dorothea hatte ein Schüsselchen mit einer Speise mitgebracht, die er besonders gerne aß, und begann ihn zu füttern. Er wehrte sich und presste die Lippen aufeinander. Nein, er wollte nicht gefüttert werden und dann begann er erneut gegen die Fesseln anzukämpfen.

»Mach mich hier los«, schrie er mit einer dumpfen, sich überschlagenden Stimme, die fremd klang.

»Ich kann es nicht«, erwiderte Gruber, »ich darf es nicht, ich bin nicht zuständig.«

Es dauerte Minuten, bis er sich beruhigte.

»Und man kann ihn nicht beruhigen?«, fragte Dorothea.

Die Behandlung dieser Erregungszustände bedarf zweifellos einer großen Erfahrung, aber es musste Möglichkeiten geben, mit narkotisierenden Medikamenten und Infusionen eine Beruhigung herbeizuführen, die dann allerdings bei einer langfristigen Behandlung eine weitere Schädigung des Gehirns verursacht hätte.

Warum sprach ihr guter Freund, der Hausarzt, nicht mit dem Chefarzt. Sie hatte ihn doch darum gebeten.

Gruber wollte es nicht. Um ganz ehrlich zu sein: Er hegte den Wunsch, diese schreckliche Begegnung so schnell wie möglich hinter sich zu bringen. Schon sah er auf die Uhr. Michael war ein Kranker, der früher einmal sein Freund gewesen war. Er, der Freund und Arzt, entzog sich der Verantwortung. Natürlich hätte er ein Gespräch mit dem behandelnden Neurologen erzwingen können. Aber er tat es nicht. Darum fühlte er sich schuldig

Es war damit zu rechnen, dass Michael lange Zeit klinisch behandelt werden musste, allerdings ohne Aussicht auf eine Besserung der unheilbaren Krankheit.

Dorothea hockte oft stundenlang an seinem Bett. Man hatte beiderseits Gitterstäbe angebracht, damit er nicht in seinen Erregungszuständen aus dem Bett fiel. Manchmal tobte er. Dann banden sie ihn fest. Dorothea musste ihre Hand durch das Gitter führen, um die seine zu halten. So saß sie halbe Tage lang da. In der Stille kamen Erinnerungen. Ein Film lief ab, ungezählte Bilder, die man nicht betrachten konnte, weil sie so schnell vorüberhuschten, so schnell, dass kaum Wehmut aufkommen konnte. Und dann blieb der Film an einer Stelle stehen, hartnäckig und immer wiederkehrend stand ein Bild vor ihr. Immer dasselbe Bild. Ein Frühstück zu zweit.

Michael aß ihr gegenüber am Frühstückstisch, sie hätte ihn berühren können, und ganz lebendig war sein Gesicht, lächelnd ihr zugewandt. So lebendig, dass sie durch die Gitterstäbe hindurch danach suchte, aber das wirkliche Gesicht vor ihr war starr und leblos. Es nahm keine Notiz von ihr.

Das Bild vom Frühstück aber blieb, es drängte sich geradezu auf. »Willst du noch etwas Kaffee? Hast du schon von der Marmelade probiert, Quittenmarmelade …«

Ein Krankenpfleger kam ins Zimmer. Er wollte die Urinflasche, die unter dem Bett in einem Behälter hing, auswechseln. Kaum war er hinausgegangen, kam das Bild wieder. Vielleicht hätte Michael jetzt gesagt: »Ich werde nachher hinausgehen und die Gemüsebeete hacken.« So erzählte sie es später Dr. Gruber.

Eine doppelseitige Lungenentzündung schien dem allen ein vorzeitiges Ende zu setzen.

Der Cherarzt riet Dorothea, ihre Tochter zu benachrichtigen. Das war am Vormittag. Am Abend sah es so aus, als läge er im Sterben.

Sie saßen am Bett und warteten. Er atmete stoßweise und die Lippen waren bläulich gefärbt. Sie warteten.

Gegen Morgen kam der Arzt. Nach der Untersuchung sagte er:

»Wir haben es geschafft!«

»Was haben sie geschafft?«

»Er ist auf dem Wege der Besserung. Der kritische Zustand ist dank der Antibiotika beherrscht.«

Sie konnten sich nicht freuen. Sie hatten auf das Ende gewartet.

Wider Erwarten war Michael am kommenden Tag wieder ansprechbar. Er reagierte auf Anruf. Die Antibiotika wirkten. Innerhalb der kommenden zwei Tage verbesserte sich der gesundheitliche Zustand weiter. Es hatte zumindest den Anschein, dass er sich in einem ähnlichen Stadium befand wie vor der Lungenentzündung. Am Telefon berichtete Dorothea dem Freund:

»Ich glaube, es geht jetzt zu Ende, obwohl sie sagen, dass die Lungenentzündung überstanden ist. Es ist so, als wäre er weit weg. Wenn ich ihn anrufe, dann macht er manchmal die Augen auf. Sie haben ihm einen Blasenkatheter mit einem Ballon gelegt, den er sich schon zwei Mal herausgerissen hat. Es blutet dann und er hat Durchfall. Er liegt über eine Stunde in dem Dreck. Sie haben zu wenig Personal.«

Dann geschah das Unbegreifliche. Sie wollten ihm operativ, das heißt endoskopisch, eine Sonde für die künstliche Ernährung in den Magen legen.

Dorothea war verzweifelt. Die Tochter versuchte alles, die Ärzte zu überzeugen, dass diese Maßnahme nicht im Sinne ihres Vaters sei. Er hatte doch des Öfteren gesagt, dass er alle technischen Mittel ablehne, wenn er nicht mehr in der Lage sei, selbst zu entscheiden.

»Aber es liegt keine schriftliche Patientenverfügung vor«, widersprach der Arzt. »Nein, auf keinen Fall.«

Dorothea und die Tochter wollten es nicht zulassen, dass ihm operativ eine Magensonde gelegt wurde, um ihn künstlich zu ernähren. Auf natürlichem Wege konnte er nichts mehr zu sich nehmen. An diesem Tage weinte Dorothea bitterlich.

»Warum tun sie das? Warum?«

Und wie schon zuvor kam Dorotheas Hilferuf an den Arzt und Freund, Dr. Gruber:

»Bitte ruf den Chefarzt an. Sag ihm doch bitte, dass Michael das niemals gewollt hat.«

Sein Brief, den Gruber an den Chefarzt im Krankenhaus schrieb, blieb unbeantwortet.

»Sehr geehrter Herr Kollege!

Fassen Sie es bitte nicht als Einmischung auf, wenn ich mich im Auftrag der Familie G. an Sie mit der dringenden Bitte wende, Ihre Entscheidung, eine Ernährungssonde einzuführen, zu überdenken. Als alter Freund des Patienten kenne ich seine Einstellung zu einer Therapie im Endstadium. Wir haben sehr häufig darüber geredet, so dass ich mich dafür verbürgen kann, dass er in diesem Stadium alle weiteren Maßnahmen ablehnen würde.

Die Ehefrau und die Tochter des Patienten kennen ebenso wie ich diese Meinungsäußerung. Offenbar wird diese Ihre Entscheidung beeinflusst von der augenblicklichen Rechtsprechung. Soweit ich orientiert bin, kann der mutmaßliche Wille des Patienten auch durch die Angaben der nächsten Angehörigen ermittelt werden, und ich weiß ferner, dass dann, wenn Meinungsverschiedenheiten zwischen den Angehörigen und dem behandelnden Arzt bestehen, das Vormundschaftsgericht eingeschaltet werden kann. Ich stehe auf dem Standpunkt, dass wir Ärzte allein und nicht ein Gericht in solchen Fällen entscheiden sollten. Herr G. ist unheilbar krank. Die Alzheimerkrankheit befindet sich in einem Endstadium, in dem eine Kommunikation mit ihm nicht mehr möglich ist. Er hat einen inoperablen Nebennierentumor. Darf ich ferner darauf hinweisen, dass es Musterprozesse gibt, in denen im Sinne des mutmaßlichen Willens des Patienten auch ohne Vorliegen einer schriftlichen Patientenverfügung der Abbruch einer Behandlung erfolgte.

Ich hoffe sehr, dass Sie sich meiner Meinung anschließen.
Mit freundlichen kollegialen Grüßen

E. Gruber«

Das Telefongespräch mit dem Arzt im Krankenhaus war ernüchternd. Man könne doch nicht einfach aufhören. Es läge auch keine Patientenverfügung vor. Sie würden das diskutieren.

Später klingelte es an der Haustür von Dorothea. Der Mann, der vor der Tür stand, war etwa vierzig Jahre alt. Er war blass, dünn und so lang, dass Dorothea fürchtete, er würde mit seinem Kopf am Türrahmen anschlagen. Er trug eine schwarze Jacke, die seinem Aussehen und dem Auftrag, den er zu erfüllen hatte, angemessen erschien, wenngleich die Jeanshosen etwas zu modern waren, wie Dorothea später bemerkte.

Es war der Richter des Vormundschaftsgerichtes, der sich, nachdem ihm ein Platz auf dem Sofa angeboten war, räusperte und allem Anschein nach Worten suchte, wie er beginnen sollte.

Er betonte, dass es ihm schwerfiele, sie darauf aufmerksam zu machen, dass die schwerwiegende Entscheidung nunmehr weder von der Familie noch von den Ärzten getroffen werden könne. Das Vormundschaftsgericht habe entschieden, dass der lebensverlängernde operative Eingriff erfolgen müsse, weil nur so eine Ernährung möglich sei.

Dorothea hatte ihn, als er zu reden begann, erwartungsvoll angeblickt, dann aber sich abgewandt und an ihm vorbei zum Fenster gesehen. Es gab nichts zu sagen. Es war ein Gerichtsbeschluss. Dann, als er seinen Auftrag hinter sich gebracht hatte, war der lange dünne Mann aufgestanden und verbeugte sich, das heißt, er neigte seinen Oberköper etwas nach vorne. Zu einer richtigen Verbeugung konnte er sich offenbar nicht entschließen und Dorothea sagte nur:

»Es ist so schrecklich.«

An jenem Tag, als der operative Eingriff durchgeführt werden sollte, zeigte Michael keine seiner Erregungszustände. Er war durch starke Medikamente beruhigt und völlig teilnahmslos. Seine Tochter hatte stundenlang an seinem Bett gesessen. Später erzählte sie der Mutter, dass sie lange seine Hand gehalten habe, und dann habe sie ihm leise ein Kirchenlied vorgesungen, von dem sie annahm, dass er es früher einmal mitgesungen hätte. Dann sei etwas geschehen, was sie erschüttert habe. Sie sagte wörtlich »erschüttert«.

Sie habe ganz leise gesungen und auf einmal habe er die Augen aufgemacht und sie angesehen.

Die Sonde wurde operativ in den Magen eingeführt und der Patient sieben Tage im Zustand völliger Umnachtung nach Hause entlassen, wo er eine Woche danach starb.

Zugverspätung

Die Bahn musste viel Kritik ertragen. Reparaturarbeiten an den IC-Zügen, Renovierung einiger Gleisanlagen und vieles mehr führten fast täglich zu Verspätungen.

Herr Breuer, Ministerialrat im Verkehrsministerium, war aufgebracht, nein, er war empört. Immer diese unsachlichen Zeitungsberichte, die Gehässigkeit, mit der in renommierten Blättern Kritik geübt wurde.

Was wussten diese Journalisten von den Problemen und der so überaus schwierigen Organisation eines Betriebes wie der Bahn.

Breuer fühlte sich ganz persönlich angegriffen. Er war beleidigt. Und dann die völlig unnötigen Schwierigkeiten mit den Untergebenen, ganz zu schweigen von den Spannungen in der Familie. Er sei in letzter Zeit so schrecklich nervös, sagten sie. Das hatte gerade noch gefehlt. Und dann kamen die Leibschmerzen. Die Magenspiegelung hatte ein Zwölffingerdarmgeschwür ergeben. Und wer war letztlich schuld an diesem Geschwür? Die Journalisten natürlich mit ihren unsachlichen Berichterstattungen.

Breuer lag im Einzelbettzimmer Nr. 420 auf der Privatstation.

Die Magenoperation verlief ohne Komplikationen. Man brachte Breuer von der Intensivstation in das Zimmer 420 zurück.

Er war verwirrt, völlig »durcheinander«.

Wie hatten sie ihn eigentlich hierher gebracht? Schließlich hätte man ihn doch fragen können, ob er einverstanden sei. Und das Zimmer war auch völlig verrückt konstruiert, denn es drehte sich zuweilen und der Tisch stand, als sie Tee und Zwieback brachten, auf dem Kopf. Tee und Zwieback! Einfach lächerlich. Und das nannten sie Frühstück.

Der Mann mit dem weißen Kittel war eingetreten. Von irgendwoher kannte er ihn. Er hatte ihn zweifellos bereits gesehen, und der Mann behauptete doch glatt, er sei der Arzt und die Operation sei gut verlaufen.

Sie sagen einem nie die Wahrheit – typisch Ärzte. Er sei bereits operiert worden, behauptete der Mann im weißen Kittel. Warum hatte man ihn eigentlich unters Messer bringen wollen? Man stelle sich das einmal vor. Er war doch gar nicht operiert worden, und schließlich, wenn es einmal dazu kommen sollte, müsste er – verdammt noch mal – gefragt werden. Breuer hatte noch nie viel von Ärzten gehalten. Sie waren arrogant.

Gegen Abend kam es zu einem Zwischenfall, der die Nachtschwester Ingrid veranlasste, den erfahrenen älteren Stationspfleger Liliental um Rat zu fragen. Sie war noch nicht lange im Beruf und bisher war ihr Ähnliches noch nicht begegnet.

»Der Ministerialrat spinnt«, sagte sie. »Er ist verrückt geworden und unverschämt ist er noch dazu. Er schreit mich an, warum die Züge nicht abfahren.«

»Was denn für Züge?«, wollte Liliental wissen.

»Na, irgendwelche Züge auf einem Bahnhof.«

»Reg dich nicht auf, Mädchen, ich regele das schon«, beschwichtigte Liliental.

Der Herr Ministerialrat lag schräg im Bett. Die Füße hingen über die Bettkante. Als Liliental eintrat, wurde er energisch:

»Ich bestehe darauf, dass die drei Züge jetzt abfahren.«

In der Regel setzte Liliental derartigem autoritärem Verhalten heftigen Widerstand entgegen. In diesem Falle wurde er ganz Befehlsempfänger.

»Meinen sie die IC-Züge nach Düsseldorf und Hamburg?«

Die Tatsache, dass jemand so bereitwillig, ja devot auf seine Forderungen einging, versetzte den Regierungsrat für einige Augenblicke in noch tiefere Bewusstseinsstörungen. Dann aber war er wieder ganz Herr der Lage.

»Ja, ich wünsche, dass das augenblicklich geschieht.«

Liliental konnte auf unnachahmliche Weise auf zwei Fingern pfeifen, was in diesem Augenblick einem Zugsignal äußerst ähnlich war.

»Der Zug nach Düsseldorf ist abgefahren, Herr Ministerialdirigent.«

Er sagte Dirigent, nicht Rat.

Diese Beförderung führte erneut zur Verwirrung, aber es schien durchaus möglich, dass sich der Herr Ministerialrat in diesem Zustand durch eine Beförderung sehr geschmeichelt fühlte.

»Was ist mit den anderen beiden Zügen?«, fragte er.

Das war keine Frage, sondern eine sehr klare, fast drohende Anweisung.

Das Pfeifsignal wurde wiederholt und zwar mit noch größerer Lautstärke.

»Der IC nach Hamburg ist abgefahren«, meldete Liliental, der jetzt seine Aufgabe für erledigt hielt. Er hatte sich getäuscht.

»Und der dritte Zug?«, wollte der Ministerialrat wissen.

»Den lassen wir stehen. Es ist ein Güterzug. Der kann morgen früh abgefertigt werden. Sie sollten jetzt schlafen, Herr Ministerialdirigent.«

Mit energischen Handgriffen brachte Liliental den Herrn Ministerialrat in eine angemessene vernünftige Stellung im Bett, nicht bevor er das Hemd über die Blößen des Unterleibes gezogen hatte.

Der Patient machte noch einen letzten kläglichen Versuch, seine Autorität ins Spiel zu bringen. Er zeigte mit einem glasigen Blick auf das Bild von Cézanne, das gegenüber dem Bett an der Wand hing, das Bild mit dem Ruderboot und den drei Personen, die als Schutz gegen die Sonne einen Schirm über sich ausspannen.

»Diese Leute müssen auch wegfahren«, betonte er, jetzt allerdings nicht mehr in seinem autoritären Befehlston, denn offenbar war er sich nicht ganz klar, ob diese Personen etwas mit der Bahn zu tun hatten.

»Ich werde hinausgehen und in Ruhe mit ihnen sprechen.«

Zur Ausführung kam Liliental nicht mehr, weil der Herr Ministerialrat bereits die Augen geschlossen hatte.

Schwester Ingrid befürchtete allerdings, dass sich das alles während der Nacht wiederholen könne, wurde aber von Liliental beruhigt.

»Der schläft jetzt, glaub es mir.«

Was denn das alles zu bedeuten hätte, wollte sie wissen.

»Er spinnt«, erklärte Liliental. »Er hat ein Durchgangssyndrom.«
Was denn das sei, wollte Schwester Ingrid wissen.

»Das weiß ich auch nicht. Die Ärzte wissen es, glaube ich, auch nicht.«

Der Ministerialrat saß mit einem sehr vornehmen Bademantel an dem kleinen Tisch, der unter dem Bild von Cézanne stand. Es war der sechste Tag nach der Operation.

Als der Chirurg, Dr. Sebastian zur Visite kam, sagte Liliental, bevor sie das Zimmer betraten:

»Er hat gesponnen, er war völlig durch den Wind«, und so erfuhr Sebastian aus berufenem Munde etwas über die Verspätungen der Bahn.

Sie betraten das Zimmer von Herrn Regierungsrat. Ein sachkundiger Blick in die Fieberkurve und Sebastian sagte:

»Alles programmgemäß, Herr Breuer.«

»Wie nicht anders zu erwarten – ich meine bei ihnen, Doktor«, erwiderte er. Es sollte zweifellos ein Kompliment sein.

»Sie waren zwei Tage ziemlich verwirrt«, bemerkte der Chirurg.

»Wie meinen sie das?«

»Sie waren einfach desorientiert, das ist ganz normal.«

»Merkwürdig. Ich habe nichts davon gemerkt, wohl eine Folge der Operation?«

Vorsicht. Bitte jetzt keine Diskussion über die Schuldfrage, dachte der Chirurg. Du bist zwar so sehr zuvorkommend, aber was bedeutet das schon. Immerhin bist du von Haus aus Jurist.

Der Patient wollte wissen, wie sich denn dieser Verwirrtheitszustand geäußert habe.

»Ja, nach der Operation ist diese Störung aufgetreten«, so der Arzt, aber die Ursache sei unbekannt. »Jedenfalls ist die Narkose ohne Komplikationen verlaufen. Es ist zu keinem Zeitpunkt ein Sauerstoffmangel aufgetreten.« Pause. »Ich habe gehört, dass sie Probleme mit der Bahn hatten.«

Der Herr Regierungsrat sah seinen Arzt hilflos an, und man hatte den Eindruck, als ob erneut die Verwirrung eintreten würde.

»Merkwürdig, ich habe nichts davon mitbekommen.« Er schüttelte den Kopf.

Man sollte es dabei belassen. Liliental stand an der Tür und blickte schräg auf das Bild von Cézanne. Von diesem Standpunkt aus hatte man den Eindruck, als hätte sich das Schiff mit den drei Damen bereits weiter vom Ufer entfernt.

Alkohol

Die junge Frau wurde wegen einer Magenblutung eingewiesen. Sie hatte so viel Blut verloren, dass jede Farbe aus ihrem Gesicht verschwunden war. Die dunklen Haare hingen ihr wirr in das Gesicht. Ungepflegt, dachte Doktor Sebastian, als er sie untersuchte. Nein, natürlich nicht. Sie war vermutlich zusammengebrochen, lag vielleicht längere Zeit in ihrer Wohnung, bevor man sie fand. Als er ihr sagte, dass er sie sofort operieren müsse, sah sie ihn so an, als verstünde sie nicht, was er ihr mitteilte.

Im Warteraum saßen ihre beiden Kinder, ein Junge von acht und ein Mädchen von zehn Jahren. Die Schwester der Patientin stand neben ihnen. Sie schien wesentlich älter zu sein als ihre Schwester. Bevor sie etwas sagen konnte, begann der Achtjährige:

»Ich bin aus der Schule gekommen. Ich habe geklingelt und sie hat nicht aufgemacht. Da ist die Tante, die neben uns wohnt, mit dem Schlüssel gekommen und hat die Tür aufgemacht. Die Mama hat auf dem Boden gelegen und war so blass, und da habe ich geweint, weil ich gedacht habe, dass die Mama tot ist.«

Bevor auch das zehnjährige Mädchen zu reden begann, schaltete sich die Schwester ein. Sie ging mit Sebastian auf den Krankenhausgang und er erfuhr, dass die Schwester unter starkem Alkoholeinfluss gestanden habe. Sie begann zu erzählen und wollte alles loswerden, das mit dem Alkohol und wie es dazu gekommen war, aber Dr. Sebastian unterbrach sie höflich. Die Notoperation hatte Vorrang. In den nächsten Tagen würden sie alles besprechen, sagte er und ging in den Operationssaal.

➤ Im Vorraum des Operationssaales

Ihre Haare wurden jetzt mit einem Band zusammengehalten, so dass er ihr Gesicht sehr viel deutlicher wahrnahm. Sie sah ihn an, und er wusste, dass sie Angst hatte. Das ist keine Alkoholikerin, dachte er. Warum empfand er auf einmal großes Mitleid?

Sebastian beugte sich über sie und beruhigte sie:

»Es ist keine so schwere Operation. Sie brauchen keine Angst zu haben. Es wird alles gut werden.«

Sie versuchte zu lächeln.

Die massive Blutung erfolgte aus einem großen, in die Bauchspeicheldrüse eingedrungenen Geschwür. Das blutende Gefäß im Inneren des Ulkus wurde umstochen und die Operation mit einer Resektion eines Magenanteiles beendet.

➤ Am Tage nach der Operation in der Intensivstation

Nach mehreren Bluttransfusionen war die Blässe verschwunden. Weil sie ihren Arzt so eindringlich ansah, dachte er, dass sie ihm etwas sagen wollte, aber sie war offenbar noch zu schwach. Nein, sie ist auf keinen Fall eine Alkoholikerin, dachte er – und verspürte erneut dieses große Mitleid.

»Es ist alles gut gegangen. In wenigen Tagen werden sie ganz gesund sein«, erklärte Sebastian.

Wieder dieser Versuch zu lächeln.

➤ Am dritten Tage – Visite auf der Krankenstation

Man hatte ihr das Krankenhaushemd ausgezogen. Sie trug jetzt ein Nachthemd. Die Haare waren gewaschen – glänzende dunkle Haare, die mit einem Stirnband zusammengehalten wurden. Sebastian setzte behutsam das Stethoskop auf den Bauch, um die Darmgeräusche zu kontrollieren. Alles war unauffällig. Er stand auf und sagte:

»Wir müssen miteinander reden.« Da blickte sie zur Seite und wollte vermutlich seinem Blick ausweichen.

»Sie dürfen es nicht wieder tun«, er sprach sehr leise, damit die ältere Bettnachbarin es nicht hören konnte. Da verdeckte sie ihr Gesicht mit den Händen. Schämte sie sich? Der Arzt sollte nichts erfahren über den Alkohol.

➤ Am fünften Tag nach der Operation

Ihre beiden Kinder kamen zu Besuch. Das Mädchen saß neben dem Bett der Mutter, der Junge an dem kleinen Tisch und malte in einem Zeichenblock. Sebastian sah sich diese Zeichnung an, die Zeichnung eines Achtjährigen: ein Schrank am Rand, in der Mitte des Zimmers ein Tisch, auf dem Töpfe und Tassen standen. Um den Tisch standen Stühle und auf dem Boden liegend die Gestalt einer Frau, nur Striche, aber zweifellos eine Frau. Sie war an ihren vielen Haaren erkennbar. Ihre beiden Arme waren ausgestreckt.

»Ist das die Mama?«, fragte er.

»Ja.«

Die Patientin saß heute auf dem Bettrand, dem Fenster zugewandt. Sie drehte sich nach Sebastian und dem Jungen um und sah ihnen lange zu. Es hatte den Anschein, als freue sie sich. Es konnte heute nicht viel gesagt werden, weil die Kinder anwesend waren. Seit Sebastian nun doch wusste, dass sie alkoholkrank war, wollte er die Ursachen ergründen. Bisher war sie allerdings jedem Versuch, mit ihr zu reden, ausgewichen.

➤ Am siebenten Tag nach der Operation

Als Sebastian eintrat, war der Junge über die Mutter gebeugt und sie umarmte ihn. Dann schob sie ihn sanft zurück. Offenbar wollte sie nicht, dass der Arzt Zeuge dieser kleinen Zärtlichkeit wurde. Als die Kinder am Tisch zu spielen begannen, sagte Sebastian leise:

»Sie dürfen es nicht wieder tun, sie dürfen es nicht, wegen der beiden Kinder dürfen sie es nicht.«

Wieder legte sie beide Hände vor das Gesicht. Sie wollte ihre Tränen vor ihm verbergen.

Draußen auf dem Krankenhausgang wartete ihre Schwester auf ihn. Sie gingen in das Stationszimmer und nun erfuhr er endlich alles.

Es sei eine sehr glückliche Ehe gewesen, begann sie. Zwölf Jahre lang habe es, soweit sie das beurteilen könne, nicht die geringste Unstimmigkeit zwischen den Eheleuten gegeben. Dann verließ sie ihr Mann. Sie fügte hinzu, es hätte Wochen vorher eine Entfremdung gegeben. Er sagte etwas von einem neuen Leben, das für ihn begänne. Und dann war er von einem Tag auf den anderen aus dem Haus gegangen. Ganz unbegreiflich! Er habe einen Koffer genommen und sei verschwunden. Und von da an begann das mit dem Trinken und wurde immer schlimmer. Sie berichtete auch über ihre Versuche, der Schwester zu helfen.

Das Ereignis lag nun acht Wochen zurück, keine Zeitspanne, in der man Alkoholikerin werden kann, wenn man vorher nie getrunken hat, so überlegte Sebastian.

➤ Am achten Tag

Sie kam ihm auf dem Gang entgegen, trug eine dunkle Hose und einen weißen Pullover. Sebastian sah sie so zum ersten Mal, eine schöne Frau, dachte er. Ob sie ein wenig in den Park gehen dürfe. Natürlich dürfe sie, aber sie solle sich nicht zu sehr anstrengen.

Vom Fenster aus beobachtete er, wie sie langsam zwischen Blumenrabatten bis an das Ende des Parkes ging. Hinter den großen Eichenbäumen verschwand sie.

➤ Am neunten Tag

Er hatte vor zwei Tagen die Fäden gezogen. Während Sebastian noch einmal die Narbe kontrollierte, war er ihrem Gesicht so nahe, dass er den untrüglichen Geruch von Alkohol wahrnahm. Es gab keinen Zweifel. Auf dem Nachttisch stand eine Flasche Coca Cola. Ein Verdacht kam in ihm auf. Sebastian war so erschrocken, dass er sie sprachlos ansah. Er ging ganz ruhig aus dem Zimmer, dann aber ordnete er bei der Stationsschwester in aller Eile an, dass man die Patientin zur Untersuchung in den EKG-Raum im unteren Stockwerk bringen solle. Die ältere Bettnachbarin solle man ebenfalls zu einer Untersuchung herausbitten. Er brauche mindestens zehn Minuten Zeit, sagte er.

Dann, als beide das Zimmer verlassen hatten, öffnete er die Colaflasche, fand seinen Verdacht bestätigt. Sie war gefüllt mit Alkohol. Er lief in das Bad, leerte die Flasche und füllte sie mit Leitungswasser.

Was würde nun geschehen, wenn sie bemerkte, dass er sie überführt hatte?

Am späten Abend ging er zu ihr. Die Nachbarin schlief.

Sie sah ihn mit großen Augen an.

»Bitte, tun sie es nicht wieder«, sagte er fast flehend, »ich bitte sie! Ich möchte ihnen so gerne helfen.« Da wandte sie sich ab. Es schüttelte sie und sie weinte.

Sebastian ging leise aus dem Zimmer.

➤ Am zehnten Tag

Sie war aufgestanden und kam ihm entgegen, als er eintrat.

»Kann ich mit ihnen sprechen?«, fragte sie. Sie hatte inzwischen erfahren, dass ihre Schwester den Arzt bereits vollständig informiert hatte.

Als sie neben seinem Schreibtisch saß, wusste sie nicht, wie sie anfangen sollte. Sie blickte nach unten und ihre Hände waren im Schoß gefaltet. Dann sah sie ihn an:

»Sie wissen alles, Herr Doktor.«

Jetzt war sie bereit, mit ihm offen zu reden.

»Es war so schrecklich«, begann sie. »Es war alles so schön, wir waren so viele Jahre sehr glücklich. Ich dachte, es wird immer so bleiben. Aber dann kam alles anders. Wir haben uns immer geliebt«, und dabei wurde sie rot wie ein Mädchen. »Sie wissen doch, wie ich das meine. Und dann eines Abends, als wir im Bett lagen, drehte er sich um, ohne mir gute Nacht zu sagen. Zum ersten Mal war das so, und dann immer wieder. Wir haben uns nicht mehr geliebt. Nachts bin ich unbemerkt aufgestanden und in den Garten gegangen. Da habe ich geweint und wusste nicht, wie mein Leben weitergehen sollte. So ging das vier Wochen. Ich war am Ende und dann hat er eines Tages ein paar Worte gesagt, schlimme Worte. Er müsse fort, hat er gesagt, und dann hat er einen großen Koffer gepackt und ist gegangen. Können sie sich das vorstellen?«

Sie wartete nicht auf eine Antwort.

»Ich wollte nicht mehr leben, und wenn die Kinder nicht gewesen wären, würde ich wohl heute nicht mehr da sein. Ich habe angefangen zu trinken. Es wurde immer schlimmer.«

»Und sie glauben nicht, dass es sich reparieren lässt, ich meine die Ehe?«, fragte er und wusste im selben Augenblick, dass er ohnmächtig war. Warum hatte er ihr vor Tagen gesagt, dass er ihr helfen wollte? Das war nichts anderes als eine gut gemeinte Redensart, ausgesprochen, um ihr sein Mitleid zu zeigen. Er hätte es besser wissen müssen.

➤ Am Sonntag

Ab und zu ging Sebastian zum Gottesdienst in die Kapelle im Krankenhaus, ein kleiner Raum, in dem sich in der Regel nur einige wenige Patienten einfanden. Er tat das, um mitten im Trubel des Krankenhausbetriebes, der ihn auch am Sonntag nicht losließ, in diesem abgeschlossenen stillen Raum ruhig zu werden und um Kräfte zu sammeln.

Zu seinem großen Erstaunen saß seine Patientin zwei Stuhlreihen vor ihm. Sie hatte sein Kommen nicht bemerkt und wohl auch nicht erwartet. Er war als Letzter eingetreten. Sie war vertieft in das Gesangbuch, in dem sie die auf der Tafel angeschlagenen Lieder aufsuchte. Es saßen nicht mehr als acht Personen in der Kapelle. Über welchen Text gepredigt wurde, konnte er sich später nicht mehr erinnern. Die Pfarrerin sprach von einem kleinen Podium aus in unmittelbarer Nähe ihrer Zuhörer und war so aufs engste mit ihnen verbunden. Seine Patientin hatte eine weiße Bluse an, die einen Teil ihrer Schultern freigab, und da ihre Haare hochgesteckt waren, sah er ihren Hals. Er schämte sich und versuchte, sich auf die Predigt zu konzentrieren.

Nach dem Gottesdienst stand die Pfarrerin an der geöffneten Tür der Kapelle und gab jedem von ihnen die Hand zum Abschied.

Jetzt hatte die Patientin ihn entdeckt, und wie unter Zwang warteten sie beide, bis alle Teilnehmer und die Pfarrerin gegangen waren. Dann setzten sie sich an einem kleinen Tisch in einer Nische neben der Kapelle gegenüber.

Sie sei keine große Kirchgängerin, entschuldigte sie sich sogleich, offenbar mit Hinweis darauf, dass sie heute einen besonderen Grund hatte. So begann das Gespräch. Sebastian erwartete, dass sie nun über ihr Alkoholproblem sprechen würde, und hoffte, dass sich daraus vielleicht eine Möglichkeit ergeben würde, ihr doch noch helfen zu können, aber sie hatte nicht die Absicht, vom Alkohol zu sprechen. Unvermittelt platzte sie heraus:

»Ich habe darum gebetet, dass alles wieder gut würde. Ich habe gebetet, dass er zurückkommt und alles so sein würde wie vorher.«

Sie wartete auf eine Antwort von ihm. Er schwieg.

»Da sagt man nun, dass Gebete erhört werden. Ich glaube nicht mehr daran. Ich glaube überhaupt nicht, dass mir auf diese Weise geholfen wird. Ich glaube das alles nicht mehr, und das macht alles nur noch schlimmer.«

»Aber ich glaube daran«, entgegnete er.

»Woran?«

»Daran, dass solche Gebete erhört werden.«

»Aber sie sind nicht erhört worden und sie werden nicht erhört werden.«

»Woher wollen sie das wissen«, fragte er.

»Ich weiß es«, antwortete sie.

»Nein, sie wissen es nicht. Ich glaube übrigens nicht, dass es ausreicht, sozusagen einen Hilferuf auszustoßen. Man muss daran glauben, dass es geschehen kann. Ich glaube auch nicht, dass alle Gebete erhört werden. Dann gäbe es keine Kriege, keine Krankheit, keinen Hunger und, und, und. Aber ich glaube daran, dass Liebe zurückkommen kann, ich glaube, dass Gebete erhört werden, wenn es um menschliche Beziehungen geht.«

»Und haben sie das selbst erlebt?«, wollte sie wissen.

»Ja, mehrfach, ganz deutlich, ganz greifbar nahe.«

»Und ist ihnen ihre Frau weggelaufen?«

»Nein, das ist sie nicht, aber ich habe es erlebt.«

Sie sprachen lange miteinander.

Täglich neue Begegnungen, Entscheidungen in Grenzbereichen und Operationen, deren Erfolg manchmal ungewiss bleiben muss. In der Erinnerung verlieren viele Gesichter der Kranken ihre Konturen und Erinnerungen verblassen im Schatten der nächsten Ereignisse.

So besonders und einschneidend die Krankengeschichte jener Frau war, so trat sie doch immer seltener und unschärfer in seinen Gedanken auf, bis zu jenem Tag in der Vorweihnachtszeit, als er auf einem Spaziergang durch die Stadt am Rande des Weihnachtsmarktes ganz gedankenverloren vor einem Karussell stehen blieb.

Auf einmal war Sebastian hellwach. Auf einem weißen Pferd mit einer wilden Mähne saß der Junge, den er wiedererkannte, der kleine Sohn, der einmal im Krankenzimmer das Bild von der scheinbar toten Frau gezeichnet hatte. Kaum war das Pferd mit seinem kleinen Reiter kreisend um die Biegung verschwunden, als er seine Schwester in einem weißen Kabriolett entdeckte. Sie hielt das Steuerrad fest, als könnte sie nur so die Spur halten. Zweimal tauchten die beiden im sich drehenden Karussell vor ihm auf, als er noch benommen von ihrem so überraschenden Auftauchen sich bewusst wurde, dass sich ganz in der Nähe wohl auch ihre Mutter aufhalten musste.

Sie stand auf der gegenüberliegenden Seite des Karussells halb verdeckt von dessen Gestänge zusammen mit einem Mann. Er wollte ihr nicht begegnen, weil eine kaum bewusste Enttäuschung ihn daran hinderte, ein Gefühl, das er sich eigentlich nicht eingestehen wollte. Warum hatte sie sich nicht noch einmal nach der Entlassung gemeldet und wer war dieser Mann? Sebastian verschwand in der Menschenmenge, bevor sie ihn erkannt hatte.

Tage später kam ein Brief von ihr, in dem sie mitteilte, dass sich doch alles erfüllt habe, woran sie nicht mehr geglaubt hatte.

»Wir sind wieder zusammen. Danke, Ihre T.«

Und post scriptum: »Mein Mann und ich würden Sie gerne besuchen, wenn es Ihre Zeit erlaubt.«

Ein Leben lang Glück gehabt

Ein Mann von 75 Jahren wurde am späten Nachmittag unter dem Verdacht eines Dickdarmtumors eingeliefert.

Eine Stunde nach der Einweisung suchte Dr. Sebastian ihn in seinem Zimmer auf. Der Patient stand kerzengrade neben dem kleinen Tisch vor dem Fenster, ein Respekt einflößender großer Mann, weißhaarig. Er machte eine Handbewegung, die den Arzt zum Sitzen aufforderte, so als wäre er hier der einladende Hausherr. Dann saßen sie sich gegenüber. Er betrachtete den Arzt abschätzend, und dieser spürte, dass er bei Gesprächsbeginn in höflicher Distanz prüfte, ob er ihm sein volles Vertrauen schenken würde, die Voraussetzung für eine ernsthafte Arzt-Patientenbeziehung vor einer lebensentscheidenden Operation.

Sebastian unternahm nicht den Versuch, diese Distanz zu überbrücken. Es war eine nüchterne Information über die notwendigen Untersuchungen und der Hinweis, dass man als erstes am kommenden Tag eine Darmspiegelung vornehmen würde, über deren Durchführung Sebastian ihn in Einzelheiten orientierte.

Es war bereits dämmerig, als er das Zimmer verlassen wollte. Der Patient stand auf und begleitete Sebastian zur Tür, wieder mit der vornehmen Geste eines Hausherren. Dann, an der Tür, gab er ihm die Hand und sagte: »Ich danke ihnen, Herr Doktor.« Nur diese fünf Worte. Sein Gesicht konnte Sebastian im Halbdunkel nicht erkennen.

Die Darmspiegelung fand am nächsten Tag im abgedunkelten Raum statt. Sie sprachen, während Sebastian das Gerät langsam einführte, kein Wort. Der Arzt vernahm die tiefen Atemzüge des Patienten und wusste: Jetzt, in diesen Minuten würde die Diagnose gestellt, die vermutlich über sein Leben entschied.

30 Zentimeter entfernt vom After wurde das fünfmarkstückgroße Krebsgeschwür sichtbar, und bei der Größe des Tumors war es wahrscheinlich, dass er bereits alle Wandschichten des Darmes durchwachsen hatte. Sebastian beugte sich über ihn.

»Ein Tumor?«, fragte der Patient.

»Ja, ein Tumor.«

Der alte Mann war nach acht Jahren aus dem Krieg und aus russischer Gefangenschaft zurückgekommen, hatte studiert und war ein angesehener Architekt geworden. Er hatte geheiratet. Seine beiden Kinder waren im Ausland. Vor zwei Jahren verlor er seine Frau. Soweit die Hinweise auf seine Biographie.

Am Abend dieses Tages ging Sebastian zu ihm. Wiederum wie bei seinem ersten Besuch bot der Patient ihm einen Stuhl an.

Kaum hatte Sebastian sich gesetzt, stellte er die Frage, über die er vermutlich den ganzen Tag nachgedacht hatte.

»Werden sie diesen Tumor entfernen können?«

Ohne Zweifel würde man den tumortragenden Darmabschnitt resezieren können, sagte Sebastian, aber das Entscheidende sei, ob man eine Aussaat des Tumorgewebes, also seine Verbreitung in die Lymphknoten und andere Organe finden würde. Dass es in diesem Fall ausgeschlossen sei, den Tumor samt der Metastasen radikal zu entfernen, erwähnte Sebastian nicht.

Jetzt sprach der alte Mann von seinem Leben. Der Arzt hatte nicht erwartet, dass er so viel von sich preisgeben würde. Er berichtete von sonderbaren Begebenheiten, in denen er durch das Schicksal gerettet worden war. Er wollte die jetzt drohende Gefahr einreihen in diese dem Schicksal zu verdankenden Lebensrettungen, aber er lebte bereits in der Angst vor einem in diesem Fall endgültig Unabwendbaren.

Er erzählte nicht, es waren nur einzelne hingeworfene Sätze im Telegrammstil. Der russische Panzerangriff, von einem Kessel sprach er, in dem sie von den Russen eingeschlossen waren und aus dem sie ausbrechen konnten, und dann das Sperrfeuer mit der Stalinorgel.

»Wissen sie, Herr Doktor, was die Stalinorgel war? Granatwerfer und Einschläge alle zehn Meter. Du liegst da mittendrin und glaubst, dass du sterben musst.«

Aber es gab noch weitere Lebensrettungen: ein Autounfall, ein Absturz aus großer Höhe.

Und die Operation? Würde sie auch eine Lebensrettung sein? Schließlich war er doch bisher immer bewahrt worden.

Ob es ein großer Tumor sei, wollte er wissen, und Sebastian erklärte ihm, dass man das endgültig erst nach der Operation sagen könnte.

Er nickte. Es gab nichts Weiteres zu besprechen. Die Erkenntnis, dass das Leben eventuell in Kürze zu Ende sein könnte, war im Augenblick, in dem sie ausgesprochen wurde, unfassbar, und obgleich zunächst immer noch die Möglichkeit bestand, dass eine Radikaloperation möglich war, wusste der alte Mann, dass sie beide, er und sein Arzt, vom Tod sprachen. Angesichts des Unwiderruflichen befand er sich in einer bisher ungekannten Hilflosigkeit. Hinter seinen fast beschwörenden Hinweisen auf die Lebensrettungen in seinem Leben stand die Bitte, dass der Arzt ihn retten solle, obwohl ihm bewusst war, dass das Geschick nicht in der Hand des Arztes lag und diese Bitte vermutlich unerfüllbar blieb. Darum sprach er sie nicht aus.

Sebastian stand neben der Trage, auf der sie ihn in den Vorbereitungsraum des Operationssaales geschoben hatten, und hielt seine Hand, bis die Narkose wirkte. Nur zwei tiefe Atemzüge, dann glitt er hinüber in den tiefen Narkoseschlaf.

Nach Eröffnung des Bauches fanden sich ein kleinfaustgroßer Tumor des Dickdarmes und mehrere große Metastasen in der Leber. Damit war sein Schicksal besiegelt. Radikalität war ausgeschlossen. Sebastian resezierte lediglich den tumortragenden Darmanteil, um den drohenden Darmverschluss zu verhindern.

Die Anästhesisten hatten den Tubus aus der Luftröhre entfernt und die künstliche Beatmung beendet. Sebastian sah das Gesicht des alten Mannes vor sich. Er lag noch immer im tiefen Schlaf.

Der Arzt ging in den Waschraum, um sich umzuziehen. Warum behaupteten sie immer, dass ein Arzt wohl kaum mit seinen Patienten mitleiden könne?

Irgendwann in den nächsten Tagen würde der Patient die Wahrheit erfahren wollen. Oder würde er sich mit der Nachricht zufrieden geben, dass der Tumor vollständig entfernt wurde? Würde er nach Metastasen fragen?

Als Sebastian ihn am Abend auf der Intensivstation besuchte, öffnete er die Augen, aber vermutlich erkannte er ihn nicht. Ganz langsam erst tauchte er aus dem tiefen traumlosen Narkoseschlaf auf.

Als erstes erkennt man beim Aufwachen aus der Narkose verschwommen die Gegenstände in der Umgebung des Bettes. So wie sie auftauchen, so verschwimmen sie auch wieder. Man schließt die Augen und entdeckt sie aufs Neue. Zwischen Schlaf und Erwachen bekommen sie allmählich feste Formen. Auch die Gestalten und ihre Gesichter werden langsam lebendig. Man will Fragen stellen, kann sie aber noch nicht formulieren.

Am Abend des zweiten Tages hatte er die Augen geschlossen, als Sebastian an sein Bett trat. Der Patient sah seinen Arzt lange an und erkannte ihn. Die Hand, die ihm bedeutete, dass er zu ihm an das Kopfende treten sollte, fiel schlaff auf die Bettdecke zurück. Sebastian beugte sich über ihn.

»Ist er entfernt, der Tumor?«, fragte er.

»Ja, vollständig.«

Er atmete sehr tief. Vielleicht war es ja doch gelungen? In den kommenden Stunden und am nächsten Tag konnte er sich halb wachend und träumend diesem Gefühl hingeben, dass er doch errettet worden sei. Schließlich hatte ja der Doktor gesagt, dass der Tumor vollständig herausgeschnitten wurde. Als er endlich klarer denken konnte, kamen leichte Zweifel, aber er wollte die Rettung bewusst weiterträumen.

Als Sebastian am sechsten Tag nach der OP am Morgen zu ihm kam, geschah das, was er bereits erwartet hatte. Der alte Mann sagte sehr bestimmend:

»Heute, wenn sie Zeit haben, Doktor, müssen sie mit mir sprechen.«

Sebastian versprach es, und ihm war klar, dass er nun von ihm verlangen würde, ihm die volle Wahrheit zu sagen.

Von Anfang an hatte sich Sebastian vor diesem Gespräch gefürchtet, und der Gedanke daran, dass es heute Abend geschehen musste, verfolgte ihn zwischen den Operationen und den Geschäftigkeiten des ganzen Tages.

Bevor er das Krankenzimmer betrat, bat er die Stationsschwester, ihn nach zehn Minuten aus irgendeinem Vorwand herauszurufen. Er blieb vor dem Zimmer einen Augenblick stehen und versuchte, sich vorzustellen, wie dieses Gespräch verlaufen würde. Wird er Fragen stellen, die er nicht beantworten könnte?

Der Patient hatte den Arzt kommen hören, und obwohl er noch sehr schwach war, stand er wieder wie am ersten Tag aufrecht im Zimmer, als Sebastian eintrat. Offenbar hatte er sich auf seinen Besuch vorbereitet, denn er war frisch rasiert und trug unter seinem halbgeöffneten Bademantel ein Oberhemd. Wie beim ersten Mal bot er ihm eine Sitzgelegenheit an. Sie saßen sich an dem kleinen Tisch gegenüber und er betrachtete Sebastian lange schweigend. Der wusste nicht, ob er dieses Schweigen unterbrechen sollte. Dann, als der andere zu reden begann, war ihm klar, dass er seine Worte wohl überlegt hatte. »Ich wollte sie bitten, mir die volle Wahrheit zu sagen.« Und als Sebastian nicht sofort antwortete, fügte er hinzu: »Sind Metastasen da?«

»Ja, es sind Lebermetastasen«, antwortete Sebastian ohne ein Zögern, weil es keine andere Antwort gab.

Der Mann schwieg.

Der Grund für eine längere Gesprächspause kann Unsicherheit bedeuten. In der Tat wusste Sebastian nicht, ob und wie er selbst weiterreden sollte, aber er wusste, dass er ihm Zeit lassen musste, Worte zu finden. Der alte Mann blickte auf seine Hände, die er fest ineinanderpresste. Dann hob er den Kopf und blickte Sebastian direkt an. Offenbar versuchte er, sein Erschrecken zu verbergen.

»Ich hab es geahnt, Doktor, eigentlich habe ich es seit zwei Tagen gewusst. Ich wusste es, weil sie meinen Fragen ausgewichen sind.«

Als Sebastian antworten wollte, hob er die Hand, eine Bewegung, die den Arzt am Reden hindern sollte.

»Nein, sagen sie nichts. Ich weiß, warum sie nie ganz offen gesprochen haben«, und jetzt lächelte er.

»Lieber Doktor« – er sagte wirklich »lieber Doktor« –, »ich weiß, dass es ihnen sehr schwerfiel, die volle Wahrheit zu sagen. Ich glaube, wir kennen uns jetzt beide gut. Ich sage es ihnen, warum sie es nicht konnten. Ich habe es ganz deutlich gespürt. Sie hatten Mitleid mit dem alten Mann. Nein, das ist nicht das richtige Wort. Sie leiden mit. Ist es nicht so?«

»Ja, es ist so.«

Sebastian hatte doch vorher einen Plan für dieses Gespräch entworfen, aber jetzt war er zunächst sprachlos. Dann aber kamen ganz unerwartet die Worte von selbst auf ihn zu.

Sie sprachen lange miteinander. Und als die Schwester wie verabredet ins Zimmer kam, um Sebastian unter einem Vorwand herauszurufen, sah sie ihn fragend an. Er winkte ab.

Der alte Mann wollte wissen, ob es immer so sei, dass der Arzt auf Verlangen des Patienten die volle Wahrheit sage oder ob er den wahren Tatbestand umschriebe, um den Kranken nicht in eine unbewältigte Hilflosigkeit zu entlassen. Gespräche am Krankenbett können Sternstunden sein. Dieses war eine.

Ob er sagen könne, wie lange es noch dauern würde und in welcher Form es zu Ende gehen würde.

Wenn er jetzt so klare Fragen stellte, ganz beherrscht, ohne dem großen Erschrecken Ausdruck zu geben, so wusste Sebastian dennoch, dass ihn Angst vor dem Tod und vor dem Sterben erst überwältigen würde, wenn er das Zimmer verlassen hatte.

Sie kamen sich immer näher, und es wunderte den Arzt, dass der Patient nun nicht von seiner Krankheit sprach, sondern wieder von der Gefangenschaft anfing, einem Erleben, das ihn bis in sein hohes Alter nicht losließ. Dass er alles überstanden hatte, war zweifellos eine Lebensrettung. Die Tatsache, dass er ihm, dem viel Jüngeren, davon erzählte, wäre keineswegs merkwürdig gewesen, wenn er nicht mitten in einem Satz aufgehört hätte. Es hatte den Anschein, als wollte er dem Arzt etwas ganz Entscheidendes mitteilen, aber vermutlich ließ es ihr Verhältnis noch nicht zu, ganz Persönliches preiszugeben.

Worum er Sebastian dann nach einer langen Pause bat, schien im Zusammenhang mit diesem unausgesprochenen Ereignis zu stehen. Er bat ihn, im Falle einer Komplikation oder bei Eintritt des Todes einen Freund zu benachrichtigen und gab dem Arzt dessen Adresse.

Tage später stellte er die Frage:

»Und was kommt danach? Glauben sie daran, dass es in irgendeiner Form weitergeht?«

Die Frage wurde, obwohl es sich um ein Geheimnis handelt, nüchtern und sachlich gestellt. Darum antwortete Sebastian ebenso sachlich.

»Ja, ich glaube daran, dass wir nicht in ein dunkles Loch fallen werden, ich meine, dass wir in irgendeiner Weise aufgefangen werden.«

»Ist es denn so schlimm, wenn wir in ein dunkles Loch fallen?«, überraschte ihn der alte Mann.

Nach Heilung der Bauchwunde und nachdem er sich sichtlich erholt hatte, wurde er nach Hause entlassen. Er wusste, dass seine Lebenszeit sehr begrenzt war.

Monate später wurde er mit einem Krankenwagen eingeliefert. Sebastian lief in die Ambulanz, um ihn zu begrüßen. Er war am ganzen Körper gelb, Zeichen der schweren Leberschädigung durch die Metastasen, und sah extrem abgemagert aus. Die Hand war knochig und der Händedruck nur schwach. Der alte Mann blickte Sebastian an und dann bemerkte er:

»Das tiefe Loch«, und kaum hatte er es gesagt, fielen ihm die Augen zu. Es war hier in der Ambulanz nicht die Zeit, ihr Gespräch über das »Danach« fortzusetzen, und vermutlich war er auch nicht mehr in der Lage, sich auf dieses Thema zu konzentrieren.

In den kommenden Tagen verschlechterte sich sein Zustand zusehends. Bei den täglichen Besuchen bemühte er sich, ein Gespräch zu führen, aber nach wenigen Sätzen fielen ihm wieder die Augen zu. Manchmal blickte er Sebastian nur an und nickte. Die zunehmende Somnolenz, also Schläfrigkeit, war ein untrügliches Zeichen des nahenden Leberkomas.

Seine beiden Kinder kamen aus Amerika. Als Sebastian in das Zimmer trat, saßen sie an seinem Bett, hatten die Blicke auf ihn gerichtet und sich an der Hand gefasst. Der Vater sprach nicht. Sie sahen ihn nur unverwandt an.

Sebastian wusste es: Er entfernte sich mehr und mehr von denen, die ihn umgaben.

Bevor es zu Ende ging, kam sein bester Freund. Die Kinder hatten ihn benachrichtigt.

Sebastian stand mit dem Freund an seinem Bett, und es war einer der wenigen Augenblicke, in denen er völlig unerwartet in aller Klarheit einige Sätze sprach, so als sei er aus einem tiefen Schlaf erwacht.

»Es ist gut, dass du noch gekommen bist«, sagte er und dann fügte er sehr klar und deutlich hinzu:

»Weißt du noch?«, aber nach diesem Satz versank er wieder.

Sebastian hatte den Freund nach Hause eingeladen. Sie tranken Rotwein, und wussten wirklich nicht, ob sie trauern sollten oder ob sie darauf warteten, dass nun vermutlich die Qualen endlich beendet waren.

Der Arzt berichtete ihm, was der Patient ihm über Krieg und Gefangenschaft berichtet hatte, und hoffte, dass der andere ihn vielleicht über jenes Ereignis aufklären könne, über das er zunächst sprechen wollte und das er ihm nach einigem Überlegen vorenthalten hatte.

»Ich glaube zu wissen, was für ihn so überaus bedeutsam war«, sagte der Freund. Es sei eine sehr lange Geschichte. Wenn Sebastian nichts dagegen hätte, wollte er darüber berichten:

»Wir sind beide am selben Tag zu den Gebirgsjägern eingezogen worden. In der ersten Stunde lernten wir uns kennen. Über Hitler und die Nazis waren wir uns sofort einig. In der schweren Ausbildung erlebten wir Demütigungen durch unsere Ausbilder. Wir hassten sie.«

Er berichtete, wie sie nebeneinander an die Front marschiert seien. Später seien sie beim Zusammenbruch der Front in Russland getrennt worden.

»Und dann stellen sie sich das vor, 20 000 Mann wurden im ersten Gefangenenlager zusammengepfercht und in den ersten zehn Minuten trafen wir uns mitten unter diesen Tausenden wieder. Mein Freund hatte nur noch das, was er auf dem Leibe trug. Wir waren wieder zusammen und aßen aus einem Kochgeschirr.«

Was folgte, erwähnte er nur im Telegrammstil: schwerste Arbeit im Steinbruch, Entladen von Zementschiffen, Aufräumarbeiten zerstörter Häuser. Sie arbeiteten bis zur Erschöpfung und hungerten.

Zum zweiten Mal in der Gefangenschaft arbeiteten sie im Steinbruch eines der Lager auf der Krim: »Wir haben jedes Stück Brot miteinander geteilt. Wir schliefen zusammen auf der Pritsche und hatten nur eine Decke, meinen Mantel. Beide kannten wir die Lebensgeschichte des anderen.«

Er fuhr fort: »Und dann kam das Ereignis, nach dem sie gefragt haben.

Es war Sommer. Ich bemerkte, wie mein Freund ständig mit einem anderen Gefangenen zusammenhockte. Ich wusste nicht, worüber sie diskutierten. Mein Freund hatte Geheimnisse, die er vor mir verbarg. Ich konnte es nicht begreifen.

Unter seiner Decke fand ich einen Beutel mit getrocknetem Brot und eine Drahtschere, die sie auf der Baustelle organisiert hatten. Zum ersten Mal in zwei Jahren Gefangenschaft hatte er ohne mich Brot abgespart und getrocknet. Und dann ist das Unglück geschehen. Mein Freund unternahm mitten in der Nacht mit zwei anderen zusammen einen Fluchtversuch.

Beim Durchschneiden des Stacheldrahtes mit der Drahtschere wurde er vom Wachtposten entdeckt. Zwei Stunden lang schlugen ihn zwölf Mann, auch dann noch, als er bereits bewusstlos da lag. Er sollte erschossen werden, und niemand von uns begriff, warum es nicht geschah, obwohl der Posten bereits auf ihn angelegt hatte. Eine unerklärliche Lebensrettung. Er kam wochenlang in Einzelhaft und später in ein Straflager. Wir haben uns erst zwei Jahre später wiedergesehen. Ich kam früher nach Hause als er. Es war alles so wie früher. Wir studierten beide an derselben Universität. Später, als sich die Wege trennten, haben wir uns in jedem Jahr irgendwo in Deutschland getroffen. Wir haben auch über diesen Fluchtversuch und seine Folgen gesprochen. Für mich war das eine allmählich verblassende Episode in der Gefangenschaft, für ihn nicht. Es ist nicht die Erinnerung daran, dass sie ihn bewusstlos schlugen und alles, was danach kam, die Einzelhaft und das Straflager. Es war etwas, was ihn die Jahre über bedrückte. Jetzt, in der Krankheit hat er es mir gesagt, und ich frage mich, warum er es erst jetzt, so viele Jahre danach, tat. Ich besuchte ihn, als er schon sehr schwach war, und da sagte er doch tatsächlich, er könne das kaum wiedergutmachen, dass er die Fluchtpläne vor mir verheimlicht hatte. Begreifen sie das? Nach so vielen Jahren spricht er davon, dass er untreu war. Ja, es war dieses

Wort: untreu. Sie müssen wissen, dass ich ihm diese Flucht ausgeredet hätte, und vermutlich hätte er auf mich gehört.«

Gegen 24 Uhr, als er geendet hatte, fragte er, ob sie den Freund in dieser Nacht nicht noch einmal besuchen könnten – eine sehr ungewöhnliche Zeit für einen Besuch. Die Nachtschwester war verwirrt, als sie die beiden Männer da in der Nacht kommen sah. Sehr vorsichtig öffnete Sebastian die Tür. Die Lampe neben seinem Bett war durch ein Tuch abgedunkelt. Wie zu erwarten schlief er, zumindest glaubten sie es, weil er die Augen geschlossen hatte und so tief atmete. Der Arzt blieb an der Tür stehen. Der Freund trat an das Bett, und Sebastian bemerkte, wie er die Hand des Kranken berührte und hörte ihn sagen:

»Weißt du noch?«

Und dann trat eine jener kurzen Phasen ein, in denen er wiederum völlig unerwartet einige Worte sagte.

Physiologisch sind solche Reaktionen in einem bereits beginnenden Leberkoma eigentlich nicht erklärbar. Er sagte nur:

»Du brauchst keine Angst zu haben, Sterben ist nicht so schlimm, wie man immer glaubt.«

Das Regenmädchen

Ein sechzehnjähriges Mädchen wurde mit einem Blaulichttransport aus einem auswärtigen Krankenhaus eingeliefert. Sie blutete lebensgefährlich aus Krampfadern der Speiseröhre. Alle Versuche, die Blutung durch eine Verödung der Krampfadern zu stillen, waren bisher gescheitert. Das Mädchen hatte bereits zehn Bluttransfusionen bekommen.

Die Eltern warteten auf den Arzt, und als Dr. Sebastian auf sie zukam, spürte er vom ersten Augenblick an die ablehnende Haltung des Vaters. Er konnte sie in seinen Augen ablesen, und das Besondere daran war, dass sich diese Feindseligkeit zu erkennen gab, bevor sie miteinander überhaupt ein Wort gesprochen hatten. Wie kann man aus diesen ersten Eindrücken derartig gewagte Schlüsse ziehen? In seinen Augen erkannte Sebastian nur Verneinung. Er ahnte, dass es keine Verständigung geben würde. Es gibt Fälle, wo man das mit Bestimmtheit voraussagen kann. Der Vater arbeitete als Techniker und stellte sein medizinisches Halbwissen zur Schau. Das entwickelte sich unangenehm. Er saß mit seiner Frau im Wartezimmer. Das Gespräch begann mit einer provokativen Frage des Vaters:

»Die Blutung steht im Augenblick. Warum muss man dann jetzt operieren?«

Sebastian erklärte, dass man ihr einen Schlauch in die Speiseröhre eingelegt und einen Ballon aufgepumpt habe, um die blutenden Gefäße zu komprimieren, und fügte hinzu:

»Habe ich mich verständlich ausgedrückt?«

»Ich begreife das, natürlich begreife ich das.« Er äußerte das betont und vorwurfsvoll. Es fehlte noch, dass er gesagt hätte: Was glaubst du eigentlich, wer ich bin!

Seine Frau sah ihn ängstlich an und jetzt dachte sie vermutlich: Bitte, tu mir einen Gefallen und reize den Arzt nicht. Wir sind doch von ihm abhängig.

Sie hielt ihre Hände gefaltet im Schoß. Sebastian erkannte aus dieser Entfernung, dass sie die Hände fester zusammenpresste.

Es müsse doch irgendeine Möglichkeit geben, dieses lächerliche Loch zuzunähen, ohne gleich zu operieren, und er stieß es so heraus, als wolle er Streit mit dem Chirurgen.

Es galt jetzt, ruhig zu bleiben. Sebastian musste sich zusammennehmen. »Wer sagt, dass man immer gleich operiert?«, erwiderte er.

»Na die Ärzte, wer sonst?«

»Rudolf, ich bitte dich«, intervenierte seine Frau, »bitte beruhige dich.«

Unwillig schob er ihre Hand zurück, die sie auf seinen Arm gelegt hatte, und dann fing sie an zu weinen und schluchzte:

»Sie hat das ganze hellrote Blut herausgebrochen, zwei Schalen voll.« Dabei deutete sie es mit ihren Händen an, bildete mit ihnen eine Mulde und streckte Sebastian dabei die Arme entgegen. Es war wie eine bittende Gebärde.

»Und ich habe gedacht, dass sie sterben wird, so weiß hat sie ausgesehen, und die Augen hat sie auch verdreht.«

An dem hell erleuchteten Röntgenschaukasten hingen die Bilder. Der Mann folgte Sebastian widerstrebend, so als wisse er bereits alles und so als ginge ihn das nichts an. Sie aber gab ihm zu verstehen, dass sie es nicht sehen wolle, weil sie ohnehin nichts davon verstünde. Sie wollte offenbar sein Halbwissen aufwerten und Sebastian dachte: Ich werde es dir erklären, in allen Einzelheiten werde ich erklären, damit du es begreifst.

Im großen Geflecht der Blutgefäße zeigte er ihm jenes Gefäß, das allein noch in einem Bereich von wenigen Zentimetern gut durchströmt war und sich für eine Umleitung des unter hohem Druck stehenden Blutes der großen Vene, die zur Leber führt, eignete.

Der Vater war der Ansicht, dass so eine seltene Operation vermutlich für einen Arzt sehr interessant sei, und also hätte Sebastian natürlich ein ganz persönliches Interesse an diesem Eingriff. Und was einem alles erzählt würde, das müsse man als Laie ja alles glauben. In diesem Augenblick wollte Sebastian ihn hinauswerfen, aber er konnte nicht. Das Mädchen befand sich in Lebensgefahr.

»Ihre Tochter wird verbluten, sobald wir die Sonde aus der Speiseröhre entfernen. Sie wird daran sterben.«

Jetzt schwiegen sie. Die Frau weinte still vor sich hin. Sebastian ging zurück zum Schreibtisch, drehte ihnen den Rücken zu, aber er sah in der Fensterscheibe das Spiegelbild der beiden. Sie steckten die Köpfe zusammen.

»Wir lassen es machen«, entschied der Mann.

Als ob sie einen Anzug beim Schneider bestellen, dachte Sebastian und klärte sie darüber auf, dass sie eine Einwilligung zur Operation unterschreiben müssten.

»Auch das noch,« stöhnte der Mann.

Sebastian begann, diesen Mann zu hassen.

Sie seien keine Privatpatienten, fügte der Vater hinzu. Dann würde er, der Chefarzt, seine Tochter wohl kaum operieren.

Jetzt reicht es, dachte Sebastian, aber dann registrierte er, wie sie nochmals ihre Hand auf seinen Arm legte und flüsterte, er solle doch bitte still sein.

»Es spielt keine Rolle. Ich operiere ihre Tochter.«

Das Mädchen sah trotz der zehn Blutkonserven, die in dem anderen Krankenhaus transfundiert worden waren, sehr blass aus. Die Blutung war nur vorübergehend beherrscht.

Es hatte dunkle Haare, eine Ponyfrisur, ein runder Arm lag unter ihrem Kopf. Dass sie der Mutter ähnelte, störte Sebastian einen Augenblick lang. Sie schaute den Doktor an und wusste, dass die Situation sehr gefährlich war. Kann sich ein so junger Mensch vorstellen, dass er vielleicht sterben muss?

Nein, es zeigte sich keine Todesangst in ihren Augen. Sie blickte eher neugierig, denn sie war eine junge Dame und der Doktor war ein Mann, der Mann, der sie operieren würde. Das könnte eine Rolle spielen. Man musste es zumindest in Betracht ziehen, wenn sie einen so ansah, dachte Sebastian.

Er erklärte ihr, dass die Blutung im Augenblick stünde.

»Man hat dir einen Schlauch in die Speiseröhre eingelegt und einen Ballon aufgepumpt, um die blutenden Blutgefäße zusammenzudrücken. Wir müssen dich spätestens morgen operieren.«

»Und wenn es wieder blutet, bevor sie operieren?«, fragte sie. Ihre Sprache war unbeholfen, und den Klang ihrer Stimme konnte man nicht beurteilen, weil doch der Schlauch durch die Mundhöhle in die Speiseröhre führte.

»Dann müssen wir es sofort machen, vielleicht noch heute Nacht.«

Sie hatte ja noch nie in wirklicher Lebensgefahr geschwebt und sicher nie über Sterben nachgedacht; jetzt sah sie den Arzt an und wollte nichts anderes als hilflos sein.

»Ist diese Operation schwer?«, fragte sie.

»Ja, aber wenn man es schon sehr oft gemacht hat, weißt du, und wenn man sich viele Jahre damit beschäftigt hat, dann ist es nicht mehr ein so großes Problem.«

Er verschwieg ihr, dass dieses eine äußerst seltene Situation darstellte, weil in dem ganzen großen Geflecht von gestauten Blutgefäßen eben nur noch drei Zentimeter zur Verfügung standen, um eine Gefäßverbindung herzustellen.

Er hatte »du« zu ihr gesagt. Vielleicht war das nicht richtig, denn sie wollte kein kleines Mädchen mehr sein.

»Ich glaube, ich muss ›sie‹ sagen«, entschuldigte er sich.

Jetzt lachte sie ihn an.

»Nein, nein, sie können ›du‹ sagen, Herr Doktor.«

Am Abend ging Sebastian vom halbdunklen Treppenhaus hinüber zum Operationstrakt. Im hell erleuchteten Vorraum stand Schwester Sabine neben dem Sterilisationsapparat. Er beobachtete sie vom Treppenhaus aus, wie sie die soeben bei einer Notoperation benutzten Instrumente mit raschen sicheren Bewegungen säuberte. Sie arbeiteten seit über zwölf Jahren im Operationssaal zusammen.

Warum behandelte sie die Instrumente mit dieser übergroßen Sorgfalt? Fast schien ihm der Ausdruck »Zärtlichkeit« angebracht.

In diesem Augenblick hielt sie zwei dieser Gegenstände in der Hand, hob sie hoch und ließ sie wieder sinken. Es waren die Gefäßklemmen, die man für die morgige Operation benötigte.

Sebastian ging zu ihr. Vermutlich hatte sie ihn erwartet, denn als er jetzt von der großen Operation sprach, meinte sie:

»Ich weiß, es geht um das Mädchen. Ich habe doch alles schon vorbereitet.« Sie wischte sich die feuchten Hände ab.

Er schilderte ihr, was am nächsten Tage auf sie zukommen würde, eine Operation an äußerst zerreißbaren dünnen Gefäßen, die unter hohem Druck standen.

»Soll ich uns einen Kaffee machen«, fragte sie.

Er ging hinter ihr her in den Aufenthaltsraum und wusste, dass seine Worte sie erschrecken würden.

»Es ist nicht sicher, dass wir es schaffen werden. Es wird schwieriger als bei den anderen Gefäßoperationen an der Leber!«

Sie blieb stehen, drehte sich um.

»Warum? Schwieriger als bei dem Jungen vor einem halben Jahr? Damals haben wir übrigens die neuen Gefäßklemmen zum ersten Mal benützt.«

»Vielleicht genau so«, antwortete er.

Weil sie sich umgedreht hatte und nun voranging, konnte er ihr Gesicht nicht sehen.

»Haben sie Angst davor?«, wollte sie wissen.

»Ich weiß nicht, ob das Angst ist. Es ist bedrückend.«

Schwester Sabine hatte auf dem kleinen Küchentisch die Kaffeemaschine angeschaltet und einen neuen Filter eingelegt. Sie bückte sich, um den Kaffee aus dem unteren Fach zu holen.

»Sie haben einmal erzählt, dass es nicht immer richtige Angst sei, aber sie müssten immer daran denken, haben sie gesagt, zu Hause und nachts manchmal auch.«

»Woran?«, fragte Sebastian.

»An Menschen, die wir operiert haben und die vielleicht sterben müssen – eben an all das, was man nicht verdrängen kann.«

Sie trank jetzt in ganz kleinen Zügen, und weil es so heiß war und sie ihre Augen fast geschlossen hatte, zeigten sich neben den Augen kleine Fältchen. Es war, als ob sie lachte, aber natürlich lachte sie nicht.

»Sie nehmen immer Zucker«, stellte sie fest.

»Ja. Wenn ich alles vorher durchspiele«, begann er, »jeden einzelnen Handgriff, wenn ich mir die Anatomie und alle Varianten vorher angesehen habe, wenn es in allen Einzelheiten vorbereitet und durchdacht ist, auch die eventuell eintretenden seltenen Komplikationen, dann ...«

»Was dann?«

»Dann wird es etwas leichter. Man hat dann keine Angst mehr.«

Sie wollte wissen, ob er deswegen gekommen sei, um mit ihr alle eventuellen Komplikationen durchzusprechen.

»Das Gefäß wird sehr dünnwandig sein, und wenn es reißt, dann können wir einpacken«, wiederholte er und zeigte ihr die Röntgenbilder mit den halb verschlossenen Blutgefäßen.

Nach einem Arbeitstag von vierzehn Stunden befand sich Sebastian auf dem Heimweg. Er bog in den Weg zum Park ein. Unter den ersten Bäumen war noch der Lärm der Straße und der vorbeifahrenden Autos zu hören. Dann, als er an der großen Wiese anlangte, wurde es ganz still, nur noch das Rascheln in den Blättern. Mondschein breitete sich auf der Wiese aus und auf dem Weg, Sebastian vernahm nur seine Schritte auf dem Kies. Er spürte, dass er an diesen Tagen nichts so sehr ersehnte wie diese Stille. Warum machte er das alles? Diese Gratwanderung zwischen Leben und Tod?

Wenn das Gefäß reißt, dachte er, wenn Blutgerinnsel in diesem Teil des Systems extrahiert werden müssen? Wenn sich Stunden oder Tage später die neue Gefäßverbindung durch Blutgerinnsel wieder verschließt? Was dann?

Er kam nach Hause, aß Abendbrot – und seine Frau wusste auf einmal, dass etwas bevorstand. Sie wusste es immer, brach das Schweigen und fragte behutsam nach. Er erzählte alles.

Bevor sie schlafen gingen, trat er noch einmal in den dunklen Garten hinaus. Er breitete die Arme aus und atmete ganz tief. Galgenfrist bis morgen früh!

In der Nacht wachte er auf. Er hatte geträumt.

Sebastian konnte nicht sicher sagen, ob es ein wirklicher Traum war oder ob er im Übergang vom Schlaf zum Erwachen den Traum weitergedacht hatte. Es ging um den Vater und das Mädchen. Der Vater hatte sie gedemütigt, sie war aus dem Haus gegangen. Sie wollte nicht mehr nach Hause, hatte kein Zuhause mehr und wollte auch kein Kind mehr sein. Was für ein verrückter Traum. Es regnete. Völlig durchnässt war sie gegen Morgen doch nach Hause zurückgekommen. Ein ganz verrückter Traum, vermutlich Ausdruck seines Hasses auf den Vater. Von da an war sie für ihn »das Regenmädchen«.

Am frühen Morgen gesellte sich ein zweiter Traum hinzu. Er träumte, dass er verspätet im Operationssaal eintraf. Alle standen schon um den OP-Tisch herum und sahen ihn an, und weil die Operation nicht zum Erfolg geführt hatte, sagte jemand: »Warum haben sie das getan? Jetzt blutet sie wieder«, und da hatte er die Nerven verloren und geschrien – ja geschrien, obwohl er doch nie laut wurde. Aber in diesem Traum brüllte er:

»Aber wenn es gelungen wäre, ihr Idioten, wenn es gelungen wäre, dann hättet ihr geklatscht.«

Die Blutstillung schien für den Augenblick der Operation gelungen, aber ein Blutgerinnsel hatte sie wieder verschlossen. Es fing von

Neuem an zu bluten. Sebastians Träume waren manchmal erschreckend real.

Am Morgen nahm er die offene Schlafzimmertür wahr, die in den Garten führte. Vogelstimmen halfen ihm beim Aufwachen, wie das Einspielen vieler Instrumente vor dem Konzert, und darüber Amselmelodien.

Die Fragen wurden jetzt konkreter und eindringlicher:

Kannst du dich eigentlich freuen über so einen Morgen?

Ja, über die weiße Federwolke am Rande des Himmels und über die Amselmusik.

▸ 7.15 Uhr

Umziehen in seinem Zimmer im Krankenhaus. Drei Minuten der Stille.

Dann kam ein Anruf von der Intensivstation. Das Mädchen habe eine gute Nacht gehabt. Ob sie den Ballonschlauch aus der Nase entfernen könnten?

»Nein, lasst sie liegen so lange, bis bei der Operation die Druckentlastung gelungen ist. Es wäre verhängnisvoll, wenn sie vorher wieder bluten würde.«

Zunächst erwartete ihn die morgendliche Visite auf der Intensivstation vor der Operation.

Sebastian trat durch die Glastür und sah, wie das Mädchen am anderen Ende des Raumes ihn anblickte, und er überlegte einen Augenblick, was sie ihn fragen könnte, wenn er am Ende der Visite an ihr Bett treten würde. Sie lag im letzten Bett.

Bei jedem Patienten berichteten die Anästhesisten über den Verlauf während der Nacht. Die augenblickliche Situation wurde erörtert und die weitere Behandlung besprochen.

Im fünften Bett lag der Mann mit den im Bauch verschlossenen Blutgefäßen. Sie hatten das Gefäß durch eine Kunststoffprothese ersetzt. Er bückte sich zu ihm hinunter und setzte das Stethoskop an, um die Darmgeräusche zu kontrollieren.

Schließlich standen sie vor dem Bett der jungen Frau.

»Wie lange wird die Operation dauern?«, fragte sie, und er wusste, dass sie sich nur deshalb erkundigte, um irgendetwas zu fragen, um ihn hier an ihrem Bett festzuhalten. Es war alles gestern bis ins Einzelne besprochen worden.

»Es wird lange dauern, aber es muss dich nicht beunruhigen. Du schläfst ja«, beruhigte Sebastian sie.

»Ich weiß, aber wird der Schlauch noch in der Nase sein, wenn ich aufwache?«

Sie fragt das so, als ob es absolut sicher ist, dass sie wieder aufwachen würde, bemerkte der Arzt.

»Ja, es wird noch ein Schlauch liegen, aber nur ein sehr dünner, und er bleibt nur so lange liegen, bis der Darm in Gang kommt.«

Er dachte an seinen Traum und wunderte sich, dass das Regenmädchen lächelte.

➤ Die Operation begann

Die unter hohem Druck stehenden dünnwandigen Gefäße erwiesen sich als äußerst verletzlich und ihre Präparation aus dem umgebenden Gewebe war sehr gefährlich.

Schließlich lag das Gefäß in einer Länge von fast vier Zentimetern frei. Schwester Sabine sah ihn über ihrem Mundtuch an. Sie nickte ihm zu. Sie wusste, dass jetzt ein schwieriger Teil der Operation gelungen war.

Die Naht zwischen dem unter starkem Druck stehenden Gefäßabschnitt und der großen sogenannten Hohlvene konnte beginnen. Als die Hinterwand der Gefäßverbindung genäht war, entleerten sich aus dem weit geöffneten Gefäß Blutgerinnsel, die er mit dem Motorsauger entfernte.

Die letzten Hautnähte wurden gelegt, aber niemand konnte zu diesem Zeitpunkt sagen, ob es bereits ein endgültiger Erfolg war.

Jederzeit konnten sich aus der Peripherie neue Gerinnsel von den Wänden losreißen.

Sie gingen in den Aufenthaltsraum und tranken Kaffee.

Der Vater sprach am Telefon. Er bedankte sich nicht – warum auch? Es war nicht zu erwarten.

»Es geht ihr also gut. Na wenigstens das«, meinte er.

»Was meinen sie damit: wenigstens?«

»Wenigstens, na ja, es könnte ja auch schlecht gehen und es hat ja auch lange genug gedauert.«

»Ja, sehr lange«, bestätigte Sebastian, »und es ist sehr schwierig gewesen.«

»Komplikationen?«, fragte der Mann.

Sebastian sagte ihm, dass es kompliziert gewesen sei und er stünde ihm zur Verfügung, wenn er in die Klinik käme.

Aufgelegt.

Dann saß er in seinem Zimmer und hatte die Tür von innen abgeschlossen. Er wollte nur einige Minuten allein sein. Der Versuch der Entspannung misslang. Man kann nicht abschalten und etwas anderes denken. Es ist so wie nach einer Seereise. Wenn man von Bord geht, spürt man immer noch das Auf und Ab der Wellen und das Dröhnen der Motoren. Es ist überhaupt nicht möglich, für eine längere Zeit auszusteigen, um Ruhe zu finden. Von einem fahrenden Zug kann man nicht abspringen. Man kann ihn überhaupt nicht verlassen. Das ist eine Zwangsvorstellung.

➤ Am vierten Tag nach der Operation

Sebastian stand an ihrem Bett auf der Intensivstation. Er kontrollierte die Infusionen und erkundigte sich nach den neuesten Labor- und Kreislaufwerten.

Sie sah blass und durchsichtig aus.

»Ist alles gut?«, fragte sie.

»Ja, es ist gut.«

»Werde ich nicht mehr bluten?«

»Ich hoffe, dass du nicht mehr bluten wirst«, sagte er.
»Wissen sie es nicht genau?«
»Wir sollten jetzt nicht darüber sprechen.«
Das war eine schlechte Antwort, dachte er. Darum ergänzte er:
»Ich habe alles getan, es zu verhindern.«
»Ja, ich weiß.«
»Ganz sicher kann ich es noch nicht versprechen. Wenn die Gefäße, die wir miteinander verbunden haben, sich nicht noch einmal verstopfen, dann wirst du nicht mehr bluten.«
Sebastian musste ihr das sagen, weil er ihr Vertrauen nicht verlieren durfte, falls es wirklich eintreten sollte.
»Dann müssten sie noch einmal operieren?«
Er setzte sich auf die Bettkante.
»Eines steht fest, wir werden es schaffen. Ich bin froh, dass es dir so gut geht.«
Die Ponyfransen in der Stirn waren zerzaust. Darum sah sie jünger aus. Sie wollte lächeln, aber in diesem Augenblick musste sie husten, und sie hatte Schmerzen in der Bauchwunde.
»Sie haben sechs Stunden operiert?«, fragte sie.
»Ja. Dein Vater hat mich soeben angerufen. Er lässt dich grüßen.«
Sie nickte und dann sah sie weg von ihm auf die andere Seite zum Nachbarbett hin. Da ahnte er, dass sie nicht von diesem Vater reden wollte.
Sebastian dachte wieder an seinen Traum. War sie eine junge Frau, die wagen würde, einfach von zu Hause fortzulaufen? Hätte sie sich ihrem autoritären Vater in dieser Weise widersetzen können? Angenommen, sie wäre wirklich in den strömenden Regen hinausgelaufen! Welche abenteuerliche Geschichte, was für ein verrückter Traum!
Warum machst du dir ein Bild von einem Menschen, nur weil du einen Traum hattest, kritisierte er sich selbst, oder irgendeine lächerliche Vorstellung über ein Mädchen, das im Regen von zu Hause weggerannt ist. Es ist wirklich an den Haaren herbeigezogen. Nur weil dieser Vater ein widerlicher Kerl ist.

Am fünften Tag hatte er das sichere Gefühl, es geschafft zu haben. Sie erholte sich zusehends. Die Wundverhältnisse waren in Ordnung, ebenso sämtliche Laborwerte.

Er tastete ihren Bauch ab und überdachte noch einmal das Ergebnis der Operation. Die neue Gefäßverbindung war etwa 2,5 cm lang, ausreichend weit, um den fast vollständigen Druckausgleich zwischen beiden Gefäßsystemen zu gewährleisten, aber der Winkel, in dem die beiden Gefäße aneinandergeführt worden waren, war klein und somit auch die Strömungsverhältnisse vermutlich nicht optimal. Er wusste es, aber alle immer wieder von Neuem angestellten Überlegungen führten zu dem Ergebnis, dass es anders nicht hätte bewerkstelligt werden können. Schließlich hatte er doch den Zwölffingerdarm durchtrennt und über den Gefäßen wieder vereinigt, um jede Spannung zu vermeiden.

Das führt doch zu nichts, grübelte er, warum spielst du immer wieder alle Phasen der Operation durch? Du hast es doch auch vorher Schritt für Schritt geplant und durchdacht. Hast nach diesem Plan gearbeitet und ihn während der Operation variiert. Du hast Entscheidungen getroffen, die richtig waren und die eine Situation geschaffen haben, die jetzt nicht rückgängig zu machen ist. Also, was sollen diese Überlegungen?!

Und wenn sie erneut blutet?

Sebastian stand wieder an ihrem Bett und erklärte ihr, dass er für drei Tage fortfahren würde.

Ob er zurückkäme, wenn es doch wieder blutet, erkundigte sie sich. Ja, natürlich. Er sei ständig telefonisch erreichbar.

Das Mädchen hatte jetzt feine Falten auf der Stirn unter den Ponyfransen und neben den Augenlidern. Sie schaute ihn aus diesen halb geschlossenen Augen an. Sie hatte jetzt Angst. Sie hatte wirklich Angst. Er wusste es, weil sie die Augen bis auf einen kleinen Spalt geschlossen hielt, so als müsse sie in die grelle Sonne sehen. Er glaubte zu wissen, was in ihr vorging.

Sebastian wollte mit seiner Frau für drei Tage in einen kleinen nahe gelegenen Ort fahren. Er hatte ihr gestern Abend offenbart, dass irgendetwas geschehen müsse, so ginge es nicht weiter, er brauche Abstand von der Klinik. Das hatte er so noch nie geäußert. Es war eine Flucht, aber er wusste dennoch, dass er aus dem Zug nicht aussteigen konnte.

Sie würden spazieren gehen. Abends bei Kerzenlicht Wein trinken. Sie würden das Freisein spielen und so tun, als wären sie Herren ihrer Zeit.

»Warum lachst du?«, hatte er sie gefragt.

»Weil du immer wieder daran glaubst, dass du einmal tun und lassen kannst, was du willst«, antwortete sie. »Das ist eigentlich rührend.«

»Lass mich doch.«

»Aber du hast die Telefonnummer des Hotels angegeben«, sagte sie.

»Ja, aber nur wegen des Mädchens, von dem ich dir erzählt habe. Das müsste ich selber machen.«

»Was musst du selber machen?«

»Ich müsste sie selber operieren, wenn es wieder bluten sollte.«

Sebastian trug den Koffer zur Garage und blieb auf der Treppe stehen, die durch den Garten hinunterführt, weil sie nicht nachkam. Wo blieb sie nur?

Dann entdeckte er sie durch die Zweige des großen Busches. Seine Frau goss die Blumen neben der Terrasse. Das Grün des Rasens und der Bäume und das Blau des Himmels spiegelten sich in den Fenstern. Ihre Gestalt schwebte mitten in diesen Farben. Mit einer Hand hob sie die Blumenarme, während sie goss. Dann trat sie zurück in das Halbdunkel des Zimmers und betrachtete die Ordnung, die sie allen Gegenständen gegeben hatte – oder nahm sie Abschied von ihrem Zuhause? Sie wollten doch nur drei Tage fort sein.

Der Fluchtversuch schien gelungen zu sein. Sie nahmen Besitz von einem gemütlichen Hotelzimmer, entdeckten einen kleinen Ort, in dem die Zeit nur sehr langsam fortschritt. Es gab nichts Bedeutendes zu sehen, wollte man die friedliche Ordnung als unbedeutend ansehen. Sie blieben vor Schaufenstern stehen.

»Wir wollten doch nichts kaufen.«

»Ich will dir eine Lederjacke kaufen.«

»Ich brauche doch keine Lederjacke.«

Der kleine Ort war eingebettet in Wiesen und umgeben von sanften Hügeln. Diese Landschaft ergoss sich beruhigend schön. Sebastian betrachtete ihre Schönheit, die auf den Hügeln lag. Wenn er hier geboren wäre, würde er sie vielleicht lieben.

Für den zweiten Tag der Flucht war ein Spaziergang geplant durch den Wald bis zu jenem Dorf, dessen Kirchturm mit seiner Spitze soeben hinter den blauen Hügelsilhouetten sichtbar wurde. Anschließend ein Abendessen bei Kerzenlicht an demselben Tisch, an dem sie am Tag zuvor gesessen hatten.

Sie machte sich fertig für den Spaziergang. Sebastian blickte zu der Kirchturmspitze hinüber und zu den Hügeln und Federwolken, die jetzt sehr blass, fast weiß waren dort, wo sie die Hügelkuppen berührten.

»Meine Seele spannte weit ihre Flügel aus …«

Ist es das, was Eichendorff beschreibt? Es muss also einen Bezug geben zwischen Sehnsüchten und einem stillen Land.

»Als flöge man nach Haus …«

Merkwürdig, dass auch seine Frau später von Eichendorff sprach, als sie hinausschaute.

Das Telefon hatte einen schrillen Ton, der etwas in ihm zerriss.

»Das Mädchen blutet wieder«, informierte ihn eine Schwester knapp. »Nein, nicht so stark wie vorher, aber es hat wieder begonnen.«

Auf der eilig inszenierten Rückfahrt blieben sie auf einer Anhöhe stehen. Der Himmel war jetzt über dem letzten Hügel abendlich rosafarben.

Am Bett des Regenmädchens ahnte er, dass sie zum ersten Mal wirklich ans Sterben dachte. Er war sich ziemlich sicher.

Sebastian kniete vor dem Bett nieder, um das Sekret in Augenschein zu nehmen, das über einen Plastikschlauch in den Beutel lief, der am unteren Bettrand angehängt war. Hellrotes Blut. Es gab nicht den geringsten Zweifel. Er setzte sich auf den Bettrand und versicherte ihr, dass alles gut werden würde.

»Wann wird es sein«, fragte sie.

»Sofort«, antwortete er, »in der nächsten Stunde.«

Alle Anordnungen wurden rasch getroffen, die Darstellung der Gefäße in der Röntgenabteilung, die Besprechung mit den Anästhesisten, deren Zustimmung er haben wollte, und schließlich die Festsetzung des genauen Operationstermins.

► 20.30 Uhr

Er verharrte im dunklen Zimmer am Schreibtisch: Vermutlich gab es noch einen Ausweg: Die Verlängerung der Gefäßverbindung bis in die ersten einmündenden Nebenäste des Hauptgefäßes, wodurch ein flacherer Winkel und somit günstigere Strömungsverhältnisse erreicht würden.

Natürlich konnte die junge Frau sterben – nicht bei der Operation, aber danach, wenn immer neue Blutgerinnsel die Gefäßverbindung verschließen sollten. Sie konnte sterben, und es würde einige geben, die heimlich fragten, warum er überhaupt operiert habe. Man sollte Gott nicht versuchen. Was für ein horrender Blödsinn. Aber es war doch so. Einige, die nichts verstanden, würden das sagen. Du musst Gott suchen, seine Nähe, dachte er. Er würde das alles in das Tagebuch schreiben. Warum redete er nicht vor seinen Mitarbeitern von Gott? Er wollte es nur seinem Tagebuch anvertrauen.

Vielleicht würden sonst einige einwenden: Er sollte nicht beten, er sollte lieber anständig operieren, und wenn sie es nicht aussprachen, dann dachten sie es zumindest. Na ja, würden sie zugeben, wir wissen ja, dass er es kann, aber mit dem Beten, und überhaupt … Wusste er, ob und wer das vielleicht anmerken könnte? Dachte er an eine bestimmte Person in dem Team?

Dann trat er auf den Flur hinaus und ging zum Operationssaal hinüber. Jetzt, da alles beschlossen und die Weichen gestellt waren, ließ auf einmal die Lähmung nach. Das war nicht die Flucht in die Aktivität, wie jemand gesagt hatte, das war die Gewissheit, dass es so und nicht anders gemacht werden musste.

Später hatte er tatsächlich alles in sein Tagebuch geschrieben.

➤ 1.30 Uhr

Nach drei Stunden steckte die Narkoseärztin ihnen Bonbons hinter dem Mundtuch in den Mund und eine Schwester kam mit warmem Kaffee. Sie schob das Mundtuch zurück und sie tranken über einen Strohhalm.

Das Hauptproblem war nicht die neue Konstruktion der Gefäßverbindung mit Verlängerung in einen zuführenden Gefäßast, sondern das Absaugen der Gerinnsel, wie beim ersten Mal. Er führte in jeden zuführenden Gefäßstamm dünne Katheter ein und spülte.

Einmal, es war beim dritten Absaugversuch, hob er den Kopf und sah in die Gesichter der beiden Assistenten. In eben diesem einen Moment trafen sich ihre Blicke und der Ältere schüttelte leicht den Kopf. Er wusste, was das bedeuten sollte. Vermutlich dachten sie jetzt:

Es ist vorbei – ich sage dir, es ist vorbei. Es hat keinen Sinn, was er macht. Es wird nichts aus dem allen.

Es war nur dieser eine Augenblick, Sebastian hatte es ganz zufällig bemerkt, und da wurde ihm bestätigt, was er schon immer im Stillen wusste: Er war ganz allein.

Er gibt nicht auf, werden sie bei sich sagen, und er spürte, dass das nicht Anerkennung, sondern Kritik war.

Es kommen immer neue Gerinnsel, werden sie einwenden, und auch wenn er es schaffen sollte, wer sagt ihm denn, dass sich die Gefäßverbindung nicht wieder verschließt.

Da sah er zu Sabine. Sie schloss für einen Augenblick die Augen, dann nickte sie und das hieß:

Es wird gut werden. Lassen sie sich durch nichts beeinflussen.

Es stimmte also doch nicht, dass er ganz allein war.

➤ 2.30 Uhr

Er hatte die Gefäßverbindung erweitert und wiederholt Gerinnsel aus den einzelnen Nebenästen abgesaugt. Der fast vollständige Druckausgleich sagte ihm, dass es gelungen war.

Noch in derselben Nacht erfolgte das Gespräch mit dem Vater. Man hatte sich erkundigt. Es sei wohl nicht die richtige Entscheidung gewesen, die Tochter in diesem Krankenhaus operieren zu lassen. Ja, natürlich wisse er, dass sie sozusagen spezialisiert seien und dass man sie hierher und nicht in eine andere Klinik überwiesen habe. Ja, er wisse es. Aber dieser zweite Eingriff wäre ja schließlich Beweis dafür, dass es beim ersten Mal nicht richtig gemacht worden war.

Wut kam in Sebastian hoch. Sie steigerte sich, als der Mann betonte, dass man schließlich als Laie auch Zeitung lese. Ich hasse ihn, dachte Sebastian. Er konnte nichts gegen diesen Hass tun.

Es musste eine Möglichkeit geben, mit Hass fertig zu werden.

Erneut kam die Erinnerung an den verrückten Traum. Damals, als sie in den Regen hinausgelaufen war, als er sie erniedrigte, hatte er da vielleicht die Hand gegen sie erhoben, hatte er sie sogar geschlagen?

Hör auf mit diesen Hirngespinsten. Es ist nichts weiter als eine fixe Idee, das mit deinem Traum und mit dem Regen.

In den Tagen danach ging er mehrfach täglich an ihr Bett. Sie erholte sich zusehends. Mit jedem neuen Tag wurde die Wahrscheinlichkeit geringer, dass sie erneut bluten würde.

Wenn sie mit Doktor Sebastian redete, vermied sie, von ihrem Zuhause zu sprechen. Sie würde es vielleicht eines Tages tun. Er war sich ziemlich sicher, dass sie es irgendwann tun würde. Seine Spekulationen über das Regenmädchen gingen weiter.

Schließlich könntest du dir doch über jeden Menschen, dem du begegnest, über jeden Patienten, den du operierst, irgendeine Geschichte ausdenken. Dann bekommst du Mitleid mit ihnen. Du willst eine Rolle in ihrem Leben spielen. Ist es nicht so?

Sie befand sich auf dem Weg zur völligen Genesung. Das Regenmädchen war längst aus der Intensiv- auf die normale Station zurückverlegt. Sie stand auf und bewegte sich unbekümmert in der chirurgischen Abteilung, eine Zuschauerin in einem Theater, in dem sie auf der Bühne herumlief. Sie fuhr mit dem Fahrstuhl bis zu den Operationssälen und machte Besuche auf der Intensivstation. Und das nicht genug: Sie sprach mit Ärzten und Schwestern. Einen Kollegen fragte sie sogar, warum er Arzt geworden sei. So unbekümmert war sie in ihrem Interesse.

Einmal sagte sie zu Sebastian:

»Wenn ich doch auch Ärztin werden könnte.«

War diese fast kindliche Neugier auf genau dieses Ziel ausgerichtet, nämlich später Ärztin zu werden?

Er freute sich über den Erfolg, wenngleich kaum Zeit für diese Freude blieb, weil jeder Tag eine Fülle neuer Probleme mit sich brachte. Das, was vor vier Wochen geschah, verblasste bereits wieder. Dennoch war jede Visite bei dem Regenmädchen eine Bestätigung des Erfolges.

➤ Zwei Monate danach

Das Regenmädchen wurde in die interne Klinik des Krankenhauses eingewiesen, sie hatte eine infektiöse Gelbsucht, die durch eine der über 20 Blutkonserven verursacht worden war, die man transfundiert hatte, damals, als sie lebensgefährlich blutete. Nach fachgerechter Behandlung konnte sie bald wieder entlassen werden. Der Vater verklagte Sebastian daraufhin wegen unsachgemäßer Verwendung von Blutkonserven und mangelnder Aufklärung der Patientin.

Das Landgericht ermittelte wegen fahrlässiger Körperverletzung gegen ihn. Die Absurdität dieser Anklage war jedem Kliniker von vornherein klar. Es konnte nicht nachgewiesen werden, ob die infizierte Konserve im eigenen oder in jenem Krankenhaus transfundiert worden war. Alle Konserven stammten aus der staatlichen Blutbank. An einer exakten Kontrolle bestand nicht der geringste Zweifel. Die Aufklärung über die Gefahren einer Bluttransfusion erfolgte durch ein Formular, das in allen Einzelheiten jede mögliche Komplikation beschrieb, die im Zusammenhang mit der Narkose und der Operation hätte eintreten können.

Hinter dieser infamen Anklage stand offensichtlich das Ziel des Vaters und der gegnerischen Rechtsanwälte, einen finanziellen Vorteil zu erringen, und Sebastian hätte mit Gleichmut dem Ausgang des Verfahrens entgegensehen können.

Am Anfang war es die Empörung über diesen Schritt des gehassten Vaters der Patientin. Zu seiner Wut kam die Verachtung. Aber dann trat etwas viel Schwereres dazu, etwas, das mehr wog als ein operativer Misserfolg. Hätte nicht die Patientin selbst, das Regenmädchen, irgendein Zeichen geben können, dass nicht sie, sondern der Vater hinter dieser Anklage stand?

Sein Freund, der Rechtsanwalt, sagte, dass es zwar begreiflich sei, wenn er darunter litt, aber auf jeden Fall würde das alles von ihm in seiner Bedeutung überschätzt. Der Rechtsanwalt war kein Arzt. Er hatte es nicht von innen heraus verstanden. Tagelang peinigte Sebastian dieser Gedanke.

Später führte er in der nahe gelegenen Hauptstadt mit der Regierung wichtige Gespräche über eine bauliche Veränderung der Operationssäle. Der Nachmittag aber gehörte ihm. Wenngleich viel Arbeit in der Klinik auf ihn wartete, spielte er die Rolle eines Mannes, der frei und ungebunden einige Stunden verbrachte. Sebastian stellte sich vor, er hätte keine Verpflichtungen. Er ging durch die Straßen der Stadt, schlenderte durch den Park und seine Fantasie machte merkwürdige Sprünge. Und als die Kälte dieses Novembertages durch seinen Mantel drang, beschloss er, ein gemütliches Kaffeehaus aufzusuchen.

Zufällig kam er am Gebäude des Oberlandesgerichts vorbei, ihm wohl bekannt durch den Prozess. Die Anklage gegen ihn war – wie erwartet – zurückgewiesen worden.

Er ging in Nebenstraßen um das Oberlandesgericht herum. Ein Hund gesellte sich zu ihm. Zuerst war er ihm in einem größeren Abstand gefolgt, dann berührte er seine Hand mit seiner Schnauze. Sebastian blieb stehen und betrachtete ihn. Dann streichelte er das Tier und ging mit ihm bis zu dem Kaffeehaus.

Der Regen nahm zu. Er setzte sich einen Augenblick lang auf einen Mauervorsprung. Der Hund hockte sich dicht vor ihm auf die Hinterbeine und sah ihn an.

»Hör mal«, begann er das Gespräch mit dem Vierbeiner, »was willst du von mir. Du hast kein Halsband. Vielleicht gehörst du niemandem und jetzt denkst du womöglich, dass ich dich mitnehme.«

Sein dichtes gelbbraunes Fell war regennass. Es roch nach Hund und Sebastian nahm seinen Kopf in beide Hände.

Es war lächerlich, was er jetzt tat. Er sprach nämlich zu dem Hund und hörte seine Stimme. Die kleine Nebenstraße war übrigens menschenleer. Der Hund legte seine Pfote auf Sebastians Knie, was ihn dazu bewegte, weiterzureden.

»Hör zu. Du legst mir deine Pfote auf das Knie und siehst mich an und jetzt denkst du nach. Na, was fühlst du? Du fühlst, dass wir zusammengehören. Aber dann, wenn jemand dich wegstößt, dann fühlst du, dass du dich gründlich geirrt hast, wenn du geglaubt hast, der andere würde dein Freund, weil du ihm deine Pfote auf die Knie gelegt hast. Du hast dich einfach immer geirrt, weil dich jemand so schrecklich von sich stößt. Von nun an bist du misstrauisch. Du traust deinem Gefühl nicht mehr.«

Sebastian ging in Richtung Markt und betrat das Kaffeehaus.

Den Hund hatte er vor der Tür auf der Straße zurückgelassen, und da schaute er ihn an, als ob er es nicht begreifen könnte, dass er ihn jetzt verließ.

Dann saß Sebastian an einem Ecktisch des Kaffeehauses. Es war später Nachmittag und er spielte wieder Unabhängigkeit. Darum hatte er auch bewusst nicht im Krankenhaus angerufen. Warum in aller Welt sollte er nicht wie andere freie Menschen auch am späten Nachmittag in einem Restaurant sitzen? Er bestellte sich einen Cappuccino und las in den Erzählungen von Arthur Miller. Dieses Buch hatte er mitgenommen, weil er alles so geplant hatte, und dann begann er in seinem Tagebuch zu beschreiben, was er soeben mit dem Hund erlebt hatte.

Fünf junge Damen kamen herein. Sie lachten und schwatzten durcheinander und nahmen an einem großen runden Tisch am anderen Ende des Raumes Platz. Sebastian sah nur sehr flüchtig hin, aber er erkannte sie sofort – das Regenmädchen. Sie wohnte in dieser Stadt. Sein Gesicht konnte er nur teilweise hinter dem Buch verbergen. Wenn sie herübergeschaut hätte, hätte sie ihn bemerkt. Sebastian wusste nicht, ob das bereits geschehen war, weil er ja nicht ständig hinüberschauen wollte, aber es passierte nichts.

Er zahlte in aller Eile, wandte sich aufstehend zur Seite und verließ das Lokal, ohne noch einmal den Kontakt zu suchen. Alles war Einbildung gewesen. Nur dass sie nicht mehr blutete und der Druckausgleich zwischen der Hohlvene und Darmvene gelungen war, das war eine Tatsache.

Der Hund saß übrigens nicht mehr vor der Tür.

Noch rechtzeitig vor dem Einsetzen eines Regengusses erreichte er sein Auto. Er hatte bereits den Anlasser betätigt und wollte wegfahren, als es an die Scheibe klopfte. Hinter dem regennassen Glas erkannte er ihr Gesicht, das Gesicht des Regenmädchens.

Sebastian ließ sie einsteigen. Sie war durchnässt; die Haare klebten an der Stirn.

Ja, sie habe ihn erkannt, konnte ihm aber nicht sofort folgen. Es entstand eine Pause. Offenbar wusste sie nicht, wie sie beginnen sollte, und dann sagte sie:

»Es war so schrecklich, das mit dem Gericht.«

Er schwieg, was sie scheinbar irritierte. Warum antwortete er nicht? Sie habe dem Vater gesagt, dass es ein großes Unrecht sei, und sie habe auch gesagt, dass der Doktor ihr das Leben gerettet habe.

»Und dann ist er ausgerastet.« Sie benutzte Worte wie alle jungen Leute heutzutage. »Einfach ausgerastet, und dann wollte er mich schlagen.«

Das Regenmädchen weinte.

»Ich wollte weglaufen von zu Hause.«

Er fuhr ihr mit der Hand über den nassen Kopf.

»Gut, dass sie es nicht getan haben«, meinte Sebastian. Er sagte wieder »sie«. »Und es ist gut, dass sie heute gekommen sind.«

Er ließ den Motor an und stellte die Heizung hoch. Sie sprachen lange miteinander. Dann fuhr er sie nach Hause.

Tizianstraße

Er war ein großer kräftiger Mann. Auf seinen Armen trug er Kerner von der Krankentrage auf den Operationstisch. Sehr behutsam tat er es. Es war der Arzt, Thomas Sebastian, der ihn jetzt operieren würde. Kerner sah sein Gesicht über sich, und er blickte, wie ihm schien, besorgt. In seinen Zügen bildeten sich tiefe Falten, und er spürte Anteilnahme, nicht bloßes Interesse eines Chirurgen. Er hatte bei dem Unfall sehr viel Blut verloren, und bevor er bewusstlos wurde, lächelte der Arzt ihn an und sagte:

»Wir schaffen dass, sie brauchen keine Angst zu haben.«

Merkwürdig, sein Gesicht hatte sich eingeprägt – ein stehendes Bild in einem ablaufenden Film. Die wenigen Worte, die er damals sprach, blieben haften.

Erneut erschien sein Gesicht über ihm, als er irgendwann in der Intensivstation erwachte. Er lächelte wieder und verkündete:

»Wir haben es geschafft.« Er sagte »wir«. »Es war eine schwere innere Blutung, ein Leberriss.«

Um es vorwegzunehmen: Sie wurden Freunde, Kerner, der Journalist, und der Chirurg.

In den folgenden drei Wochen seines Krankenhausaufenthaltes kam der Arzt des Öfteren abends in sein Zimmer, setzte sich neben das Bett und erzählte. Als alter Journalist erfuhr er aus berufenem Munde, wie es wirklich zugeht in einem Krankenhaus. Er hatte bis dahin ganz andere Vorstellungen.

Sein neuer Freund, Thomas Sebastian, war Oberarzt der Universitätsklinik. Er litt unter den Bedingungen und Zwängen, unter denen er arbeitete. Er litt unter Konkurrenzkampf und unter der Einschränkung eigener Entscheidungsmöglichkeiten. Wollte sich nicht damit abfinden, wie die Ergebnisse operativer Verfahren statistisch ausgewertet wurden, nämlich mit dem Ziel, sie auf dem nächsten Chirurgenkongress erfolgreich präsentieren zu können.

An solchen Abenden, an denen er vieles von seinen Empfindungen und Erlebnissen preisgab, erschien dem Patienten das kleine Krankenzimmer wie eine Zelle, aus der nichts von ihren Diskussionen nach draußen dringen durfte.

Sebastian sagte ihm, dass es eigentlich nur zwei Möglichkeiten einer Lösung der Probleme gäbe, nämlich eine offene Aussprache mit seinem Vorgesetzten, dem Ordinarius, oder aber Kompromisse schließen. In solchen Augenblicken erschienen wieder tiefe Falten auf seiner Stirn, und während er nachdachte, pflegte er die Lippen so aufeinanderzupressen, dass der Mund nur einen schmalen Schlitz bildete.

Sebastian überlegte immer lange, bis er eine Antwort gefunden hatte. Während Kerner ihn beobachtete, stellte dieser sich die Frage, wie er mit seinen großen Händen chirurgische Feinarbeit vollbringen könnte. Auch das freilich ein Zeichen dafür, wie wenig er eigentlich über die Chirurgie wusste.

Thomas Sebastian wollte keine Kompromisse schließen.

Wochen später traf Kerner sich mit ihm und seiner Frau Inge im Münchner Spatenhaus in der Residenzstraße.

Alles, was Sebastian an diesem Abend sagte, betraf den Chirurgenkongress am kommenden Tag, an dem er einen Vortrag über die Ergebnisse und Erfahrungen bei der Verwendung einer neuen Gefäßprothese halten sollte. Er deutete an, dass er im Anschluss an diesen Vortrag zur jetzigen Situation der Universitätskliniken Stellung nehmen wolle. Was hatte er geplant? Weder der Journalist noch Sebastians Frau Inge ahnten, was eigentlich bevorstand. Hätte Kerner damals gewusst, was sich am nächsten Tage ereignete, hätte er den Arzt vermutlich gewarnt oder doch zumindest beraten. Neu war, dass er zum ersten Mal eine offenbar sehr wesentliche Entscheidung nicht mit seiner Frau besprechen wollte. Daher also die Spannung.

Sie saßen in einer jener Nischen, die für ihn und seine Frau so etwas wie ein Stammplatz mit Erinnerungen war! Es musste an eben diesem Tisch einmal eine für ihn wichtige Entscheidung gefallen sein. Er machte diesbezüglich Andeutungen.

Sebastian hatte Forelle »Müllerin Art« bestellt, ohne großes Überlegen und, wie Kerner schien, in seinen Gedanken tief versunken und abwesend.

Seine Frau dagegen genoss bei großem Angebot die Wahl mit fast selbstquälerischer Ausdauer. Sie konnte sich auch dann noch nicht entscheiden, als Kerner bereits seine Zwiebelsuppe aß. Sie entschied sich für Tellerfleisch mit Krenssauce. Die Wahl des Weines wurde ihm überlassen. Inge pustete mit vorgeschobener Unterlippe die Strähne von ihrer Nasenspitze und als auch das nichts half, legte sie sie mit einer für sie so typischen Handbewegung hinter das rechte Ohr.

Sie konnte sich einer ernsten liebevollen Kritik nicht enthalten und bemerkte, dass ihr Thomas leider unfähig sei, als weitgereister Mann Weinsorten zu unterscheiden, und wenn er in Gedanken versunken sei, fehle es mitunter an den in der Liebe notwendigen Liebesbeweisen, was Kerner nicht gelten ließ, denn für ihn war Sebastians Zärtlichkeit, mit der er seiner Frau begegnete, zu offensichtlich, fast sprichwörtlich.

»Es kann geschehen, dass mein Thomas völlig abwesend in Gedanken ist«, schmunzelte seine Frau. Das Wort »mein« sprach sie mit besonderer Betonung. »Er ist dann so weit weg wie jemand, der hinter einer Milchglasscheibe sitzt und nicht beobachtet und gestört werden will.«

Offenbar hatte Sebastian über die Kritik nachgedacht, denn später, als das Dessert bereits gereicht wurde, gab er zu, dass es sicher Augenblicke gäbe, in denen er gewissermaßen abwesend sei. Seine Frau konterte:

»Wenn man in seinen Gedanken so versinkt, dass man die Augen nicht mehr erkennt, die einem etwas Schönes sagen wollen, dann ist das für den anderen schwer zu verstehen.«

Ende der Durchsage. Sie hatte übrigens ohne Lidschatten und Wimperntusche sehr schöne Augen.

Kerner kannte ja Sebastians Kritik an dem Medizinbetrieb der großen Kliniken. Für ihn als Journalist und Schriftsteller war das Thema ein heißes Eisen und eine Story wert. Er wusste auch von seinem Berufsweg und seiner Kritik an der eigenen Universitätsklinik. Und fürchtete, dass er in seinem Vortrag zu aggressiv werden könnte.

Über ihrem Tisch hing das Bild eines ehrwürdigen Münchner Stadtrates aus dem vorigen Jahrhundert. Der alte Herr blickte sehr ernst auf sie nieder, so als mache auch er sich Sorgen darüber, was sich am kommenden Tag auf dem Kongress ereignen könnte.

Der Vortrag sollte gegen 10.30 Uhr nach einer Kaffeepause über die Bühne gehen. Vorher sprachen die bedeutenden Koryphäen der deutschen Chirurgie, wobei die Bedeutung der einzelnen Professoren in der Redezeit und einer zeitlichen Rangordnung zum Ausdruck kam. Sebastian hatte man 15 Minuten zugestanden.

Im Foyer des Kongressgebäudes standen während der Pause die Teilnehmer diskutierend in Gruppen zusammen. Als stiller Beobachter ging Kerner von einer zur anderen und erfuhr etwas über die Reaktion auf die ersten drei Vorträge. Ohne die medizinischen Zusammenhänge zu erfassen, hörte er fast überall Kritik und stellte als Journalist fest, dass sie an manchen Darstellungen kein gutes Haar ließen. Er fand gewisse Parallelen zu seinem Berufsstand. Ihre Beiträge notierte er in einem Notizbuch.

»Olle Kamellen und Selbstbeweihräucherung …«

»Das hat er im letzten Kongress auch schon gesagt …«

»Sie kauen ihre Erfolgszahlen auf jedem Kongress wider …«

Kerner hatte einen Platz in den vorderen Reihen gefunden und konnte so das Gesicht von Sebastian während des Vortrages beobachten. Seine Ausführungen waren sachlich und präzise, mehr eine Zusammenfassung im Telegrammstil als ein Vortrag. Seine wachen Augen erfassten das Publikum. Nichts von Erregung.

Die besagten Koryphäen in dunkelblauen Anzügen am Round Table hinter dem Vortragenden wirkten wie der Ältestenrat des Sarastro in der Zauberflöte. Kerner gestand sich ein, dass er voreingenommen war. Sie erschienen ihm als eine selbst inthronisierte Jury, die Noten verteilte und vermutlich schon heute die Rangordnung und Vortragszeiten für den nächsten Kongress festlegte.

Die Halbzeit von Sebastians Vortrag war erreicht, und jetzt begann offenbar das, was er angedeutet hatte.

»… Somit bin ich am Ende des mir gestellten Themas und bitte sie, verehrte Kollegen und Kolleginnen, um ihre weitere Aufmerksamkeit.«

Er sah auf die Armbanduhr und schätzte die noch verbleibende Redezeit. Sein Blick zum Podium und den Prominenten erschien dem Journalisten wie eine Abschätzung seiner zu erwartenden Kontrahenten.

»… Trotz mehrfacher Bemühungen in Einzelgesprächen gelang es mir in den vergangenen fünf Jahren nicht, eines der entscheidenden Themen unseres Fachgebietes Chirurgie auf die Tagesordnung zu bringen …« Das Raunen im Saal war unüberhörbar. Kerner hörte seine Nachbarn in der Reihe vor und hinter ihm flüstern:

»Jetzt kommt ein dicker Hund.«

»Warten sie's ab. Einige harte Worte, das sähe ihm ähnlich«, sagte sein Nebenmann.

Der Journalist sah seine linke Hand auf dem Manuskript liegen, die rechte hielt er in der Hosentasche. Das soll gelassen wirken, dachte er. Der Arzt fuhr fort:

»Das liegt vermutlich an den sehr geringen Einflussmöglichkeiten der meisten von uns auf die Gestaltung dieser Kongresse. Es geht um das Thema ›ärztliche Ethik in der modernen technisierten Medizin‹ und um die Ehrlichkeit. Meine sehr verehrten Damen und Herren! Wir demonstrieren immer und immer wieder seit Jahren mit statistischen Zahlen unsere Erfolge. Niemand von uns bezweifelt, dass operative und diagnostische Techniken weiterentwickelt und verbessert werden müssen.

Auf Einzelheiten brauche ich hier nicht einzugehen. Es erscheint mir wenig sinnvoll, in einem Gremium wie diesem diese eigenen Erfolge mit vielen Dias und Diagrammen auf die Wand zu zaubern. Im Übrigen kennen wir die Darstellungen einzelner Kliniken ja bereits alle. Wir verbessern diese Technik der Demonstration von Mal zu Mal. Vor Jahren waren es Schwarz-Weiß-Dias, dann bunte mit Doppelprojektion und schließlich Power-Point-Präsentationen. Die Ergebnisse werden dadurch keineswegs glaubwürdiger.«

Die Unruhe im Saal war wie das unheimliche Rauschen eines Wasserrohrbruchs.

»... Nicht diese Statistik sollte uns in Zukunft an erster Stelle interessieren, sondern die Frage nach den Indikationen. Ich bin mir mit vielen in diesem Saal einig, dass die Indikation zum Prüfstein in der modernen Chirurgie geworden ist.«

Kerner sah in seinem Gesicht nicht etwa Freude über einen eventuell bevorstehenden Erfolg dieser Rede, sondern eine gewisse Verkrampfung und die Furcht vor einer vorauszusehenden Niederlage. Es schien so, als ob er Schmerzen hätte. Wie David vor Goliath, aber ohne dessen unbekümmerte Siegeszuversicht.

»Volltreffer«, flüstert sein Nachbar, ein jüngerer Chirurg.

»Jetzt müssen sie die Hosen runterlassen, die Stars auf der Bühne.«

Die Zustimmung der Jüngeren und derjenigen, die außerhalb des Universitätsbetriebes eine gute Chirurgie betrieben, änderte seines Erachtens nach nichts daran, dass er sich ins Aus manövrierte. Warum zum Teufel hatte er ihm das Manuskript vor dem Vortrag nicht gezeigt? Sie hätten aus seinen Zahlen und den vielen Operationstechniken einen humorvollen Vortrag machen können. Hätten ihre Überheblichkeit kritisiert, ohne dass sie es gemerkt hätten. Mit Zitaten von Shaw und Kästner hätten sie sie zum Lachen gebracht. Kerner und Sebastian hätten ihnen die Antworten in den Mund gelegt und den akademischen Wind aus den Segeln genommen.

Noch drei Minuten.

Es ging weiter:

»Lassen sie mich die Frage stellen, ob jemand von uns in jedem Falle der Versuchung widersteht, Operationsindikationen im Blick auf den nächsten Kongress zu stellen? Wir alle profitieren von den großen Fortschritten der Medizin, wir sind selbst Akteure, und je stärker wir fasziniert sind, umso mehr entfernen wir uns von einer anthropologischen Medizin. Lassen sie uns auf unseren Kongressen von Todesfällen sprechen und über die unausbleiblichen Misserfolge.

Weniger Statistik und mehr Humanität.«

Es herrschte tatsächlich so etwas wie Totenstille. Es war ein Abschuss auf alle Teilnehmer, besonders aber auf die Großen dort am Round Table. Abschuss und Mündungsfeuer. Kerner wartete auf den Gegenschlag. Er zählte bis drei.

Dann klatschte jemand, wie eine Leuchtrakete war das, noch einer und dann Schrapnellfeuer an der ganzen Front. Einzelne Inseln in der Schlacht blieben ruhig. Der Vorsitzende auf dem Rednerpult aber sprach nicht die üblichen Schlussworte:

»Ich danke ihnen, Herr Sebastian, für den Vortrag«, sondern: »Ich kann mich ihren Ausführungen nur bedingt anschließen. Das menschliche Engagement jedes Einzelnen von uns war für mich immer eine Selbstverständlichkeit, die keiner Worte bedarf. Ich darf den nächsten Vortragenden bitten.«

Der junge Arzt neben Kerner begann zu pfeifen, aber das klang in dem großen Saal wie das Signal eines abfahrenden Zuges. Danach wurden die Signale umgestellt und die Schranken geschlossen. Der Bahnhofsvorstand hatte wieder die Regie übernommen.

Er musste sich während des Vortrages umdrehen, um Sebastians Frau am Rand des Saales an eine der Eingangstüren gelehnt zu sehen. Der Raum war zu groß, um sich zu verständigen. Zwei Unbekannte, die in der Anonymität untertauchten, die einzigen, die den Mann am Rednerpult aufgefangen hätten, wenn er vor ihnen herabgestürzt wäre.

Später war sie verschwunden. Kerner fand sie schließlich im Hotel. Thomas Sebastian musste noch bis zur Diskussion über seinen Vortrag über die Gefäßprothesen bleiben, eine Diskussion, die mit zwei Fragen abgetan war.

Inge war froh, dass er sie abholte, weil sie hilflos und schutzlos war, ohne es allerdings zuzugeben. Sie fuhren durch die Brienner Straße zur Ludwigstraße nach Schwabing.

»Ich hätte nie die Frau eines Boxers werden können«, eröffnete sie das Gespräch und zeigte ihm in ihrer kleinen Lederhandtasche eine zerdrückte Puderdose.

»Weißt du, in dem Augenblick, als er gesagt hat, es langweilt uns, da hab ich das Ding in meiner Hand zerdrückt. Ich dachte: Jetzt werden sie ihn ausbuhen.«

Während sie durchs Siegestor fuhren, fing sie auf einmal an zu lachen. Warum ist sie auf einmal so ausgelassen, dachte er und fragte nach. Sie habe an das Haus in der Tizianstraße gedacht, wo alles angefangen hatte.

Dann, als sie unter einer weißblauen Markise in einem Kaffeehaus an der Leopoldstraße saßen, begann sie zu erzählen:

»Das war gleich nach der Hochzeit. Wir wohnten in einem kleinen Haus in der Tizianstraße in Nymphenburg in einem Zimmer im zweiten Stock. Fließendes Wasser hatten wir nicht. Das mussten wir uns an einem Wasserhahn im Zwischenstock holen. Es war ein furchtbar heißer Sommer. Wir hatten ja keine Dusche. Also gingen wir, wenn es ganz dunkel war, in den kleinen Garten hinter dem Haus und schütteten uns das Wasser über den Kopf, splitternackt, und am dritten Tag erst bemerkten wir es: In den Nachbargärten sahen sie uns zu. Wir wussten doch nicht, dass es eben nicht dunkel genug war. Kannst du dir das vorstellen?«

Ja, er konnte.

»Ich glaube, dass das nie wieder kommen wird, das mit der Tizianstraße. Ich hab es schon damals geahnt, dass sich alles ändern würde, weil er Chirurg war, und dann ist es auch so gekommen: der ständige Konkurrenzkampf, die große Müdigkeit nach den langen Diensten. Es wurde immer schlimmer. Ich sage dir, manchmal dachte ich mir: Dieser Beruf frisst alles auf.«

»Und dieser idiotische Vortrag heute hat alles in Frage gestellt«, meinte Kerner.

Sie konterte:

»Nein, hat er nicht. Er hat sich Luft gemacht. Es geht doch darum, dass er einfach frei sein will.«

»Wie meinst du das?«

»Ich glaube, er will weg von dieser Universität. Er will nicht mehr abhängig sein. Er hat einfach genug von diesem Betrieb.«

»Aber musste denn das alles heute in dem Vortrag mit so einem tierischen Ernst gesagt werden?«, erwiderte er. »Man hätte es mit etwas Humor sagen sollen, damit es ihnen den Wind aus den Segeln nimmt.«

»Mit Humor allein hätte er sich nicht befreien können. Den Vorwurf, dass er über das Ziel hinausgeschossen ist, muss er halt hinnehmen«, meinte sie.

Kerner sah sie an, wie sie ihm da gegenübersaß in ihrem eng anliegenden Kostüm. »Übrigens, weißt du eigentlich, Thomas, dass sie auch ohne Schminken und ohne diese Wimperntusche schöne Augen hat, deine schöne Frau? Verzeih, Thomas«, aber er musste es einmal sagen.

Ab heute, nach diesem Vortrag, musste Sebastian wohl Bankrott anmelden, und diese Frau lachte.

Später kam der Arzt zu ihnen. Er sah sehr müde aus.

»Ich glaube, das war wohl nicht gut«, stellte er fest.

»Nein«, antwortete Kerner. »Das war nicht gut.«

»Und warum?«, fragte er.

»Du hast in deiner Wut alles in Frage gestellt, den ganzen Universitätsbetrieb schlecht gemacht. Das war nicht gut. Du hast das Wichtigste vergessen: die Männer, die so wie du hart arbeiten, für die Kranken da sind, die vorzügliche Forschungsergebnisse vorweisen und so weiter. Die hast du alle vergessen.«

Kerner war schon jetzt entschlossen, die Geschichte von Thomas und Inge Sebastian zu schreiben.

Doktor Sebastian kündigte aus freien Stücken. Niemand hatte es ihm nahegelegt. Die Erfolge einer zehnjährigen Arbeit waren in Frage gestellt, dachte der Journalist.

Man habe ihm in Oberbayern die Leitung eines kleinen Krankenhauses angeboten, berichtete Inge am Telefon. Das klang sehr verheißungsvoll. Sie würden in diesem Städtchen wohnen mit einem Marktplatz, auf dem ein Brunnen stand, mit einer Kirche mit Zwiebeltürmen und Blick auf einen Berg, der gegen Abend ganz blau sei. Sie lachte.

»Und neben eurem Haus ist ein Bauernanwesen«, witzelte Kerner, »und du wirst Kühe melken, Thomas wird am Vormittag Blinddärme und Leistenbrüche operieren und nachmittags auf dem Feld helfen.«

»Mach dich nicht lustig«, sagte Inge.

»Rückkehr in das Mansardenzimmer in der Tizianstraße?«, fragte er.

»Ja, ich hoffe, aber mit fließendem Wasser und mit einer Badewanne und Dusche.«

Kerner ging durch die engen Straßen der kleinen Stadt, in der Thomas und Inge Sebastian seit einem halben Jahr wohnten. Bei diesem Gang suchte er nach einem Ausdruck, wie er seine Empfindungen beschreiben könnte. Es war ein behaglicher, friedlicher Ort, so jedenfalls erschien er ihm bei oberflächlicher Betrachtung.

Diese erste Begegnung weckte in ihm wehmütig den nicht erfüllbaren Wunsch, hier auch zu Hause zu sein.

Sebastian hatte sich in dem Krankenhaus bereits nach einem halben Jahr einen Namen gemacht. Wenn ich mich operieren lassen muss – sagten die Leute –, dann gehe ich zu Sebastian.

In einiger Entfernung von ihrem Haus bemerkte er, wie Inge vor einem Blumenbeet kniete. Sie war mit dem Einpflanzen von Frühlingsblumen beschäftig. Sie tat das sehr behutsam und war ganz versunken in ihre Arbeit. Er ging unbemerkt von ihr zunächst um das Haus herum auf die kleine Anhöhe. Auf der Kuppe stand ein großer Kastanienbaum, dessen weit ausladende Zweige das Bild der Stadt umrahmten, die nun unter ihm lag. Er sah Rauch aufsteigen, sah die beiden Kirchtürme und zwischen den Straßen einen ausgesparten Raum, der vermutlich dem Marktplatz entsprach, auf dessen Grund er von dieser Position aus nicht sehen konnte. Dort musste der von Inge beschriebene Brunnen stehen.

Er hatte mittlerweile begonnen, eine Geschichte zu schreiben, an der er als Statist seit Jahren beteiligt war, eine Erzählung, in der die Hauptpersonen noch lebten und somit das Ende noch nicht abzusehen war.

Kerner hatte diesem noch unvollendeten Werk sogar bereits einen Titel gegeben: Rückkehr zur Tizianstraße.

»Welche Überraschung!«, rief Inge aus, als sie ihn entdeckte. Sie erhob sich, wischte sich die Hände an der Schürze ab und gab ihm einen Kuss.

Sie gingen ins Haus. Im Fenster des Wohnzimmers war weit entfernt ein sehr hoher Berg sichtbar, unter dessen Gipfel ein Schneefeld im Sonnenlicht leuchtete.

Sie brachte ein Tablett, auf dem neben der Teekanne drei Tassen aus hauchdünnem Porzellan standen, die, wie Inge ausführlich berichtete, das Einzige waren, was ihre Mutter aus dem Krieg gerettet hatte.

Dann warteten sie gemeinsam auf Thomas, der aus dem nahen Krankenhaus herüberkommen wollte.

Kerner sah ihr zu, wie sie Frühlingsblumen in einer Vase ordnete, abwägend über den Strauß gebeugt ihr Werk betrachtete und die Anordnung der Blüten veränderte. Alles schien unter ihren Händen eine Bedeutung zu bekommen, auch die Art, wie sie die große violette Glaskugel so vor dem Fenster aufgehängt hatte, dass sie an einem langen Faden schwebend sich bei jedem Luftzug bewegte und ihre Farben sich im durchscheinenden Licht schillernd veränderten. Auf dem Fensterbrett stand ein amethystfarbener Kelch mit hohem schmalen Glasfuß. Vor Jahren hatten sie den Kelch in Murano gekauft.

Sie saß ihm gegenüber auf dem Sofa, zog die Beine an und legte ihr Kinn auf die Knie.

Ob nun alles gut wäre, fragte er und stellte fest, dass er im Begriff war, seine Story weiterzuschreiben.

»Alles so wie damals in der Tizianstraße?«, fragte er. Inge versuchte zu lächeln. Sie schüttelte den Kopf und hatte zwei kleine Falten auf der Stirn.

»Er ist Tag und Nacht im Krankenhaus. Aber das ist es eigentlich nicht. Er gehört den Kranken mehr als mir.«

Als Sebastian kam, war er offenbar in seinen Gedanken noch ganz bei den Ereignissen im Krankenhaus, den Operationen, den Begegnungen mit Patienten und auch bei einem Sterbefall. Er ist Mittelpunkt in einem Drehbuch, in dem er allein die Regie führt, dachte der Journalist.

Sebastian sah sie beide an und auf einmal nahm er alles wahr: Inge, sein Zuhause, den Zufluchtsort, in dem er soeben mit Liebe empfangen wurde. Er atmete auf. Aber seine Frau war im Begriff, sich zurückzuziehen. Sie berichtete von ihrem Gespräch, vorsichtig und, wie Kerner schien, mit der Absicht, ihn zu schonen. Das Krankenhaus sei nun einmal der Mittelpunkt in seinem Leben, fügte sie hinzu. Die Tizianstraße erwähnte sie nicht.

Da stand Sebastian auf, ging zum Fenster und drehte ihnen den Rücken zu.

»Warum sagst du das? Es gibt zwei Mittelpunkte, den ärztlichen und das Zuhause.«

»Das ist es ja«, erwidert sie. »Ich kann das so nicht glauben.«

Er zeigte Kerner das Krankenhaus. Vieles hatte er neu gestaltet und überall sah man seine Handschrift. Es war sein Werk und er demonstrierte es dem Freund mit Stolz. Das alles und die Arbeit hier waren Teil seines Lebens.

Im EKG-Raum hing über den Apparaten das Bild des Heiligen Vaters.

So also war das. Die Schwestern gingen still unter der Last ihres Tagewerkes durch das Haus. Sie hatten große weiße Hauben und lächelten, wenn man ihnen begegnete. Kerner hörte, dass sie vor den Operationen beteten und dass sie bei schwierigen Operationen für ihren neuen Doktor Kerzen anzündeten. Sie arbeiteten Tag und Nacht und kannten keine Tarife. Die Sozialgesetze hatten hier vor dem Empfangsportal halt gemacht. »Zur Ehre Gottes« stand stattdessen über der Eingangstür.

Eigentlich müsste er jetzt glücklich sein, dachte Kerner.

Und tatsächlich: Er berichtete über die ersten Erfolge. In den vergangenen Monaten hatte er bereits das Vierfache operiert wie zur Zeit seines Vorgängers. Große riskante Baucheingriffe und Gefäßoperationen wurden hier zum ersten Mal durchgeführt.

Die Zahlen überschlugen sich und der Freund war hellwach.

»Und ich dachte, du wolltest dich bescheiden«, war seine erste Reaktion. »Stattdessen sprichst du nur von Statistik. Kennst du übrigens den streitbaren Privatdozenten, der auf dem Münchner Kongress die Chirurgen angegriffen hat, die ihre Erfolge in statistischen Zahlen ausdrückten?«

»Das war etwas anderes«, konterte Sebastian. »Hier geht es um die Konkurrenz mit den großen Kliniken. Ich will beweisen, dass man auch an kleinen Krankenhäusern wie diesem gute Medizin macht. Wie sollte ich es anders beweisen als mit Zahlen und Operationsstatistiken? Es wird dir nichts, gar nichts geschenkt, wenn du selbstständiger Chirurg bist. Du musst arbeiten bis zum Umkippen. Du musst am Ball bleiben, sonst läuft dir der Fortschritt weg und du kannst nicht mehr mithalten.«

Was will er eigentlich, überlegte Kerner, was soll das alles? Das war doch nicht sein Freund Thomas, der auf dem Podium in München für eine andere Chirurgie kämpfte. Ist das eine Rechtfertigung für seine Fehleinschätzung?

»Aber du hast nicht die personellen und apparativen Mittel, große Operationen durchzuführen«, gab er zu bedenken. »In diesem Punkt bist du nicht Realist.«

Endlich sei er frei in seinen Entscheidungen, unabhängig von Vorgesetzten, die eine andere Auffassung hätten vom ärztlichen Handeln, wandte Sebastian ein.

Er hatte viel erschaffen und Kerner wollte diese Aufbruchstimmung nicht trüben. Das alles gehörte zu ihm und offenbar brauchte er es zum Leben. Also sagte er nichts mehr. Später würde er ihn wieder an seinen Vortrag erinnern.

In derselben Nacht begann der Journalist, ein neues Kapitel seiner Story zu schreiben.

Nach dem letzten Besuch in der kleinen Stadt hatte Kerner den Fehler begangen, in der Geschichte von Inge und Thomas ein, wie ihm schien, voraussehbares Ende zu konstruieren. Er wollte mit der Arbeit endlich fertig werden und war im Begriff, die Zweigleisigkeit zu beschreiben, die sich in ihrem Leben abzeichnete.

Dabei war er versucht, die Partei von Inge zu ergreifen, weil Thomas es war, der ganz offensichtlich der Tizianstraße untreu geworden war.

Eine schwere Erkrankung von Inge warf alles über den Haufen. Sie lebte in dieser Krankheit seit vier Wochen voller Angst in einem Bereich, zu dem wohl nur ihr Mann Zutritt hatte.

Kerner besuchte sie des Öfteren in der gastroenterologischen Spezialklinik, mit der Thomas eng zusammenarbeitete. Seine Frau hatte etwas abgenommen, ihre Augen schienen größer und dunkler in ihrem blassen Gesicht.

Vor nunmehr vier Wochen blutete sie zum ersten Mal lebensbedrohlich aus Krampfadern der Speiseröhre. Die Blutung kam wie aus heiterem Himmel. Die Ursache war ein thrombotischer Verschluss der Hauptvene, die zur Leber führt, vermutlich infolge einer frühkindlichen Entzündung der Nabelvene, von der bis zu dieser Blutung niemand Kenntnis hatte. Das durch den Verschluss unter hohem Druck stehende Blut suchte sich Umwege, die in der Speiseröhre zu den gefürchteten Gefäßerweiterungen und zu der Blutung führten.

Bei Kerners ersten Besuchen gelang es ihm nicht, ihr in der Krankheit näher zu kommen, bis er erkannte, dass sie nichts sehnlicher wünschte als die Berührung mit Menschen, die einem mitfühlend in die Krankheit folgen können. Aber Menschen fürchten sich so oft, der Krankheit zu begegnen.

Er saß an ihrem Bett und spürte, wie sie auf seine Worte wartete.

»Ich weiß, dass du einsam bist in der Krankheit.«

»Ich glaube, dass jeder Kranke einsam ist.«

»Wenn wir uns ganz genau prüfen, sind alle Menschen einsam.«

Da lächelte sie und sagte: »Nur in der Liebe zwischen Mann und Frau ist es anders.«

»Vielleicht, aber ich bin mir nicht sicher«, entgegnete er.

»Warum wiederholt ihr Männer diesen philosophischen Allgemeinplatz immer? Einsam wird man nur, wenn man aus der Umarmung herausfällt.«

Sie weiß viel mehr als ich, dachte er.

Sie sprachen, bis es im Zimmer dunkel wurde. Sie wollte das grelle Licht der Nachttischlampe nicht.

Weitere Blutungen konnten nur durch eine aufwendige und gefährliche Operation verhindert werden. Es waren nicht nur die großen Erfahrungen von Thomas auf diesem Spezialgebiet der Chirurgie, die sie dazu bewogen, niemand anderen als ihn zu bitten, sie zu operieren. Vielleicht war ihr nicht bewusst, dass sie ihn durch ihre Bitte an sich binden wollte. Ein Beweis seiner Liebe würde das sein. Dabei wusste sie sehr wohl, wie schwer es für einen Chirurgen ist, seine eigene Frau zu operieren.

Die Geschichte konnte Kerner jetzt nicht weiterschreiben. Er war so einbezogen in das Geschehen, dass er erst Abstand gewinnen musste. Aber er nahm sich vor, später darüber zu berichten, wie Sebastian sich durch diesen schweren Entschluss, Inge selbst zu operieren, das Wohnrecht in der Tizianstraße wieder erwerben wollte. Der Freund wartete also ab, denn bevor er anfing zu schreiben, wollte er nicht noch einmal falsche Schlüsse ziehen.

Es kam der Tag der Operation. Kerner hielt sich tagelang am Krisenherd in ihrer kleinen Stadt auf und stand keinen Augenblick außerhalb des Spannungsfeldes. Sebastian hatte ihn bis ins Einzelne über die Operationstechnik aufgeklärt. Natürlich verstand er als Laie nicht viel.

Diese technischen Einzelheiten beschäftigten ihn nicht wirklich, als er in bangen Stunden während der Operation von Inge im Aufenthaltsraum des Krankenhauses wartete. Mehrmals machte er den Versuch, sich durch einen Gang im Krankenhausgarten zu entspannen, allerdings ohne Erfolg. Die Schwestern brachten Kaffee. Sie waren in großer Aufregung und vermutlich hatten sie Kerzen angezündet. Hinter den großen Türen des Operationssaales geschah etwas, was über das Schicksal der beiden Menschen entschied.

Nach fünf Stunden wurden die Türen geöffnet und die Krankentrage herausgefahren. Sie fuhren so nah an ihm vorbei, dass er Inges Gesicht sehen konnte. Sie hatte die Augen geschlossen. Am Ende des Saales sah er, wie Thomas sich den grünen Kittel auszog und das Mundtuch entfernte. War die Operation gelungen?

Er kam auf ihn zu und umarmte ihn. Es war gelungen. Inge war erfolgreich operiert worden. Die Situation gestaltete sich zeitweise dramatisch. Würde die neue Gefäßverbindung offen bleiben? Andernfalls würde eine Blutung eintreten, die dann kaum noch beherrscht werden könnte. Thomas versicherte ihm, dass diese Komplikation in der wissenschaftlichen Literatur so und so oft aufgetreten sei.

»Wieder eine von euren statistischen Analysen«, sagte Kerner.

Der Arzt lächelte nur.

Inge ertrug die ersten schweren Tage nach der Operation ohne ein Wort der Klage. Manchmal, wenn sie versuchte zu lachen, blieb das Lachen auf ihrem Gesicht liegen, weil sie es auch unter Schmerzen festhalten wollte.

Die Schwestern mit den großen Hauben pflegten sie gemäß seinen Anordnungen nach allen Regeln der modernen postoperativen Intensivpflege. Ihrer sensiblen Aufmerksamkeit entging nichts. Sie kamen und gingen geräuschlos, und ihre Fürsorge und Hingabe hätte, so schien es Kerner laienhaft, die Apparaturen der Intensivpflege ersetzen können. Sie wachten abwechselnd Tag und Nacht an ihrem Bett. Sebastian hielt sich mit starkem Kaffee auf den Beinen. Er schlief nur stundenweise.

Das Schlusskapitel seiner Story bereitete Kerner erhebliche Schwierigkeiten. Wie sollte er dem Leser erklären, was sich damals nach der erfolgreichen Operation ereignet hatte?

Er kam wieder in das Städtchen. Inge war noch schwach, verrichtete aber ihre häusliche Arbeit ohne Hilfe. Manchmal ging sie zum Kastanienbaum hinauf.

Soweit äußerlich erkennbar, verlief alles zu Hause und im Krankenhaus in gewohnten Bahnen. Thomas arbeitete auch jetzt bis zu zwölf Stunden am Tag. Eine Erleichterung war es, dass er zwei gute Assistenten fand.

Der Freund war zu Besuch gekommen. Spät am Abend wurde Sebastian nochmals ans Telefon gerufen und musste zu einer akuten Operation ins Krankenhaus. Er sah Inge an und hob die Schultern, eine hilflose Gebärde. Das sollte wohl heißen: Es tut mir leid, aber ich kann nicht anders.

»Also ist alles so wie vorher«, fragte Kerner Inge.

»Nein, es ist ganz anders.« Sie schüttelte heftig den Kopf.

»Wie anders«?

Und sie fing an, von ihrer Krankheit zu erzählen:

»Es war ziemlich schlimm in den ersten Tagen nach der Operation. Ich glaube, Thomas hat in diesen Tagen kaum geschlafen. Zwischen den Operationen kam er immer schnell zu mir ins Zimmer. Wenn es die Zeit erlaubte, blieb er auch länger. Ich habe gespürt, wie glücklich er war, dass er es geschafft hatte.

An einem Abend, ich nehme an, es war der fünfte Tag nach der Operation, kam er abends zu mir. Wir dachten beide, dass wir jetzt endlich etwas mehr Zeit füreinander hätten. Es gab so viel zu besprechen. Nach zehn Minuten hörte ich das Martinshorn. Es klang immer näher. Eine Schwester eilte ins Zimmer und sagte, dass er sofort in den Operationssaal müsse. Ein schwerer Unfall hatte sich ganz in der Nähe auf der Autobahn ereignet.

Ich wartete und wartete. Es war ganz dunkel im Zimmer, und ich bin ziemlich unglücklich gewesen, aber auf einmal wusste ich es: Er kann gar nicht anders. Er muss es tun, verstehst du? Die Kranken kommen doch Tag und Nacht.«

Ganz vorsichtig wandte Kerner ein, dass er vielleicht schwierige Operationen an eine große Klinik überweisen könnte. Das wollte sie nicht gelten lassen.

»Ich glaube jetzt nicht mehr, dass das nur Ehrgeiz ist. Es gehört zu seinem Leben, auch das mit den schwierigen Operationen. Aber es geht ja noch weiter«, fuhr sie fort.

»Nachts gegen elf Uhr ging die Tür ganz leise auf. Ein kleiner Lichtschein aus dem Krankenhausgang fiel ins Zimmer. Undeutlich sehe ich seine Gestalt. Er steht ganz still im Türrahmen und weiß nicht, ob ich schlafe. Man kann das ja an den Atemzügen hören.

Da habe ich ›Thomas‹ gesagt. Wir haben bis in die Morgenstunden geredet.«

Jetzt sagte sie nichts mehr. Wie hätte er auch erwarten können, dass sie ihm berichtete, was sie dann miteinander gesprochen hatten. Darum fragte er nur:

»Zurück in der Tizianstraße?«

»Ja, aber ganz anders.«

Bedenken sie doch, Herr Pfarrer

Ein Mann wurde wegen eines Krebsleidens operiert. Es war durchaus möglich, dass der Tumor radikal entfernt wurde, aber es gab nur eine Hoffnung, niemals eine Sicherheit.

Ist der Arzt verpflichtet, den Kranken über jeden einzelnen Befund aufzuklären oder ist er vielmehr berechtigt, einen histologischen Befund oder das Ergebnis einer Blutuntersuchung zu verschweigen, wenn der Kranke nicht danach fragt und durch diese Nachricht stark beunruhigt oder über viele Monate und Jahre in Angst versetzt würde?

Wenn der Patient eine solche Information nicht ausdrücklich verlangt, kann der Arzt ihm in Abwägung aller Risiken Befunde vorenthalten. Das Risiko besteht in erster Linie darin, dass durch die Aussicht auf eine Ausbreitung des Krebsleidens jede Hoffnung und somit auch seine seelische Widerstandskraft zerbricht. In keinem Fall kann der Arzt die Reaktionen voraussehen, niemals kann er ermessen, wie viel Wahrheit sein Patient ertragen kann.

Der 35-jährige Mann wusste, dass er ein Magenkarzinom hatte, als er in die Sprechstunde kam.

»Sie kennen also ihre Diagnose?«, fragte der Chirurg, Dr. Sebastian.

»Ja. Der Internist, der mich untersuchte, hat gesagt, dass es sich um einen Tumor im Anfangsstadium handele.«

Diese erste Information war irreführend. Sebastian ahnte es, weil er mit dem einweisenden Arzt am Telefon gesprochen hatte. Es war keineswegs sicher, ob er sich nicht bereits außerhalb des Magens ausgebreitet hatte.

»Hoffen wir, dass es sich bestätigt«, sagte Sebastian.

»Sie müssen wissen, dass ich Pfarrer bin. Meine Gemeinde wird für mich beten.«

Sebastian wusste nicht, ob er darauf antworten sollte. Immerhin bestand wohl unter dieser Voraussetzung die Hoffnung, dass der Mann die volle Wahrheit verkraften würde, wenn man sie ihm nach der Operation sagen musste. Dieser Mann bekannte sich zu seinem christlichen Glauben. Das war bemerkenswert. Merkwürdig, dass man das heute betonte, als wäre man in der Diaspora.

Nach Eröffnung des Bauches konnte jeder auf den ersten Blick erkennen, dass es sich nicht um einen sehr kleinen, sondern um einen etwa pflaumengroßen Tumor handelte, der bereits alle Wandschichten durchwachsen hatte. Sebastian fand einen stark metastasenverdächtigen Lymphknoten. Er entfernte den Magen und das gesamte umliegende Gewebe. Die Lymphknoten dieser Region wurden ebenfalls herausgeschnitten und noch während der Operation untersucht.

Der histologische Befund lautete: fortgeschrittenes, alle Schichten durchwachsenes Karzinom. Nur in einem einzigen Lymphknoten wurde Tumorgewebe nachgewiesen. Die anderen Knoten waren frei. Trotz der sehr ausgedehnten Resektion war die Aussicht auf Heilung durch diesen Befund eingeschränkt.

➤ Am Abend des Operationstages

Der Operierte lag in einer Einzelbox gegenüber dem Überwachungspult und konnte von der diensthabenden Schwester in Blickkontakt überwacht werden.

Sie standen um sein Bett herum, Sebastian, die Schwester und der Anästhesist. Kreislauf- und Laborwerte wurden überprüft.

»War es ein Karzinom, Herr Doktor? Haben sie es ganz entfernen können?«, fragte er. »Es war doch nur ein beginnender, sehr kleiner Tumor?«

Er will eine günstige Antwort, dachte der Arzt. Er erwartet nichts anderes als eine Bestätigung.

»Es ließ sich ohne große Schwierigkeiten entfernen.«

Damit gab sich der Operierte offenbar zufrieden. Keine Frage nach den Lymphknoten.

▶ In der zweiten Nacht auf der Intensivstation

Neben der Box des Pfarrers bemühten sich Ärzte und Schwestern um einen Mann, der sich nach einem schweren Unfall in einer äußerst kritischen Phase befand. Es war nicht ausgeschlossen, dass er die Nacht nicht überleben würde. Ärzte und Schwestern liefen hin und her; ein EKG-Apparat wurde an das Bett geschoben, Infusionen angelegt. Das Stöhnen und die schwere Atmung des Kranken waren auch in der Nachbarbox, in der der Pfarrer lag, unüberhörbar. Er konnte nichts von alledem sehen, was da im Nebenraum geschah. Die Rollläden vor den Glasscheiben waren heruntergezogen, aber er sah die Menschen, die ein- und ausgingen, hörte ihre Stimmen und die knappen Anordnungen des Arztes. Er war hellwach. Die bedrohliche Situation teilte sich ihm mit. Der Mann glaubte, sie nicht ertragen zu können.

Am Morgen erörterten Ärzte und Pflegende die Ereignisse der Nacht. Die Schwestern berichteten, dass der Pfarrer sich beklagt hatte. Man könne einem Frischoperierten das alles nicht zumuten, hatte er gesagt und dann, als es nicht gelang, ihn zu beruhigen, da habe er gebrüllt:

»Ich will hier raus – ich muss hier raus – sie können mich nicht so liegen lassen.«

Der Unfallpatient war gestorben. Nun beriet man, wie sie sich dem Pfarrer gegenüber verhalten sollten.

»Wärst du jemals auf die Idee gekommen, dass ein Theologe angesichts des Todes die Nerven verliert?«, fragte der Anästhesist Sebastian. Nein, er hätte das nicht erwartet.

»Dein Glaube schützt dich zwar vor der Todesangst«, sagte Sebastian, »aber vielleicht gibt es Augenblicke in deinem Leben, wo der Glaube nicht stark genug ist. Weißt du, wie du dich einmal verhalten wirst, wenn es so weit ist?«

»Hör mal«, erwiderte der Anästhesist, »das akzeptiere ich, aber dieser Mann liegt nicht im Sterben. Er ist bei bestem Wohlbefinden nach einer gelungenen Operation. Was soll das? Wir haben das noch nie in dieser Form gehabt. Er soll sich gefälligst zusammennehmen.«

»Er hat die Nerven verloren, weiter nichts. Er hat Derartiges noch nie erlebt«, beruhigte Sebastian ihn.

Als das endgültige Ergebnis der histologischen Untersuchungen eintraf, war Sebastian fest entschlossen, dem labilen Patienten vorzuenthalten, dass ein Lymphknoten in Magennähe metastatisch verändert war. Er glaubte, dass dieser Mann doch nicht die Kraft haben würde, jahrelang mit einer solchen Information über den sehr fraglichen Ausgang der Erkrankung zu leben.

Bei der Entlassung, drei Wochen nach dem Eingriff, sagte Sebastian ihm: »Wir alle hoffen, dass sie ganz gesund sind. Wir haben so radikal wie möglich operiert.«

Das war die Wahrheit. Sie hatten radikal alle in der Umgebung des Magens befindlichen Lymphknoten entfernt.

Wochen später erfuhr der Arzt, dass sich der Pfarrer im Bekanntenkreis über ihn beschwert hatte. Einzelheiten hörte er erst drei Jahre später, als der ehemalige Patient mit seinem alten Vater in der Sprechstunde erschien. Nein, er käme nicht in eigener Sache, er wollte lediglich seinen Vater begleiten, der an einer schweren Durchblutungsstörung der Beine leide.

Nach gründlicher Untersuchung geleitete Sebastian den alten Herren ins Vorzimmer und bat den Pfarrer um ein Gespräch unter vier Augen.

»Ich habe auf Umwegen erfahren, dass sie sich über mich beschwert haben, Herr Pfarrer.«

»Ich werfe ihnen vor, dass sie mir nicht die Wahrheit gesagt haben«, antwortete der Patient.

Sebastian widersprach: »Ich habe ihnen gesagt, dass sie ein Magenkarzinom hatten, und dass wir die Hoffnung hätten, dass wir es radikal entfernt haben.«

Es stellte sich heraus, dass der Mann auf Anraten wohlmeinender Freunde zur Nachbehandlung in eine anthroposophische Klinik bei Basel gegangen war, zu Ärzten also, die sich große Verdienste um eine anthropologische Ganzheitsmedizin erworben haben. Am Tag der Einweisung dort hatte er alle Unterlagen über seine Krankheit, die er von seinem Hausarzt erhielt, im verschlossenen Umschlag abgegeben. Wenig später erschien ein sehr junger Assistenzarzt und eröffnete ihm, dass seine Vermutung, er sei geheilt, so nicht bestätigt werden könnte, denn der Operateur habe ihm verschwiegen, dass bereits ein Lymphknoten Metastasen aufwies.

»Sie haben mich getäuscht«, sagte der Patient.

»Ich habe sie nicht getäuscht«, erwiderte Sebastian. »Ich habe die Hoffnung ausgesprochen, dass ich sie radikal operiert habe. Der einzige Lymphknoten, der bereits befallen war, wurde mit mehreren anderen entfernt.«

»Ich halte es für eine Täuschung, wenn man mir einen wesentlichen Befund verheimlicht«, wandte der Pfarrer ein.

»Ich habe ihnen nichts verheimlicht. Ich habe nicht darüber gesprochen, weil ich sicher war, dass sie große Probleme haben würden, jahrelang im Angesicht des möglichen Todes zu leben. Wahrheit am Krankenbett heißt nicht, dass man mit dem Patienten alle Untersuchungsergebnisse durchspricht, es sei denn, er verlangt das.«

Der andere schwieg.

»Bedenken sie, Herr Pfarrer! Sie haben nicht einmal ertragen, dass neben ihnen in jener Nacht jemand gestorben ist. Wie viel weniger hätten sie die Konfrontation mit dem eigenen Tod verkraftet.«

Über den weiteren Verlauf wurde nichts bekannt. Der Patient hat seinen Chirurgen nie wieder aufgesucht. Die Verbindung war abgerissen. Sie hatte nie wirklich bestanden.

Der Kongress

Der Vorlesungssaal war bis auf den letzten Platz gefüllt. Professor Karlmann sprach über das Ergebnis von 250 Operationen, die er bei bösartigen Tumoren an der Bauchspeicheldrüse durchgeführt hatte. So erstaunlich die Zahl war – keiner der anwesenden Chirurgen konnte über ähnliche Erfahrungen berichten –, umso ernüchternder präsentierten sich die Ergebnisse dieses vielstündigen Eingriffes, der zu den schwierigsten der Bauchchirurgie gehört. Die Fünfjahresüberlebensrate betrug zu der Zeit, als dieser Kongress vor zwanzig Jahren stattfand, zwei bis drei Prozent. Doktor Sebastian, Leiter eines städtischen Krankenhauses, hatte bis zu diesem Zeitpunkt lediglich 60 Patienten operiert.

Die jüngeren unter den deutschen Chirurgen übten nicht selten Kritik an der Massenveranstaltung des jährlich stattfindenden deutschen Chirurgenkongresses. Einer ihrer bedeutenden Vertreter hatte kürzlich den Kongress als einen Jahrmarkt der Eitelkeiten bezeichnet, und in der Tat wurde keineswegs immer Neues von Forschung und Operationstechnik geboten, umso mehr wurde repräsentiert.

Dennoch ließ sich nicht leugnen, dass diese Veranstaltung auf alle einen gewissen Reiz ausübte. Man traf sich, man gehörte schließlich dazu. Man genoss es, sich an der Kritik zu beteiligen, weil es das Selbstgefühl nicht unerheblich steigerte.

Bemerkenswert war darum die allgemein geäußerte Bewunderung über den Bericht von Professor Karlmann. In der Diskussion meldete sich ein jüngerer Kollege zu Wort:

»Herr Professor – haben sie bei dieser Überlebensrate auch einmal daran gedacht, auf diesen gefährlichen großen Eingriff zu verzichten?«

In dieser kritischen Frage lag unüberhörbar ein Vorwurf. Der junge Mann war der Einzige, der eine solche Frage in die Diskussion brachte. Es war etwas Außergewöhnliches, dass einer der großen Ordinarien während eines Kongresses kritisiert wurde, noch dazu von einem unbekannten jungen Kollegen.

Karlmann reagierte gereizt:

»Solange einige Wenige geheilt werden und solange die Möglichkeit besteht, das Leben zum Teil um Jahre zu verlängern, werde ich weiter so verfahren wie bisher.«[4]

Der Frage des jungen Kollegen wurde nur wenig Beachtung geschenkt. Es kam zu keiner Diskussion. Der Große hat gesprochen.

➤ Am Abend im Hotel

Es war am zweiten Tag des Kongresses, als Doktor Sebastian in der Hotelhalle die Bekanntschaft mit einem Journalisten, dem Mitarbeiter einer bekannten Zeitschrift, machte. Der junge Mann kam auf ihn zu, stellte sich als Doktor Meinert vor und fragte ihn, ob er etwas Zeit für ihn habe. Die Frage war vorsichtig in einer Bescheidenheit vorgebracht worden, die für Sebastian bei seinen Erfahrungen im Umgang mit Journalisten bemerkenswert war; also keiner von den alten Hasen, den »Ich-weiß-Bescheid-Journalisten«, die auf allen medizinischen Kongressen ihre Kontakte knüpfen und sich im Anschluss daran in den bedeutenden Tageszeitungen äußerten. Ebenso erstaunlich war es, dass der junge Mann Sebastian eröffnete, dass er sich unter den hier anwesenden Ärzten sehr fremd vorkäme, da er bisher keinerlei Berührung mit der Medizin gehabt habe.

4 Nachtrag im Jahre 2011. Verbesserte Operationsverfahren und langjährige Erfahrung haben die Überlebenschancen wesentlich verbessert. Die 5-Jahres-Überlebensrate liegt in Fällen, bei denen die Kriterien einer Resektabilität besteht (keine Lymphknotenmetastasen) heute in größeren Zentren bei 20–25 %. Die Sterblichkeit liegt immer noch mit 5 % hoch. Das durchschnittliche Überleben nach einer radikalen Tumorentfernung liegt bei 9–18 Monaten.

Sein Aufgabenbereich sei die Literatur und das Feuilleton, aber die Redaktion habe ihn beauftragt, sich in Fragen ärztlicher Ethik einzuarbeiten.

Ob Sebastian die Einstellung von Prof. Karlmann zu der so riskanten Operation an der Bauchspeicheldrüse teile, wollte der junge Mann wissen. Er war erregt, konnte nicht begreifen, dass Chirurgen einen so riskanten Eingriff bei einer so geringen Überlebenschance durchführten. Das sei eine Grenzüberschreitung.

Als ihn Sebastian daraufhin lächelnd aufforderte, mit ihm auf den Sesseln des Empfangs Platz zu nehmen, nahm der junge Mann die Einladung dankend an, verharrte aber in seiner bescheidenen Zurückhaltung. Er saß nicht entspannt in dem breiten Ledersessel, sondern steif und aufrecht Sebastian gegenüber. Sebastian führte dieses Verhalten darauf zurück, dass sein Gegenüber 30 Jahre jünger war und ihm mit einem gewissen Respekt begegnete.

Der junge Mann erfuhr, dass sein Gegenüber, ein erfahrener Chirurg, die Indikationen zu dem großen Eingriff in gleicher Weise stellte wie Karlmann und dass er selbst über 60 dieser Operationen durchgeführt hatte.

Die Operation sei die einzige Chance einer Heilung oder doch zumindest einer eventuell deutlichen Lebensverlängerung.

Der junge Mann gab sich mit dieser Antwort nicht zufrieden. Für ihn als Laien sei entscheidend, den Patienten über die äußerst geringen Heilungsaussichten und die Qualen vollständig aufzuklären, damit er selbst entscheiden könne.

Sebastian hatte in dem folgenden Gespräch den Eindruck, dass der Journalist, der dieses Postulat der Wahrheit mit solcher Vehemenz vertrat, in seinem jugendlichen Eifer über das Ziel hinausschoss.

Sebastian wechselte das Thema, fragte sein Gegenüber nach seiner Arbeit als Literaturkritiker und Feuilletonist und erfuhr, dass Meinert sich seit Monaten mit Musil und insbesondere mit dem »Mann ohne Eigenschaften« beschäftigt habe. Dieser war erstaunt, als er aus dem Mund des alten Chirurgen vernahm, dass er das große Werk von Musil kenne, wobei er gestand, dass er über den ersten Band nicht hinausgekommen sei. Meinert versprach, ihm das Manuskript seiner Musilarbeit zu schicken.

Bevor sie sich verabschiedeten, kam Meinert noch einmal auf das Thema Wahrheit am Krankenbett zurück. Nein, er könne die Entscheidungen der Chirurgen nicht begreifen.

Sebastian schwieg, drehte sein Glas langsam zwischen beiden Händen und ließ den jungen Gesprächspartner lange auf seine Antwort warten.

»Wissen sie, dass sie damit unter Umständen dem Kranken die letzte Hoffnung nehmen, dass sie, wenn sie die Ablehnung der Operation in Erwägung ziehen, ein Todesurteil sprechen?«

Aus dem Tagebuch

Der Briefwechsel mit Meinert ist eine Bereicherung. Ich glaube, der junge Mann könnte mein Freund sein.

Lange habe ich überlegt, ob ich ihm Einblick in mein Leben geben soll. Ich werde ihm einige meiner Tagebuchnotizen schicken.

▸ Tagebucheintrag

Mein Schlaf ist meist traumlos. Das stille Beisammensein mit der Familie kann ich nicht mehr bewusst erleben.

Ich möchte an meinem Tagebuch arbeiten, aber ich bin zu müde, das Erlebte zu formulieren.

Operation eines Patienten aus Norddeutschland – zweimalige Voroperation. Die Gallengänge in der Leber sind durch Steine verschlossen. Der Hauptgallengang durch Narben bis auf den Durchmesser einer Stricknadel eingeengt.

Wir haben fünf Stunden operiert. Anschließend Visite, Sprechstunde. Dann akute Einweisung eines jungen Mannes aus Oldenburg. 40° C Fieber, vermutlich eine eitrig entzündete Zyste der Bauchspeicheldrüse.

Ich habe seit elf Stunden nichts gegessen. Soll ich noch heute Abend operieren oder kann ich warten? Eventuell müssen wir heute Nacht die OP durchführen, sage ich ihm.

▶ Tagebucheintrag

Meinert hat im Auftrag seiner Zeitung meinen Aufsatz über den medizinischen Kongress veröffentlicht.

Er hat mir ein Manuskript über Musil geschickt mit dem Titel »Musil über die zeitgenössische Literatur«. Seinen Brief habe ich in den Tagebüchern abgeheftet, ebenso meine Antwort.

»Lieber Freund!

Musils Urteil über das Schreiben von Tagebüchern kann ich nicht teilen. Er schreibt: ›Es werden so viele Tagebücher geschrieben. Es ist die bequemste, zuchtloseste Form … usw.‹

In meinen Tagebüchern gebe ich mir Rechenschaft über operative und ärztliche Erfolge und Misserfolge. Im Gegensatz zu einem Dichter wie Musil schreibe ich kein Tagebuch, um es zu veröffentlichen …

Apropos Journalismus: Ich finde Ihren Musil-Aufsatz hervorragend.

Bei Ihrer Begabung sollten Sie sich ganz der Literatur widmen. Die Stellungnahme von Laien zur ärztlichen Ethik bietet viele Fallstricke, über die man leicht stolpern kann.«

▶ Tagebucheintrag

Die junge Frau hat ein inoperables Pankreaskopfkarzinom. Die Leber ist voller Metastasen.

Manchmal sieht sie mich an, als wollte sie mit mir über das Sterben sprechen. Dabei weiß ich gar nicht, ob sie Sterben überhaupt ernstlich in Erwägung zieht.

Heute bei der Visite war ich nah daran, ihr die Wahrheit zu sagen.

Der Tod müsste in den kommenden acht Wochen eintreten. Sie ist dreißig Jahre alt und hat zwei Kinder. Und möchte an Weihnachten zu Hause sein. Die in den Rücken ausstrahlenden Schmerzen sind so stark, dass sie nur durch einen Dauertropf mit Analgetika (Schmerzmitteln) beherrscht werden können.

Die Patientin ist sehr blass. Ich sehe in ihrem Gesicht nur diese großen lebendigen Augen. Sie wartet darauf, dass ich mit ihr über den Verlauf der Krankheit rede.

Ich kann ihr jetzt nicht die Wahrheit sagen, weil sie doch in zwei Tagen mit dem Krankenwagen nach Hause gebracht wird und sie heute morgen bei der Visite gesagt hat:

»Ich habe geträumt, dass ich für die ganze Familie ein Weihnachtsessen gekocht habe, lauter schöne Sachen. Ist das nicht ein gutes Zeichen, dass ich so etwas träume?«

Später begegne ich ihr, als sie gekrümmt vor Schmerzen mühsam auf dem Gang geht.

»Jetzt bin ich doch über den Berg, Herr Doktor?«, fragte sie.

Mit dem Hausarzt habe ich telefonisch die Schmerzbehandlung besprochen. Ob sie eventuell in den Weihnachtstagen sterben würde, hat er mich gefragt.

In einem Brief an Meinert:

»Lieber Freund! So ist das mit der Wahrheit.«

▶ Tagebucheintrag

Im Rundfunk fand ein Expertengespräch über das Thema »Fortschritt in der Medizin – Versuchung und Notwendigkeit« statt. Teilnehmer waren zwei Hochschulprofessoren, ein Internist und ein Chirurg, ferner ein Theologe und Meinert als Journalist und Experte auf dem Gebiet Medizinethik.

Seit Jahren höre ich immer wieder dasselbe: »Das technisch Machbare wurde zum Diktat ärztlicher Entscheidungen … Fortschrittsglaube statt geistige Orientierung.« Sie reden und reden immer dasselbe. Unerwähnt blieb, dass der Kranke selbst den Einsatz aller technischen Möglichkeiten einfordert.

Was ich befürchtet hatte, war eingetreten. Meinert, der junge Journalist, der nie ein Krankenhaus betreten hat, gab als Experte auf dem Gebiet der Medizinethik in aller Öffentlichkeit seine Meinung kund. Er wiederholte, was er anlässlich des Prozesses schon gefordert hatte: Eine absolute Aufklärung des Patienten über alle Risiken und die minimale Überlebenschance bei Operationen des Bauchspeicheldrüsenkarzinoms.

Spät abends rief Meinert mich an.

Er bat mich um eine Stellungnahme. Ich sagte ihm:

»Das Thema eignet sich sehr für jeden Journalisten, weil es den Nerv der Leser trifft. Man kann Punkte sammeln.«

Darauf Meinert:

»Ich bin Journalist, ich versuche, mir ein Bild zu machen.«

Ich: »Aber das Bild, das sie entwerfen, ist irreführend.«

Ich wartete auf seine Antwort. Offenbar fühlte er sich angegriffen.

Schließlich bat er mich um eine Erklärung.

»Sie haben ihre Meinung geäußert, die ich, wie sie wissen, nicht teilen kann. Ich wundere mich, dass die ärztlichen Teilnehmer am Gespräch ihnen nicht widersprochen haben.«

Es war durchaus möglich, dass er sich verletzt fühlte.

Auf dem großen Platz vor dem Krankenhaus parkte ein Volkswagen. Vom Fenster seines Arbeitszimmers aus beobachtete Dr. Sebastian, wie eine Frau ausstieg und langsam auf das Haus zuging. Dort vor dem Eingang blieb sie stehen, und es hatte den Anschein, als zögere sie einzutreten, bis sie sich einen Ruck gab und mit schnellen Schritten auf die Tür zuging.

Sebastian wusste, wer diese Frau war. Er erwartete sie um diese Zeit. Ein Internist hatte ihn am Telefon eingehend über sie informiert. Es wurde bei ihr ein Bauchspeicheldrüsenkarzinom diagnostiziert, und sowohl der Internist als auch Freunde hatten ihr geraten, Dr. Sebastian aufzusuchen.

Als er die Tür zum Wartezimmer öffnete, sah er das Taschentuch zwischen ihren Händen. Sie wollte offenbar keine feuchten Handflächen haben, wenn sie ihn jetzt berühren würde, und dann, als sie ihn anschaute, blitzte Angst in ihren Augen auf.

Sie saßen sich an dem kleinen Tisch vor seinem Schreibtisch gegenüber, blickten sich an, versuchten im Gespräch sich vorsichtig dem anderen zu nähern, zu öffnen, versuchten behutsam, sich an die Bedrohlichkeit der Krankheit und ihre Auswirkungen körperlicher wie seelischer Art auf die Patientin heranzutasten. So viel hatte Sebastian bereits nach den ersten Sätzen erfahren: Die Frau kannte die Diagnose, aber woher hatte sie erfahren, dass eine Operation mit einem so hohen Risiko verbunden war, so dass der Entschluss, sich operieren zu lassen, noch keineswegs gefasst war, ja Sebastian hatte sogar den Eindruck, dass sie über die nur geringe Überlebenschance gut orientiert war. Deshalb lebte die Patientin schon seit Tagen in der dunklen Angst vor dem anscheinend unvermeidlichen Tod. Wie sich herausstellte, war sie von Freunden über das überaus hohe Risiko und die geringe Überlebenschance informiert worden.

Sebastian wurde neugierig.

Wer von ihren Freunden ihr geraten hätte, sich an ihn zu wenden, fragte der Arzt und ob sie ehemalige Patienten von ihm seien.

Der Freund hieße Doktor Meinert und sei Journalist.

Ihm gegenüber saß eine fünfzigjährige Frau. Sie war etwas altmodisch gekleidet. Auffallend der kleine weiße Kragen über dem Pullover und ein langer dunkler Rock. Die Haare waren zu einem Knoten gebunden und zeigten erste graue Strähnen.

Wie hoch denn der Prozentsatz der Überlebenden sei, wollte sie wissen, und wie viele Menschen an der Operation stürben. Unglaublich, Sebastian konnte sich nicht erinnern, jemals ein ähnliches Gespräch geführt zu haben.

Er schwieg lange. Dann sagte er:

»Sie wissen, dass die Operation die einzige Chance ist. Ich mache ihnen einen Vorschlag: Ich spreche nicht über Prozentzahlen, wir beide, sie und ich, müssen entscheiden, ob wir ein Risiko eingehen. Ich versichere ihnen, dass nicht die Technik allein über das Gelingen entscheidet.«

Sie sprachen ausgiebig miteinander. Die Frau sah ihn unverwandt an, und es schien Sebastian, als nehme sie alle seine Äußerungen in sich auf, um sie später immer wieder aufzurufen. Einmal, als er tröstende Worte sprach, stützte sie die Ellenbogen auf den Tisch vor sich, als wollte sie ihm näher kommen und legte das Gesicht in die Hände. Dabei entdeckte er ein kleines zaghaftes Lächeln in ihrem Gesicht. Die Frau war liebenswert.

Schließlich, als er davon sprach, dass auch für ihn die Entscheidung zu dieser Operation überaus schwer sei, schloss sie für einen kleinen Augenblick die Augen. Nein, das hatte sie nicht vermutet. Am Ende stand ihr Entschluss fest. Sie wollte sich operieren lassen.

➤ Ein Brief

»Lieber Herr Meinert!

… Sie haben im Gespräch mit Ihrer Freundin die Chancen einer Operation in Frage gestellt. Die Folge war, dass sie keine Hoffnung mehr hatte. Warum haben Sie das getan? …«

Eine Woche später fand die große Operation statt.

Sebastian schrieb Meinert, dass er ihm Auszüge aus seinem Operationsbericht zukommen lasse. In Anbetracht der Wahrung der Schweigepflicht bat er ihn, in keinem Fall davon journalistisch Gebrauch zu machen. Den Text habe er etwas verändert, um ihm, dem Laien, das Verständnis zu erleichtern. Einige Erklärungen habe er in Klammern gesetzt.

➤ Operationsbericht

Eine Stunde nach Eröffnung des Bauches kam das Untersuchungsergebnis der Pathologie: Alle eingesandten Lymphknoten waren tumorfrei – Aufatmen, es gab eine reelle Chance. Nach Entfernung der distalen (unteren) Anteile des Magens, des Gallenganges und des Zwölffingerdarmes Resektion des tumortragenden Pankreaskopfes. Gefäßprothese.

Anschließen des Gallenganges, des Magens und des Pankreas an der Resektionsstelle an Dünndarmschlingen. Operationsdauer sechs Stunden. Blutverlust 500 Kubikzentimeter.

➤ Ein Brief

»Lieber Herr Meinert!

Das ist nichts als ein Versuch, ein Geschehen zu beschreiben, das der Leser nicht selbst erleben kann.

Wie könnte man überhaupt das Leben in einem Krankenhaus so schildern, dass der andere spürt, was dort täglich geschieht? Worte und Sätze müssten lebendig werden.

Ihrer Freundin geht es den Umständen entsprechend gut. Sie hat die ersten kritischen Tage überstanden. Die Wunde ist primär geheilt.

Als sie kam, lebte sie in der dunklen Angst vor einem unvermeidlichen Sterben. Jetzt hat sie Hoffnung.«

In einem Antwortbrief von Meinert fand sich der Satz:

»... Ich wusste nicht, dass ein erfahrener Chirurg auch Angst hat.«

Sebastian berichtete Meinert in vierteljährlichen Abständen vom Ergebnis seiner Nachuntersuchungen. Ein Jahr nach der Operation unternahm die Patientin eine Reise nach Italien. Sie schrieb ihrem Arzt Briefe.

»Mein lieber Herr Doktor.

Ich wohne in einer Felsenwohnung hoch über dem Meer auf der Insel Ischia. Von meinem Fenster aus sehe ich die Schiffe am Horizont und an den Abenden die Fischerboote. Ich erlebe jeden Tag neu und mit Dankbarkeit. Im Hintergrund – ich gestehe es – ist die Angst vor Metastasen gegenwärtig.

»Manchmal kommt ein verrückter Gedanke: Ich wünsche meinem Doktor, dass es ein Erfolg wird. Vielleicht lachen Sie jetzt.«

Drei Jahre nach der Operation kam sie wie in jedem Jahr zu einer gründlichen Durchuntersuchung. Sie war gerade aus dem Urlaub zurückgekehrt. Da saß keine kranke Frau vor ihm. Sebastian bemerkte, dass sie nicht mehr so altmodisch gekleidet wirkte wie früher. Sie trug einen modernen Hosenanzug. Wenn er sich nicht irrte, hatte sie sehr dezent etwas Rouge aufgelegt. Oder täuschte er sich?

Sie wartete während der zweitägigen Untersuchung ebenso wie Dr. Sebastian gespannt auf die Ergebnisse. Die Patientin schien gefasster als in den Jahren zuvor, aber dennoch konnte sie ihre Angst nicht ganz verbergen.

Es fanden sich nicht die geringsten Anzeichen einer Metastasierung. Sebastian bat sowohl seinen internistischen als auch den radiologischen Kollegen, alle Befunde nochmals zu überprüfen. Es blieb dabei: In keinem Bereich zeigten sich Anzeichen für das Vorhandensein von Tumorzellen. Sie war nicht die Erste, die zwei bis drei Jahre nach der Operation überlebte. Dennoch, die Fünfjahresüberlebensrate betrug nicht mehr als zwei bis drei Prozent.

»Fahren sie wieder auf ihre schöne Insel«, riet ihr Sebastian.

»Wie oft noch?«, fragte sie, aber wie sie es sagte, klang es nicht mehr angstvoll und resigniert.

Es war ein Blumenstrauß, wie er ihn noch nie geschenkt bekommen hatte. Er war in der Klinik abgegeben worden und Sebastian öffnete den beiliegenden Briefumschlag voller Spannung.

»Mein lieber Herr Doktor!

Heute vor sechs Jahren haben Sie mich operiert. Ich kann in diesem Jahr leider nicht zur Nachuntersuchung kommen, weil ich auf Ischia in meiner Ferienwohnung von St. Angelo bin. Es geht mir ausgezeichnet. Übrigens, auf der beiliegenden Fotografie sehen Sie den Rand des Felsens, auf dem die Wohnung sich befindet. Hier fällt der Felsen achtzig Meter tief senkrecht zum Meer ab. Von der Tür meines Schlafzimmers sind es nur sechs Meter bis zu diesem Abbruch, an dessen Rand ein halb verfallener kleiner Zaun steht. Ich hatte früher immer Angst vor diesem Abgrund.

Während ich diese Zeilen schreibe, sitze ich drei Meter entfernt davon und blicke auf das Meer und ein großes weißes Schiff am Horizont. Erinnern Sie sich? Herr Meinert hat einmal von einer Chance von nur zwei bis drei Prozent gesprochen und Sie haben es bestätigt. Ich bin glücklich.

Ihre dankbare Patientin.«

Erinnerungen

Lieber Freund!

Das beiliegende Manuskript schicke ich Dir, mit der Bitte um eine gnädige Beurteilung. Dennoch: Ich will Deiner Kritik gefasst entgegensehen. Die Menschen, von denen ich erzählt habe, wirst Du wiedererkennen. Schreib mir, ob sie in meinen Zeilen lebendig geworden sind.

Vergangenes taucht in Bildern auf, huscht fast unbeachtet an uns vorbei, Bilder, die so flüchtig sind, dass wir sie kaum wahrnehmen. Dennoch: Sie sehen uns an und wecken von Zeit zu Zeit den Wunsch, in ihrem Hintergrund etwas Vergangenes wieder zu entdecken und die Menschen von damals lebendig werden zu lassen. Das zu vermitteln, habe ich in diesem Buch versucht. Du wirst entschuldigen, wenn ich statt nüchterner Berichterstattung Geschichten erzähle.

Je tiefer ich in meine eigene Vergangenheit vordringe, umso weniger erkenne ich mich selbst darin.

Bei meinem Bemühen, für die Beschreibung von Vergangenem die richtige Form zu finden, wurde ich zurückversetzt in unsere gemeinsame Zeit, die wir als Assistenten in der Münchner Klinik verbrachten. Erinnerst Du Dich?

Da war die breite, fast herrschaftliche steinerne Treppe, die zum ersten Stock hinaufführte, in dem sich die Räume der Klinik befanden. Die gerahmten Bilder der großen Chirurgen zierten die Wände im Treppenaufgang. Unser Klinikchef und seine Nachfolger standen im Schatten dieser bedeutenden Männer. Sie versuchten, sich im langsam verblassenden Licht der großen Vorbilder zu sonnen – vergebens. Wir haben an ihnen manchmal gezweifelt.

Du wirst mir zustimmen, dass Professor Lorenz das einzige Vorbild für junge Assistenten war. Er galt als Könner und als Chirurg überragend. Als der Ordinarius aus Altersgründen ausschied, kam ein neuer. Offenbar spürte dieser, dass der erfahrene Oberarzt ihm überlegen war. Aus Konkurrenzgründen wurde er deshalb weitgehend aus dem Operationsbetrieb ausgeschaltet. Es gab für Lorenz innerhalb der Hierarchie dieser Universitätsklinik plötzlich keinen geeigneten Platz mehr.

Wenn wir von Vorbildern reden, bleibt für mich nur noch die alte Schwester Petronia, die vom frühen Morgen bis zum späten Abend immer anwesend war. Sie gab in ihrer Hingabe für die Kranken einen etwas mürrisch schweigsamen Engel ab. Zusammen mit der von uns geliebten Schwester Gertraud entpuppten sie sich als die einzigen Engel und wahres Labsal in dieser so tristen Klinikatmosphäre.

Erinnerst Du Dich, wie Petronia täglich für 40 Patienten in der großen Teeküche Brote strich, und wie wir ihr hin und wieder halfen, die gewaschenen Mullbinden aufzurollen? Es gab sogar eine mit der Hand betriebene Aufrollmaschine. Assistent in der Münchner Chirurgie zu werden, galt als erträumtes Ziel. Erinnerst Du Dich? Du besuchtest mich und meine junge Frau in der Tizianstraße in Nymphenburg, und ich erzählte Dir, dass ich kündigen und in ein anderes Krankenhaus gehen würde. Ich verließ die Klink, wie Du weißt, nach einem Jahr wegen eines Eklats, um in ein kleines Krankenhaus zu wechseln.

Wir wollten doch operieren lernen, was in der großen Universitätsklinik leider den Oberärzten vorbehalten blieb. Wir wollten gute Chirurgen werden, aber wir zweifelten manchmal daran, ob wir das Ziel jemals erreichen würden. Wir haben Vorbilder gesucht.

Wenn ich manchmal an jene Zeit zurückdachte, waren es immer zwei Ereignisse, an die ich mich besonders erinnerte, an das Lied »Zu Mantua in Banden« und das »Gebet des alten Mannes«.

Übrigens: Die Berichte über diese beiden Ereignisse, die ich am Ende dieses Buches niederschreibe, werde ich nicht ändern, auch wenn Du Kritik üben würdest. Es sind keine Geschichten, sondern Tatsachenberichte.

Zu Mantua in Banden

▶ Weihnachtszeit 1973

Am Ende des langen Ganges gelangte man in den großen Krankensaal, in dem sechzehn Patienten auf ihre Operation warteten oder, nachdem sie sie überstanden hatten, ihrer Entlassung entgegensahen. Ein Mann, den eine chronische Erkrankung länger an das Bett fesselte, war so etwas wie ein Stubenältester, der von den übrigen Leidensgenossen als solcher auch anerkannt wurde. Neben ihm lag Josef Hintertupfinger, dessen Bauchdecken vier Tage nach einer Magenoperation aufbrachen, eine Komplikation, die von den Chirurgen als Platzbauch bezeichnet wird. Bei der zweiten Operation fügten sie die Bauchdecken in allen Schichten durch Drahtnähte wieder zusammen, welche über Metallplatten geknotet wurden.

Hintertupfinger war als Oberbayer ein glühender Verehrer des Schweizer Nationalhelden Andreas Hofer und beachtenswerter Interpret des Liedes »Zu Mantua in Banden«, ein Lied, das er bereits am ersten Tag seines Klinikaufenthaltes mit einer sonoren Stimme im Krankensaal vorsang und das durch ein kräftiges Tremolo eine unüberhörbare künstlerische Note erhielt. Selbst die Frischoperierten waren jedes Mal gerührt. Hintertupfinger war neben seinem hervorragenden musikalischen Talent ein eher schlichter Mensch, dem nicht allzu viel geistige Gaben in die Wiege mitgegeben worden waren. Dieser Umstand wurde von seinem Nachbarn, dem Stubenältesten Moosbrummer, ich darf wohl sagen, in schamloser Weise für die Unterhaltung der Anwesenden ausgenützt, indem er Hintertupfinger fast täglich aufforderte, sein Lied vorzusingen, immer mit dem Hinweis, dass ja ein Neuer hinzugekommen sei, der noch nie in den Genuss seines Vortrages gekommen sei.

Man sollte für die Reaktion von Hintertupfinger das nötige Verständnis aufbringen und begreifen, dass ihn das mit Stolz erfüllte. Man muss ferner anerkennen, dass sein Vortrag mitunter Höhepunkte hatte, wenn er an jenen Stellen, in denen der Tod des Helden vorausgesagt wird, seine Stimme sehr stark erhöhte.

»Die Hände auf dem Rücken, der Sandwirt Hofer ging. Mit ruhig festen Schritten, ihm schien der Tod gering ...«

An dieser Stelle konnte es geschehen, dass Hintertupfinger in Ekstase geriet und sich in seinem Bett kerzengrade hinstellte, eine Akzentuierung, zu der er leider nicht mehr in der Lage war, als seine Bauchwunde platzte. Aber auch in diesem bedauernswerten Zustand sang er, freilich gedämpfter, weiter:

»Den Tod, den er so manches Mal, vom Iselberg geschickt ins Tal. Im heil'gen Land Tirol, im heil'gen Land Tirol.«

Moosbrummers infame Belustigung der Kranken im Saal auf Kosten von Hintertupfinger wurde von diesem zu keinem Zeitpunkt als solche empfunden.

In der Vorweihnachtszeit entwickelte sich über München ein für diese Jahreszeit einmaliges Gewitter. Die Ursache war eine ungewöhnliche Bodenerwärmung. Der Schriftsteller Karl Kraus hat später in seinen satirischen Gedichten dazu Stellung genommen:

Allbekannt sind jene Blitze, hergebracht vom blauen Dunst:
Wettern sie durch Sommerhitze ist's Natur und keine Kunst.

Aber wenn im Frost erzittert jeglicher Naturbesitz,
welch ein Wunder, wie's gewittert! Und den Winter traf der Blitz.

Dieses außergewöhnliche Ereignis inspirierte Moosbrummer zu einem üblen Scherz, als er Hintertupfinger mit ernster Miene darüber aufklärte, dass er sich bei Blitz und Donner wegen der in seiner Bauchwand befindlichen Metallteile in akuter Gefahr befände. Auf die Frage, was zu tun sei, antwortete Moosbrummer, dass er in diesem Fall unbedingt Ausschau nach einer metallenen Ableitung halten müsse, die einen eventuellen Blitzeinschlag verhindern könne.

Als sich das Gewitter in unmittelbarer Nähe des Sendlinger Tor-Platzes durch angsterregende Donnerschläge bemerkbar machte, war Hintertupfinger verschwunden und wurde sowohl von Schwestern, Krankenpflegern als auch von zwei Assistenzärzten im ganzen Hause gesucht.

Für die Glaubwürdigkeit dessen, was jetzt entdeckt wurde, kann ich mich verbürgen, denn ich selbst fand Hintertupfinger, nachdem er im ganzen Haus nicht auffindbar war, in der Toilette, die er nicht abgeschlossen hatte.

Hintertupfinger stand auf dem Deckel des Klosetts und hielt die metallene Kette des Abzuges in der Hand. Diese geniale Art der Ableitung elektrischer Energie wurde von allen Beteiligten bewundert.

Nach der Befreiung aus den sanitären Einrichtungen machte ich ihn darauf aufmerksam, wie schamlos Moosbrummer sich benommen habe. Einen Augenblick lang überlegte er. Dann ging er zum Bett von Moosbrummer. Ich sah, wie er ausholte, um ihm eine Ohrfeige zu geben, aber die erhobene Hand fiel herab. Hintertupfinger konnte keinen Menschen schlagen.

Das Folgende mag sich so oder ähnlich ereignet haben. Ich kann mich für die Richtigkeit nicht ganz verbürgen.

Erlöst zurückgekehrt in seinem Bett sang er auf Bitten der Zimmergenossen und aus Dankbarkeit die vorletzte Strophe:

Dort soll er niederknien,
er sprach »Das tu ich nit.
Will sterben, wie ich stehe,
will sterben, wie ich stritt.

So wie ich steh' auf dieser Schanz',
es leb' mein guter Kaiser Franz,
mit ihm sein Land Tirol,
mit ihm sein Land Tirol.«

Das Gebet

Das zweite Ereignis in der chirurgischen Klinik, an das ich mich sehr lebhaft erinnerte, war das abendliche Gebet.

Spät am Abend wurde ein alter Mann mit Leistenbruch eingeliefert. Ein Darmteil war in dem Bruch eingeklemmt und hatte zu einem Darmverschluss geführt. Eine sofortige Operation musste eingeleitet werden. Ich durfte Professor Lorenz assistieren, was ich immer wie eine Auszeichnung empfand.

Der Mann lag auf dem Operationstisch im Saal. Wir waren bereits gewaschen, hatten unsere Operationskittel und Handschuhe an und warteten darauf, dass die Narkose eingeleitet wurde. Dabei standen wir zu beiden Seiten des Operationstisches in einem Meter Entfernung und hielten wie üblich in dieser Wartestellung die Hände vor dem Brustkorb gefaltet, damit sie steril blieben.

Eine Schwester war im Begriff, die Arme des Patienten in die seitlich am Tisch angebrachten gepolsterten Lederschlingen zu legen und zu fixieren, als der Patient seine Arme hob und zu uns gewandt meinte, er wolle, bevor die Narkose beginne, ein Gebet sprechen.

Er faltete seine Hände über dem Brustkorb.

Es entstand eine peinliche Stille. Wir sahen uns nicht an und blickten zu Boden oder in irgendeine Ecke des Saales und wussten nicht, wie wir uns in dieser ungewöhnlichen Situation verhalten sollten.

Er betete nicht laut, sondern bewegte nur die Lippen. Nach etwa zwei Minuten, die uns sehr lang erschienen, öffnete er die Augen und sagte lächelnd, dass wir nun beginnen könnten. Keiner im Saal sprach ein Wort.

Die Operation war beendet. Ich fragte Lorenz, ob er je etwas Ähnliches erlebt habe, was er verneinte. Dann sagte er: »Ich denke darüber nach, ob wir nicht vor jeder Operation beten sollten.«

Nachwort: Euthanasie

Die Sehnsucht nach der *Euthanasie,* dem milden Tod, wie er bereits in griechischen Quellen 300 vor Christus erwähnt wird, ist so alt wie die Menschheit. Der Wunschtraum ist bis zum heutigen Tage sehr häufig unerfüllt geblieben, eine Tatsache, die sich nicht verheimlichen lässt, auch dann nicht, wenn die Menschen unseres technischen Zeitalters Leiden und Sterben aus ihrem Gesichtskreis in das Krankenhaus verbannen. Die großen Rätsel, die der Tod uns aufgibt, bleiben ungelöst. Auch das moderne Krankenhaus mit seiner technischen Perfektion kann die brennenden Fragen nach dem Sinn von Leiden und Sterben nicht beantworten.

»Euthanasie ist, vom Arzt aus gesehen, gelebte, tiefe Kommunikation mit dem sterbenden Du des Patienten« (Jürg Wunderli[1]), und Paul Sporken[2] sagt: »Sterbehilfe ist im Grunde nichts anderes als Lebenshilfe in der letzten Phase des Lebens. Deshalb geht es bei der Sterbehilfe darum, in einer solchen Weise bei dem Sterbenden zu sein, dass er seine Sterbensproblematik selbst bewältigen kann, dass es ihm gelingt, seinen eigenen Tod selbst zu sterben.«

Mit dem Begriff *sanfter Tod* verbinden wir die Vorstellung eines friedlichen möglichst schmerzfreien Hinübergleitens in den Tod. Statt von Euthanasie sollten wir besser von Sterbehilfe sprechen. Das Sterben im Krankenhaus entspricht nur in seltenen Fällen dieser Vorstellung. Über 70 % der Menschen sterben heute im Krankenhaus, und auch bei noch so liebevoller Pflege und ärztlicher Betreuung ist dieses Sterben mit schmerzhaften Erschütterungen und mit

1 J. Wunderli: Euthanasie oder über die Würde des Sterbens. Stuttgart 1974.

2 P. Sporken: Euthanasie im Rahmen der Lebens- und Sterbehilfe, in: A. Eser (Hrsg.): Suizid und Euthanasie. Stuttgart 1976.

Einsamkeit verbunden. Was die Pflegenden dem Sterbenden bieten können, ist ein menschenwürdiges Sterben.

Die Diskussion über Euthanasie wird in der Öffentlichkeit seit Jahren sehr emotional und kontrovers geführt. Um sie zu versachlichen, ist es unbedingt erforderlich, die einzelnen Formen abzugrenzen.

1. **Sterbehilfe ohne Lebensverkürzung**
Gemeint ist die fürsorgliche Pflege des Kranken, die menschliche Zuwendung, die Linderung seiner Beschwerden, ohne dass durch die medizinische Behandlung das Leben verkürzt wird. Das gilt für alle Bereiche der Sterbehilfe und ist das Ziel aller unserer Bemühungen um ein »menschliches Krankenhaus«.

2. **Sterbehilfe durch Verzicht auf Therapie mit lebensverlängernder Wirkung**
Diese Form der »passiven Euthanasie« verzichtet auf Verlängerung des Lebens unheilbar Kranker durch die apparative Intensivmedizin, wobei die Selbstbestimmung durch den Kranken durch die Patientenverfügung heute zu einem gewissen Abschluss gekommen ist. Ursprünglich war der Arzt auch bei Vorliegen einer Patientenverfügung nicht in jedem Fall daran gebunden. Am 1. September 2009 verabschiedete der deutsche Bundestag ein neues Gesetz des Betreuungsrechts, wonach endgültig der Patientenwillen für den Arzt bindend ist.

Auch eine noch so präzise Rechtsprechung kann allerdings nicht allen Eventualitäten gerecht werden. Letztlich wird in solchen Konflikten das Vertrauensverhältnis zwischen Arzt und Betreuer entscheidend sein. Immer wieder wird der Mut zu ärztlichen Entscheidungen gefordert werden.

3. **Sterbehilfe durch eine Therapie mit hohen Dosen von schmerzlindernden Medikamenten, wie z.B. Opiaten, wobei die Nebenwirkung, nämlich die Verkürzung der Lebensdauer, unvermeidlich ist**
Diese Art der Behandlung ist tägliche gängige Praxis. In der Palliativmedizin, der ganzheitlichen Behandlung von Patienten mit weit fortschreitenden Erkrankungen, führt die hochentwickelte moderne Schmerztherapie zu einer wirklichen Linderung des Leidens. Die großen Fortschritte auf diesem Gebiet haben die so schwerwiegende Entscheidung zur aktiven Euthanasie wesentlich eingeengt und auf extreme Leidenssituationen beschränkt.

4. **Sterbehilfe, aktive Euthanasie**
… bedeutet gezielte Therapie, die bewusst den Tod herbeiführt. Sie ist Gegenstand der heftigen Diskussion in unserer Gesellschaft, bei der es auch in Zukunft nie zu einer Übereinstimmung kommen kann.

In Deutschland ist die *Rechtsprechung bei aktiver Sterbehilfe* auf die allgemeinen Tötungstatbestände im Strafgesetzbuch angewiesen, vor allem auf den § 212 STGB (Totschlag) und den § 216 STGB (Tötung auf Verlangen).

§ 212 – **Totschlag:** *Wer einen Menschen tötet, ohne Mörder zu sein, wird als Totschläger nicht unter fünf Jahren bestraft.*
§ 216 – **Tötung auf Verlangen:** *Ist jemand durch das ausdrückliche und ernstliche Verlangen des Getöteten zur Tötung bestimmt worden, so ist auf Freiheitsstrafe von sechs Monaten bis zu fünf Jahren zu erkennen.*

Schwere Gefängnisstrafen werden dann verhängt, wenn es sich nicht um Tötung auf Verlangen, sondern um Mord durch Ärzte und Pflegepersonal handelt. Herbert Maisch hat in einem Buch über zahlreiche Fälle von Tötungen berichtet[3].

3 H. Maisch: Patiententötungen – dem Sterben nachgeholfen. München 1997.

Wie können wir unsere ärztliche Aufgabe im Umgang mit unheilbar Kranken erfüllen?

Im Mittelpunkt jedes Arzt-Patientenverhältnisses steht das Gespräch und die Wahrheit am Krankenbett. Der Kranke will den Sinn dessen wissen, was mit ihm geschieht (Eugen Ansohn[4]), »und eben in der Mitteilung und Erschließung dieses Sinnes liegt die Beruhigung, nach der er verlangt«.

Wahrheit bedeutet: in der Tiefe empfundene Beziehung zwischen Arzt und Patient. Es gibt Begegnungen mit einem Kranken, bei denen auf den ersten Blick Einverständnis spürbar wird. Wie eine Initialzündung kann das sein, und so kann auch Mitleid wach werden, gemeint ist das Mitleid mit dem Leidenden. Und schon kommt der erste Einwand: Du kannst doch nicht mit allen mitleiden! Natürlich kannst du! Aus der Feststellung, dass Wahrheit nicht Information bedeutet, dass sie in der Tiefe empfunden wird, ergibt sich ein Weiteres: Wenn eine wahrhaftige, eine echte Beziehung gefunden wurde, so ist Liebe entstanden.

Wahrheit bedeutet nicht nur Information über Diagnose und Prognose und Untersuchungsergebnisse. Wahrheit setzt voraus, dass ein enger Kontakt zum Patienten hergestellt wird. Wenn der Versuch gelingt, sich in die Empfindungen und Vorstellungen des Kranken hineinzuversetzen, wenn wir sein Leiden erahnen, wird das Gespräch mit ihm wahrhaftig. Wenn die Nähe fühlbar wird, dann findet man Worte, die uns in den Mund gelegt werden.

Ich behaupte, dass jede dieser Begegnungen ein Abenteuer sein kann!

Der Gesetzgeber fordert exakte Aufklärung des Patienten, aber wir wissen, dass der Arzt dieser Forderung nicht gerecht werden kann, weil er die Risiken einer schonungslosen Aufklärung kennt. Er weiß, dass er nicht ermessen kann, wie viel Aufklärung der Kranke ertra-

4 E. Ansohn: Die Wahrheit am Krankenbett. Salzburg ^{3}1978.

gen kann. Im Extremfall kann eine schonungslose Aufklärung zum Selbstmord führen.

So erklärt es sich, dass die Aufklärung unter den Ärzten sehr kontrovers geführt wird.

Viele Ärzte lehnen eine Aufklärung über eine unheilbare Krankheit grundsätzlich ab, weil sie die Erfahrung gemacht haben, dass der Patient schrittweise mit zunehmendem körperlichen Verfall selbst erkennt, dass er seinem Ende zugeht, und dass das Verschweigen der Wahrheit bedeutet, dass die Hoffnung auf Genesung die Widerstandskraft des Schwerkranken bis zuletzt stärkt.

Eine zweite Gruppe der Ärzte ist bemüht, den schwerkranken Patienten auch über die Diagnose einer unheilbaren Krankheit aufzuklären. Übereinstimmend ist man in Deutschland der Meinung, dass diese Aufklärung schonend erfolgen muss.

Nach langjähriger ärztlicher Erfahrung ist es eine Seltenheit, dass Patienten die volle Wahrheit über ihre Krankheit erfahren wollen, und selbst die Frage des Patienten nach der Diagnose und dem voraussehbaren Verlauf der zum Tode führenden Erkrankung ist häufig nicht ernst gemeint. Oft erwartet er im Grunde eine beruhigende Antwort, oder er weiß, dass er nicht die seelische Kraft hat, die Nachricht zu ertragen.

Der tiefere Grund, warum der Tod in unserer Gesellschaft verdrängt wird, ist die Angst vor ihm und vor einem qualvollen Sterben, und da auch der Arzt diese Angst empfindet, findet er am Bett eines Sterbenden oft auch keine Worte.

Dabei kommen wir um die Beantwortung der Frage, was nach dem Tode kommt, nicht herum, und wir sind dabei zunächst auf die christliche Hoffnung angewiesen, wobei wir nicht verschweigen, dass auch diejenigen, die sich zum christlichen Glauben bekennen, große Schwierigkeiten haben, an die Auferstehung zu glauben. In welcher Gestalt soll das geschehen? Der Apostel Paulus hat Stellung genommen[5]: »Es wird gesät ein natürlicher Leib und wird auferstehen ein geistlicher Leib.«

Niemand kann jenseits von Zeit und Raum in eine andere geheimnisvolle Dimension schauen, aber diejenigen, die das Vorhandensein eines jenseitigen Geheimnisses leugnen, können nicht behaupten, dass diese Dimension nicht existiert. Der Christ vertraut auf die Zusage, dass er nach dem Tode in jene andere Dimension aufgenommen wird.

Der Theologe Hans Küng[6] sagt: »Weil ich es hier mit Gott und das heißt per definitionem mit Unsichtbarem, Unbegreifbarem, Unverfügbarem zu tun habe, ist nur eine Form des Verhaltens angemessen, herausgefordert: gläubiges Vertrauen, vertrauender Glaube, aber ein durch die Vernunft geprüftes, aufgeklärtes Glauben. Schon die Auferweckung Jesu war kein beglaubigendes Mirakel; sie ist selber Gegenstand des Glaubens.«

Der Mehrzahl der Menschen bleibt diese christliche Sicht scheinbar verschlossen. Im Sterben allerdings – und darum geht es hier – erinnern sich viele an ihren »Kinderglauben«. Auf einmal entsteht doch allen Verneinungen zum Trotz Hoffnung.

»Du fällst nicht in ein dunkles Loch«, kann der Arzt am Sterbebett sagen. Ein über 90-jähriger Mann, der viel nachgedacht hat in seinem Leben, verzichtet bewusst darauf, sich durch irrationale Hoffnungen trösten zu lassen und antwortet mir: »Ist es denn so schlimm, in ein dunkles Loch zu fallen?«

Die Hoffnung darauf, dass mit dem Tod nicht ein absolutes Ende markiert wird, ist offenbar allen Menschen in ihrer Todesangst gegeben, auch den »Nichtchristen«. Fast in allen Religionen werden Hoffnungen auf ein Jenseits erweckt, so im Buddhismus. Für viele bedeutet *Nirwana* nicht absolutes Erlöschen, sondern mystische Verwandlung in einen transzendenten Bereich.

5 Apostel Paulus, 1. Brief an die Korinther, Kap. 15.

6 H. Küng: Existiert Gott? München/Zürich 1978, S. 740 f.

Selbst ein Atheist wie Ernst Bloch »wollte die positive Antwort nicht völlig ausschließen und wollte denn doch noch sehen, wie das Nichts oder das andere sich ausnehme«[7].

Eine Vorahnung von Todesangst bekommen wir, wenn wir den Versuch unternehmen, uns meditativ in eine eigene Sterbesituation hineinzudenken, zum Beispiel in den Abschied von den Menschen, die wir lieben, in den Absturz in ein unbegreifliches Nichts. Je tiefer wir in diese Vorstellungen eindringen, umso deutlicher erleben wir es. Das Erleben ist so erschreckend, dass wir diese Gedanken nach wenigen Minuten abbrechen. Wir ertragen das Denken an den Tod nicht, weil er unfassbar erscheint.

Die moderne Medizin hat unsere Lebenszeit wesentlich erweitert, aber sie kann auch den natürlichen Sterbeprozess durch ihre technischen Möglichkeiten wesentlich verlängern, bis hin zu einem nicht sanften Tode, sondern zu einem qualvollen Ende. Dieser Umstand hat seit Jahrzehnten zu heftiger und berechtigter Kritik an dieser »Apparatemedizin« Anlass gegeben. Immer mehr Menschen wünschen sich daher bei einer tödlichen Krankheit ein möglichst rasches, schmerzloses Sterben, wobei die Diskussion um das Recht des Kranken, den Todeszeitpunkt selbst zu bestimmen, bis heute sehr strittig geführt wird.

Es gibt Beispiele im Altertum, dass Ärzte ihren unheilbar todkranken Patienten auf deren Wunsch hin Gift gaben, um das Leiden zu beenden. Diese aktive Euthanasie stand im Gegensatz zur heutigen Rechtsprechung nicht unter Strafe.[8]

Peter Noll[9], Professor für Strafrecht an der Universität Zürich, gehört zu den Wenigen, die angesichts der Krebsdiagnose jegliche

7 Zitat nach H. Küng, S. 742.

8 L. Edelstein: Der Hippokratische Eid. Zürich/Stuttgart 1969.

9 P. Noll: Diktate über Sterben und Tod. Mit der Totenrede von Max Frisch. Zürich 1984.

Behandlung ablehnten, obwohl eine Heilung durch aufwendige operative Maßnahmen möglich gewesen wäre. Er hat den Weg bis zum Beginn des Sterbevorganges in einem Buch beschrieben:

»... Nur nicht in die chirurgisch-urologisch-radiologische Maschine hineinkommen, weil ich dann Stück für Stück meine Freiheit verliere. Mit Hoffnungen, die zusehends kleiner werden, wird mein Wille gebrochen, und am Ende lande ich dann doch in dem bekannten Sterbezimmer[10].«

Die strikte Ablehnung der aktiven Euthanasie im Endstadium einer unheilbaren Krankheit wird von der Mehrzahl der Theologen gefordert.

Der katholische Theologe Josef Georg Ziegler schreibt[11]:

»Wer die unantastbare Würde des Menschen als Maßstab des Verhaltens akzeptiert, akzeptiert zugleich die Unverfügbarkeit über das Leben ... Bevor der Prozess des Sterbens nicht abgeschlossen ist, ist jeder direkte Eingriff verwehrt.«

Dem wird von namhaften Theologen und Ärzten widersprochen. Der Theologe Hans Küng[12] redet von einer reinen Verbots- und Sanktionsethik, von einem »schiefen Gottesbild«, das sich allein auf Bibelstellen stützt, und zitiert den evangelischen Theologen W. Neidhart:

»Gott ist nicht der über den Menschen verfügende Schöpfer, absoluter Herrscher usw., sondern der Vater der Schwachen, Leidenden, der sein Ebenbild als einen freien verantwortlichen Partner haben will.«

Was wir Ärzte von den Theologen und Seelsorgern erhoffen, ist eine Hilfe in der Not der Entscheidungen, in denen wir auch manchmal schuldig werden. Für mich persönlich sind die Äußerun-

10 W. Jens, H. Küng: Menschenwürdig sterben. München/Zürich 1995, S. 11 ff.

11 J. G. Ziegler: Römisch katholische Wertung der Euthanasie, in: H.-D. Hiersche: Euthanasie. Probleme der Sterbehilfe, eine interdisziplinäre Stellungnahme. München/Zürich 1975.

12 H. Küng, siehe Anm. 2.

gen von Hans Küng bei der Entscheidungsproblematik im Blick auf die aktive Euthanasie eine große Hilfe[13]. Er sagt:

»Als Christ und Theologe fühle ich mich ermutigt, nach langer Güterabwägung nun meinerseits öffentlich für einen theologisch und christlich verantworteten Weg der Mitte einzutreten: Zwischen einem antireligiösen Libertinismus, ein unbeschränktes Recht auf Freitod, und einem Rigorismus, dem unbeugsamen starren Festhalten an Grundsätzen. Und ich tue das, weil ich als Christ und Theologe der Meinung bin: Der allbarmherzige Gott, der dem Menschen Freiheit geschenkt und Verantwortung für sein Leben zugemutet hat, hat gerade auch den sterbenden Menschen die Verantwortung und Gewissensentscheidung für Art und Zeitpunkt seines Todes überlassen.«

Es gibt Grenzsituationen im letzten Stadium einer unheilbaren Erkrankung, wo der Arzt diesem Wunsch des Patienten entsprechen sollte.

Paul Sporken schreibt[14]: »In Ausnahmefällen kann mit dem nötigen Vorbehalt sogar die Mitwirkung an aktiver Euthanasie als eine Form der Sterbehilfe angesehen werden. Alle Formen der Sterbehilfe tendieren – falls sie richtig angewandt werden – schon auf das hin, was charakteristisch für die Lebenshilfe in der letzten Phase ist: dem Menschen helfen, im Sterben seines eigenen Todes er selbst zu sein.«

Wer ist kompetent, über Euthanasie zu urteilen? Das Thema Euthanasie sollte nicht in den Sog der Parteipolitik geraten. Das, was der Arzt am Sterbebett des ihm anvertrauten Menschen erlebt, ist den Außenstehenden weitgehend unbekannt. Es gibt eine Dunkelziffer, über die die Öffentlichkeit nichts erfährt.

13 Ders., S. 71.
14 P. Sporken: Die Sorge um den kranken Menschen. Düsseldorf 1977. Und ders.: Menschlich sterben. Düsseldorf 1972.

Wir stellen als Ärzte die Frage, wer von den Diskutanten eigentlich kompetent ist. Bevor ein Laie in der Öffentlichkeit über Euthanasie diskutiert, sollte man ihm folgende Fragen stellen: Bist du je vor der Entscheidung gestanden, jemandem die tödliche Injektion zu geben; hast du je qualvolles Sterben miterlebt? Wärest du bereit, in Abwesenheit eines Arztes einen Menschen, der sterben möchte, zu töten, und wärest du bereit dazu, wenn man dir alle technischen Hilfsmittel zur Verfügung stellt und die Handhabung erklärt?

Die *aktive Euthanasie, das Töten auf Verlangen,* ist ein Akt, der nur in seltensten Fällen an das Licht der Öffentlichkeit gelangt. Er ereignet sich in dem Bereich einer tief inneren Kommunikation zwischen dem Kranken und seinem Arzt. Aber wir Ärzte müssen den Mut haben, über das Sterben in der Klinik und über unsere Entscheidungen zur aktiven Euthanasie in aller Offenheit zu diskutieren. Wir können die Diskussion über Euthanasie nicht allein öffentlichen Gremien und den Politikern überlassen.

Dr. Max Schur, der behandelnde Arzt von Sigmund Freud, hat in seinem Buch *Leben und Sterben* die aktive Sterbehilfe für seinen Patienten eingehend beschrieben. Darin wird Freud zitiert: »Versprechen Sie mir auch noch: Wenn es einmal so weit ist, werden Sie mich nicht unnötig quälen lassen. Das alles sagte er mit der äußersten Einfachheit, ohne eine Spur von Pathos, aber auch mit absoluter Entschiedenheit.«[15]

Der Arzt entscheidet mit seinem Gewissen und kann dabei schuldig werden. In seinem Roman *Das Bekenntnis* beschreibt Theodor Storm, wie ein Arzt seine scheinbar unheilbare Frau tötet. Später muss er erfahren, dass bereits ein neues Mittel für die Heilung dieser Erkrankung zur Verfügung stand, das ihm nicht bekannt war.

Theologen, Philosophen und Journalisten sprechen von einem »bewussten Sterben«, das die Ärzte nicht durch die Euthanasie unterbrechen dürften. Sie kennen die Realität nicht.

15 M. Schur: Sigmund Freud, Leben und Sterben. Frankfurt/M. 1973.

Wie könnte ein Kranker, der in Folge der Lungenmetastasen Ersticken erlebt, noch klare Gedanken fassen und »bewusst sterben«?

Der holländische Arzt van den Berg[16] hat in besonderen Situationen die aktive Euthanasie bejaht:

»Wenn menschliches Leben sinnlos ist oder sein wird, hat der Arzt nicht nur das Recht, von weiteren Versuchen zur Lebenserhaltung abzusehen, sondern auch das Recht und sogar die Pflicht, dieses Leben durch tödliche Injektion zu beenden.«

Der holländische Moraltheologe und ehemalige Direktor für Pastoralfortbildung an der Universität Nijmegen hat bereits 1972 zu dem Problem der aktiven Euthanasie und zu den Forderungen von van den Berg Stellung genommen[17]:

»Wenn eine Verlängerung des körperlichen Lebens sinnlos ist im Hinblick auf die menschlichen Aspekte dieses Lebens, dann muss man von diesen Versuchen der Lebenshilfe absehen und die ganze Aufmerksamkeit und Sorge auf die tiefer gelegene Bedeutung von Lebenshilfe richten, nämlich: dem betreffenden Menschen helfen, mit dieser Lebenssituation fertig zu werden. Faktisch wird es oft darauf hinauslaufen, dass Sterbehilfe gegeben wird.«

Es gibt keine ethischen Normen für die Grenzziehung zwischen passiver und aktiver Euthanasie. In den Niederlanden hat die Königlich Niederländische Ärztevereinigung solche Normen festgesetzt, wonach seit den 80er Jahren die Tötung auf Verlangen erlaubt zugelassen ist, obwohl kein Sterbehilfe-Gesetz besteht. Nach anfänglichem Lob für diese liberale »humane« Regelung melden sich jetzt kritische Stimmen, die die Euthanasiepraxis der Holländer für ein missglücktes Experiment halten.

Wie fragwürdig diese erweiterte Grenzziehung ist, wird aus der Praxis der Sterbehilfe der Vereinigung »Dignitas« in der Schweiz

16 J. H. v. d. Berg: Zitat bei Sporken, siehe Anm. 14.
17 P. Sporken: Menschlich sterben. Düsseldorf 1972.

deutlich. Dieser »Sterbetourismus« soll jetzt seitens des Justizministeriums verboten werden. Die Diskussion ist im vollen Gange.

Wenn wir über ethische Begriffe bei der aktiven Sterbehilfe diskutieren, so kann es sich nur um das Endstadium einer unheilbaren Erkrankung handeln, und um die Befreiung von körperlichen Qualen, die medikamentös nicht gemindert werden können. Wenn sich der Arzt in diesen Fällen zur aktiven Euthanasie entschließt, verstößt er in jedem Falle gegen geltendes Recht, und so überzeugend auch die ethischen und ärztlichen Beweggründe sein mögen, auch hier wird er letztlich schuldig. Exkulpiert wird er nur durch eine Höhere Instanz.

Wir sprechen von der Not ärztlicher Entscheidungen in Grenzbereichen und vom Sterben. Das, was sich im Tod ereignet, bleibt ein Geheimnis, das verborgen ist in einem Raum, zu dem wir keinen Zutritt haben. Manchmal öffnet sich die Tür zu einem Spalt. Dann ahnen wir das Geheimnis.